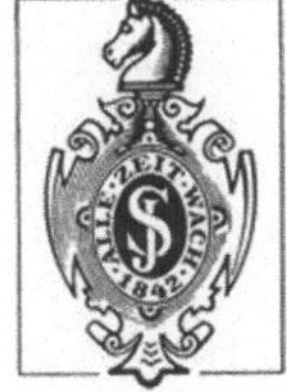

Psychosomatische Gynäkologie und Geburtshilfe 1992/93

Herausgegeben von
P. Petersen, B. Fervers-Schorre
und J. Schwerdtfeger

Springer-Verlag
Berlin Heidelberg New York
London Paris Tokyo
Hong Kong Barcelona
Budapest

Prof. Dr. med. Peter Petersen
Arzt f. Neurologie und Psychiatrie, Psychotherapie, Psychoanalyse,
Arbeitsbereich Psychotherapie Frauenklinik
Medizinische Hochschule Hannover
Pasteurallee 5, 3000 Hannover 51

Dr. med. Barbara Fervers-Schorre
Ärztin für Frauenheilkunde und Geburtshilfe, Psychotherapie,
Psychoanalyse
Schildergasse 24–30, 5000 Köln 1

Dr. med. Julia Schwerdtfeger
Ärztin für Frauenheilkunde und Geburtshilfe, Psychotherapie
Fritz-Beindorff-Allee 7, 3000 Hannover 1

XXI. Jahrestagung der Deutschen Gesellschaft
für Psychosomatische Geburtshilfe und Gynäkologie (DGPGG e.V.)
Köln, 1.–4. April 1992

ISBN-13: 978-3-540-56249-8 e-ISBN-13: 978-3-642-77967-1
DOI: 10.1007/978-3-642-77967-1

Satz: FotoSatz Pfeifer GmbH, 8032 Gräfelfing

19/3130-543210 – Gedruckt auf säurefreiem Papier

Vorwort*

Hoffnung
Häng eine Regenbogenfahne
über deine Hoffnung
die kämmt geduldig
das zähe Zukunftshaar
und singt ein Lied
das viele verlockt
mitzusingen.
(Rose Ausländer)

Der XXI. Kongreß der Deutschen Gesellschaft für Psychosomatische Geburtshilfe und Gynäkologie in Köln (1. – 4. April 1992) stand unter dem Generalthema: „Therapie als Kunst – Kunst als Therapie". Zum Hintergrund dieses Themas seien einige Hinweise gegeben.

Psychosomatische Medizin – und speziell die psychosomatische Gynäkologie und Geburtshilfe – hat sich methodisch und wissenschaftlich im Laufe dieses Jahrhunderts neben den klassischen Werkzeugen (Chirurgie, pharmakologische Substanz, radiologischer Eingriff) im wesentlichen eines Mediums bedient: des Wortes.

Psychotherapie, verstanden als ein technisch-methodisches Werkzeug der Psychosomatik, wurde vor allem aufgefaßt als Therapie mit Sprache und Therapie mit Worten. Tatsächlich jedoch ist Psychotherapie die Lehre von der Therapie mit seelischen Mitteln überhaupt, nicht nur mit dem Medium des Wortes. Die Fülle aller anderen sinnlichen Medien, wie Bewegung, Tanz, Musik, Poesie, Malen, Plastizieren, blieb – wissenschaftstheoretisch gesehen – in der Psychosomatik/Psychotherapie draußen vor der Tür. Musiktherapie fristete ebenso wie Kunsttherapie bestenfalls ein Nischen- und Kellerdasein in der Medizin. Dementsprechend findet der künstlerische und umfassende ästhetische Aspekt im jüngsten theoretischen Entwurf Thure von Uexkülls zum neuen psychosomatischen Paradigma überhaupt keine Beachtung. Von Uexküll umschreibt dieses neue Paradiagma als biosemiotisch: d.h. (alte) Biowissenschaften und (neue) Informationswissenschaften werden zur Synthese gebracht, ohne Berücksichtigung der umfassenden Sinneswahrnehmung und Ästhetik sowie künstlerischer Lebenshaltung.

Tatsächlich aber haben sich im abendländisch-amerikanischen Kulturraum im Laufe dieses Jahrhunderts eine Fülle neuer und originärer künstlerischer Therapieformen entwickelt. Diese Therapien – häufig aus den traditionellen Künsten (Schauspiel, Sprache, Tanz, Musik, Poesie, Bildhauerei, Malerei) hervorgegangen – sind nicht nur methodisch und konzeptionell begründet, sie sind vor allem auch medizi-

* Mein besonderer Dank gilt Frau G. Stahlmann für ihre stets zuverlässige und sorgfältige Sekretariatsarbeit.

nisch wirkungsvoll. Ihre anthropologische Begründung ist umfassender als die der klassischen Medizin und auch die der klassischen Psychosomatik. Die Ausbildung der künstlerischen Therapeuten ist seriös und solide, aber natürlich gilt es auch hier, die Spreu vom Weizen zu sondern.

Jedoch: diese moderne und zukunftweisende Therapieströmung ist fast ganz an der Medizin und Psychosomatik vorbeigegangen – jedenfalls in wissenschaftlicher und gesellschaftlicher Hinsicht. Lehrstühle und wissenschaftliche Institute für Musik- und Kunsttherapie wurden in der Bundesrepublik Deutschland nicht an medizinischen Fakultäten, sondern an Musik- und Kunsthochschulen eingerichtet, obwohl Musiktherapeuten z. T. sehr kompetente Therapeuten in psychosomatischen Kliniken sind: sie leiten dort ganze Stationen selbständig, ebenso wie ein Stations- und Oberarzt.

Aufgabe und Ziel des Kongresses war es, diese künstlerisch-therapeutische Strömung in Form von Plenarvorträgen und Übungsgruppen mit der klassischen Psychosomatik in Geburtshilfe und Gynäkologie ins Gespräch zu bringen.

Die in diesem Band gedruckten Vorträge behandeln das Generalthema zu einem erheblichen Teil. Kompetente Vertreter ihres Faches haben etwas aus ihrer praktischen Arbeit mit ihrem theoretischen Hintergrund dargelegt: Psychotherapeuten, Musik- und Kunsttherapeuten; ein Physiologe schlägt die Brücke zwischen Musik/Musiktherapie und den biologischen Humanwissenschaften.

Integrativ wird das Thema Tod und Trauer in der Gynäkologie und Geburtshilfe von verschiedenen Aspekten (Schwangerschaftsabbruch, Fehlgeburt, Totgeburt, natürlicher Tod eines anenzephalen Kindes) auch in Verbindung mit den Künsten dargestellt.

Der aktuellen gesellschaftspolitischen Situation – der Vereinigung von Ost und West auch in unserer Gesellschaft – trug eine offene Diskussion am zweiten Abend Rechnung. Die beiden Kurzreferate von Paul Franke und Heribert Kentenich zeugen von dieser lebhaften Aussprache.

In etwa 12 künstlerisch-therapeutischen Gruppen hatten Frauenärzte und -ärztinnen Gelegenheit, diese Techniken und Methoden am eigenen Leibe zu erfahren.

Der Kurzbericht von Marlene Purucker-Häussler gibt einen Hinweis auf ihre Bewegungsgruppe.

Im ganzen gesehen läßt sich sagen: dieses innovative Experiment (nämlich: Kunst und künstlerische Therapie in die Frauenheilkunde als essentielle Bestandteile einzuführen) kann als gelungen betrachtet werden.

Köln/Hannover/Dresden,
im Sommer 1992

Für die Herausgeber/innen:
Peter Petersen

Inhaltsverzeichnis

Autorenverzeichnis

Amtenbrink, Britta, Dr. med.
Frauenärztin
Luttringhäuser Str. 17, 3013 Barsinghausen 5

Benedetti, Gaetano, Univ. Prof. Dr. med.
Inzlingerstr. 291, CH- 4125 Riehen

Fervers-Schorre, Barbara, Dr. med.
Frauenärztin, Psychoanalyse
Schildergasse 24–30, 5000 Köln 1

Franke, Paul R., Dr. med.
Frauenarzt, Psychotherapeut
Abt. Psychosomatik und Psychotherapie
Klinik für Gynäkologie und Geburtshilfe,
Leipziger Str. 44, O-3010 Magdeburg

Frick-Bruder, Viola, Dr. phil., Dipl.-Psychol.
Psychoanalytikerin
Heilwigstr. 120, 2000 Hamburg 20

Hildebrandt, Gunther, Univ. Prof. Dr. med.
Univ.-Institut für Arbeitsphysiologie und Rehabilitationsforschung
Robert-Koch-Str. 7a, 3550 Marburg

Kastendieck, Mura, Dr. med.
Frauenärztin, Psychotherapie
Reeder-Bischof-Str. 28, 2800 Bremen 70

Kentenich, Heribert, Priv.-Doz. Dr. med.
Frauenarzt
OA Univ.- Frauenklinik Charlottenburg,
Pulsstr. 4–14, 1000 Berlin 19

Ludwig, Arndt, Dr. med.
Frauenarzt, Psychotherapie
Abt. Psychosomatik und Psychotherapie der Frauenklinik
Karl-Keil-Str. 35, O-9547 Zwickau

Neuhaus, Werner, Dr. med.
Frauenarzt
Univ.-Frauenklinik
Kerpenerstr. 34, 5000 Köln 1

Petersen, Peter, Univ.-Prof. Dr. med.
Nervenarzt, Psychoanalytiker
Abt. Psychotherapie/Gynäkol. Psychosomatik
Frauenklinik der Med. Hochschule Hannover
Pasteurallee 5, 3000 Hannover 51

Purucker-Häussler, Marlene
Eurythmistin
Ameisenbergstr. 26, 7000 Stuttgart 1

Rauchfuß, Martina, Dr. med.
Frauenärztin
Wiesenstr. 28, O-1183 Berlin

Richter, Dietmar, Prof. Dr. med.
Frauenarzt, Psychotherapie
Geburtshilfl.-gynäkolog. Abt.
Kreiskrankenhaus, 7880 Bad Säckingen

Scheele, Michael, Dr. med.
Frauenarzt
OA Frauenklinik des Allgemeinen Krankenhauses Barmbek
Rübenkamp 148, 2000 Hamburg 60

Schlichting, Jörg, Dr. med.
Psychiatrische Klinik Hohenegg
Postfach, CH-8706 Meilen

Schottenloher, Gertraud, Prof. Dr. phil.
Dipl.-Psychologin, Kunsttherapeutin
Akademie der bildenden Künste,
Von-der-Pfordten-Str. 19, 8000 München 21

Tüpker, Rosemarie, Dr. phil.
Musiktherapeutin
Köttling 12, 4405 Nottuln-Darup

Wehkamp, Karl-Heinz, Dr. phil. Dr. med.
Direktor Sozialmed.-psychol. Institut der Ev. Landeskirche Hannover
Knochenhauerstr. 33, 3000 Hannover 1

Begrüßung

Barbara Fervers-Schorre

Die Entstehungsgeschichte unseres diesjährigen Kongresses ist so spannend und bewegt, daß ich Sie noch ein wenig daran teilhaben lassen möchte.

Die meisten von Ihnen werden sich erinnern, daß wir im vergangenen Jahr in Heidelberg als nächsten Kongreßort Hannover annonciert hatten. Herr Professor Petersen sollte zusammen mit Frau Schwerdtfeger den wissenschaftlichen Teil des Kongresses ausrichten, und dies selbstverständlich in der Stadt seines Wirkens und seiner Sphäre. Mit Bedacht wollte er seinen Kongreß nicht in einem glitzernden Grandhotel ausrichten, sondern hatte mit sorgfältiger Liebe eine Waldorf-Schule im Süden der City von Hannover inmitten schöner Natur und neben einem beschaulich beruhigenden See ausgesucht. Alles war – schon dies keine organisatorische Kleinigkeit – so geplant, daß der Kongreßtermin nicht in die Ferienzeit der meisten Bundesländer, wohl aber in die von Hannover fiel, so daß die Schule auch frei war. Die namhaften Referenten, die zum Teil bis zu einem Jahr im voraus ausgebucht sind, waren eingeladen und hatten für diesen Termin zugesagt.

Gerade wollten wir uns, was diesen organisatorischen Schritt angeht, aufatmend zurücklehnen und in die detaillierte logistische Planung mit unserem bewährten Team Geber und Reusch eintreten, da traf uns wie der Blitz eine völlig unerwartete und von keinem vorhersehbare Nachricht:

Der Termin der Hannoverschen Messe war verlegt worden – und zwar genau in die Zeit unseres Kongresses. Trotz allem wollten wir zunächst versuchen, unserem ursprünglichen Plan treu zu bleiben, besonders Professor Petersen kämpfte mit Ausdauer und Zähigkeit – einschließlich dem Versuch, wegen fehlender Hotelbetten Privatquartiere zu besorgen – um den Erhalt seines Planes. Aber schließlich mußten wir einsehen: hier waren nicht weitere Versuche des Festhaltens am Platze, jetzt ging es um Loslassen und Neuorientieren. Ein äußerst schmerzlicher Prozeß, wie sich zeigte, so schmerzlich, daß Peter Petersen aufgeben wollte: nichts mehr wollte er hören, alles hinschmeißen wollte er in seiner enttäuschten Verzweiflung.

Aber er war eben nur enttäuscht und verzweifelt, nicht beleidigt und stur, und so gelang es uns Frauen mit fieberhafter Organisationsarbeit, einerseits einen adäquaten alternativen Kongreßort (denn ein glitzerndes Hotel durfte es ja keinesfalls sein) zu finden und mit geduldiger und standhafter Überzeugungsarbeit andererseits Herrn Petersen zum Weitermachen zu bewegen.

Nach Besichtigung des Maternushauses in Köln, das, besonders wenn man alle architektonisch verschiedenen und doch mit einer durchgängigen Linie gebauten

Nebenräume kennt, ein Meisterwerk ist, war er sehr zufrieden, und alle außerplanmäßigen Klippen schienen überwunden.

Eine ganze Weile herrschte der übliche Kongreßvorbereitungsarbeits- und Stimmungspegel. Bis zur nächsten Hiobsbotschaft! Dieses Haus glitzert zwar nicht, es ist sehr schön und in Atmosphäre und Architektur für diesen Kongreß wie geschaffen, es gehört der katholischen Kirche – aber es hat durchaus saftige (marktübliche) Preise der Fünfsternekategorie. Außerdem machte das Besondere dieses Kongresses, die zahlreichen Kunstgruppen, in denen »Kunst als Therapie – Therapie als Kunst« eben auch sinnlich erfahrbar werden soll, mit allen notwendigen Musikinstrumenten und Materialien erhebliche Kosten. Auch alle anderen Kosten sind gestiegen, während die Bereitschaft der Industrie zur Unterstützung von Kongressen deutlich gesunken ist. Es drohte ein nicht unerhebliches Loch im Budget, und aus den hehren Gefilden der Kunst fielen wir höchst unsanft auf den harten Boden der ökonomischen Realität. Neuerlich heftigste Schmerzen. Neuerlich Verzweiflung, neuerlich der Wunsch, einfach alles hinzuschmeißen. Neuerlich lange nächtliche Gespräche und neuerlich Akzeptieren und Entgegenkommen. Jeder von uns tat wieder sein Äußerstes, um zusätzliche Geldquellen zu erschließen, und wir fanden großzügiges Entgegenkommen: eine sehr schöne Erfahrung. Eine ganze Zahl von Referenten, die gleichzeitig Mitglieder der Gesellschaft sind, verzichteten ohne Zögern auf ihr Honorar, wofür ich ihnen an dieser Stelle herzlich danken möchte. Einige Firmen ließen sich doch noch zu einer Spende erweichen; unter ihnen möchte ich besonders die Firmen Ciba-Geigy und Kali Chemie aus Hannover für ihre Großzügigkeit danken. Ganz besonders berührt war Peter Petersen von der freundschaftlich hilfsbereiten Geste seines Freundes Paul Franke, dem Präsidenten der ostdeutschen Psychosomatischen Gynäkologischen Gesellschaft (GPGG). Vor 2 Jahren hatte die Westgesellschaft der Ostgesellschaft DM 5000 sozusagen als Startkapital zur Anschaffung einiger Organisationsmittel, wie z.B. Photokopierer, gespendet. Dieses Geld war offenbar noch unberührt, und als Peter Petersen seinem Freund Paul Franke von seinen finanziellen Sorgen erzählte, führte dieser ohne großes Reden einen Beschluß seiner Gesellschaft herbei, uns, die wir jetzt selbst in Not waren, das Geld zurückzugeben. Ich war erst erschrocken über den Gedanken Petersens, dieses Angebot anzunehmen. Nach einigem Nachdenken wurde mir aber die andere Seite meiner Skrupel, die ich nach wie vor habe, klar. Daß sie nämlich auch bedeuten könnten, den anderen eine Entscheidung darüber, was sie mit ihrem Geld machen, deshalb nicht zuzugestehen, weil sie so wenig davon haben; wir werden vielleicht in der Großgruppe »Ihr und Wir« auf dieses Problemfeld zurückkommen.

Jedenfalls ist allen Helfern herzlichst zu danken, besonders aber Herrn Petersen für die intensive, oft schwierige, aber stets offene und von gegenseitiger Verständnisbereitschaft getragene, sehr interessante Zusammenarbeit bei der Vorbereitung zu diesem Kongreß. Mein Dank gilt außerdem unseren beiden unermüdlichen und schier unbegrenzt belastbaren Organisatorinnen, Frau Geber und Frau Reusch.

Peter Petersen stellte im Verlauf der Kongreßvorbereitungen mehrmals fest, daß ich ein pragmatischer Mensch sei. Ich denke, er hat recht. Außerdem bin ich ein Mensch, der der Lust zugeneigt ist. Pragmatisch sein, heißt in diesem Falle, nicht dem Verlorenen nachzutrauern, sondern aus dem jetzigen Kongreßort das Beste zu machen; und der Lust zugeneigt sein heißt in diesem Falle, daß ich mir überlegt habe zu versuchen, Ihnen heute abend Lust auf die Kunst in Köln zu machen.

Das wäre, wenn man alles nur in allem nähme, ein kaum zu bewältigendes Unterfangen. Da die Kunst eines der zentralen Themen der Stadt ist, paßt ein Kongreß mit dem Thema Kunst und Therapie freilich sehr gut zu dieser Stadt. So bin ich durch die Kölner Museen gestreift und habe versucht, ein Bild zu finden, das sozusagen pars pro toto das Thema unseres Kongresses, das Thema unseres Faches und dieser Stadt als Kunstmetropole vereint. Ich bin bei dieser Suche auf ein Bild der italienischen Renaissance des Malers Paris Bordone, Schüler Tizians, gestoßen. Es hängt im Wallraf-Richartz-Museum, dem bedeutendsten Museum der Stadt, und ist dort vor etwa 4 Wochen, also sozusagen gerade rechtzeitig zu unserem Kongreß, nach vielbeachteter Restaurierung unter großem öffentlichen Interesse wieder aufgehängt worden. Das Thema ist »Bathseba im Bade«, ein Thema von Liebe und Leidenschaft, Schuld und Sühne – und somit, vereinfacht gesprochen, das Thema unserer täglichen Praxis.

Kurz zur Geschichte aus dem Alten Testament, 2. Samuel 11. Kapitel: »Und es begab sich, daß David um den Abend aufstand von seinem Lager und ging auf dem Dach des Königshauses und sah vom Dach ein Weib sich waschen; und das Weib war sehr schöner Gestalt. Und David sandte hin und ließ nach dem Weib fragen, und man sagte: Ist das nicht Bathseba, die Tochter Eliams, das Weib Urias des Hetiters? Und David sandte Boten hin und ließ sie holen. Und da sie zu ihm hineinkam, schlief er bei ihr. ...das Weib ward schwanger und sandte hin und ließ David verkündigen und sagen: Ich bin schwanger geworden.« Als sie ihm von ihrer eingetretenen Schwangerschaft berichtete, beauftragte David ihren ahnungslosen und David treu ergebenen Ehemann Uria, seinem Feldhauptmann Joap einen Brief zu überbringen. Dieser Brief enthielt den Befehl, Uria in den Kampf zu schicken und für seinen Tod zu sorgen. Der Plan gelang, Bathseba wurde Davids Frau, »aber« so die Bibel weiter, »die Tat gefiel dem Herrn übel, die David tat«, und daher mußte der erstgeborene Sohn Davids und Bathsebas sterben.

Das auffallendste an diesem Bild ist zunächst seine Zweiteilung, und ich denke, es ist keine übergestülpte Interpretation, wenn man für unseren Fall diese Zweiteilung besonders unter dem Aspekt des männlichen und des weiblichen Elements sieht. Der hintere Teil des Bildes ist bestimmt durch eine zentralperspektivische, streng organisierte, geometrische Architektur, in der der Bezug zur Theaterkulisse zur sogenannten »scena tragica«, des Stilis gravis deutlich wird. Hier herrscht, mündend im Obelisk, der in der Emblematik des 16. Jahrhunderts die Standhaftigkeit darstellt, das männliche Element.

Die tragische Szene bereitet sich vor, David, der den Mordbefehl gegeben hat, schaut aus dem Fenster und Uria, der doppelt Betrogene, reitet über den Platz in den Tod. Das Symbol der Standhaftigkeit, der Obelisk, ist, wenn man so will, weit in den Hintergrund gerückt.

Ganz im Vordergrund des Bildes steht, in wunderschönen Farben und kunstvoll gemalt, die betörende Schönheit und Wollust der Weiblichkeit. Die Formen sind rund, die Gewänder fließend, und die drei schönen Frauen sind spielerisch selbstvergessen mit dem Element der Sexualität, dem Wasser, beschäftigt. Vom Hintergrund der wohlorganisierten Geometrie sind sie getrennt durch einen Zitronenbusch, der in der damaligen Emblematik die Bittersüße der Liebe bedeutete. Keine kitschige Verherrlichung der Weiblichkeit also, sondern eine Darstellung ihrer Schönheit und Kraft – zugleich mit der möglichen tiefen Tragik im Verhältnis der Geschlechter.

Es gäbe noch unendlich viel sowohl Kunsthistorisches als auch Interpretatorisches zu diesem Bild zu sagen. Ich wollte Ihnen heute abend nur eine kleine Anregung geben – vielleicht machen Sie selbst einen Spaziergang ins Wallraf-Richartz-Museum, in dem es noch sehr viele andere sehenswerte, auch moderne Kunstwerke gibt.

Kreativität, Künstlertum, Wissenschaft

Von der Notwendigkeit der Kunst in der Medizin

Peter Petersen

Mutation des wissenschaftlichen Denkens: vom System der Paradigmen zum Sprung ins Offensein

»Leiste die Anstrengung, das Notwendige als notwendig zu erkennen! Verdränge deine Wahrnehmung nicht! Nimm sie bewußt wahr und ziehe die Folgerungen daraus!«

Dieser Aufforderung Carl Friedrich von Weizsäckers aus seinem jüngsten Buch *Der Mensch in seiner Geschichte* versuche ich mit dem Konzept dieses Kongresses im Maternushaus nachzukommen. Dabei bin ich zunächst wenigstens eine kurze Erklärung dazu schuldig, was ich unter Notwendigkeit und was ich unter Kunst verstehe.

Notwendigkeit ist nicht Zwang und ebensowenig ist es Fatum, unausweichliches Schicksal, dem wir ohnmächtig ausgeliefert sind. Notwendigkeit lebt aus der Freiheit unserer Handlung. Notwendigkeit lenkt unseren Blick auf das auf uns Zukommende; das, was sich womöglich ohne unser Zutun schon entwickelt hat und was nun vor unserer Tür steht und kräftig pochend um Einlaß bittet, vielleicht auch den Einlaß fordert. Das Notwendige kann, wenn es von uns ergriffen wird, die Not wenden. Allerdings ist – wie Weizsäcker es sagt – ein erster Schritt dafür notwendig: nämlich die Anstrengung, das Notwendige überhaupt als notwendig zu erkennen, es wenigstens denkend zu erleben und das Erlebnis nicht wieder zu verdrängen. Diese Erkenntnis ist mit Arbeit verbunden. Solche Arbeit können wir in diesen drei Tagen leisten. Wenn diese Arbeit der Erkenntnis fruchtbar ist, können sich dabei die Worte der 1988 im Nelly-Sachs-Haus in Düsseldorf verstorbenen deutschen Lyrikerin Rose Ausländer realisieren:

Gib mir
den Blick
auf das Bild
unserer Zeit

Gib mir
Worte
es nachzubilden

Worte
stark
wie der Atem
der Erde.

Wieso pocht das Thema »Therapie als Kunst – Kunst als Therapie« an unsere ärztliche Haustüre? Dazu möchte ich einen kurzen Blick in die Medizingeschichte werfen. Die Heilkunst war bis in die Mitte des vergangenen Jahrhunderts nicht nur ein selbstverständlicher Begriff, offenbar verband sich für den Arzt damit auch eine künstlerische Lebenshaltung. Eckhard Schiffer (1989) spricht von »ästhetischer Haltung«. Es läßt sich auch recht genau nachvollziehen, wann die künstlerische Haltung in die Verdrängung wanderte. In der romantischen Medizin mit hervorragenden Vertretern wie Carl Gustav Carus (Meffert), Joseph von Görres und Justinus Kerner wurde diese ästhetische Haltung noch verwirklicht (von Engelhardt). Der berühmte Berliner Physiologe Johannes Müller (1801 – 1858), ein Zeitgenosse Carl Gustav Carus', läutete um die Mitte des 19. Jahrhunderts zusammen mit seinen Schülern Emil du Bois-Reymond, Hermann von Helmholtz, Rudolf Virchow, Theodor Schwann, Jacob Henle u.a. (Lohff) die Wende zum biotechnologischen Paradigma, zur mechanistischen Medizin ein: ärztliches Handeln durfte sich in zunehmendem Maße wissenschaftlich nur noch auf die physikalisch-chemischen Grundlagen beziehen. Das ärztliche Ethos wurde in seiner wissenschaftlichen Begründung reduziert auf diese chemisch-physikalische Einengung. In diesem Jahrhundert gesellten sich neue Disziplinen, nämlich Psychologie und Soziologie, zur Medizin hinzu. Diese Erweiterung der Disziplinen änderte aber nichts am analytischen Denken dieser wissenschaftlichen Haltung: wenn im 19. Jahrhundert die biologische Natur fragmentiert wurde, so bemächtigte sich im 20. Jahrhundert die fragmentierende Wissenschaft der seelischen und sozialen Natur des Menschen und des Kosmos. Die Fragmentation (Bohm) mit Hilfe von Maß und Zahl wurde zum Gütezeichen des wissenschaftlichen Fortschritts, der uns u.a. die ökologische Katastrophe bescherte. Aufgrund der Reduktion auf Maß und Zahl wurde auch aus der Sprechstunde des Arztes die Meßstunde. Jedoch: »Kunst ist nicht meßbar« (Schiffer 1989).

Der Begriff der Heilkunst führte bis vor einigen Jahren noch ein degeneriertes Dasein in seiner Negation, nämlich als Kunstfehler. Da in der herrschenden Lehre der akademischen Medizinwissenschaft inzwischen jeder Begriff von Kunst ausgelöscht ist, spricht seit etwa 2 Jahrzehnten auch die höchstrichterliche Rechtsprechung statt vom Kunstfehler nunmehr nur noch vom Behandlungsfehler (Franzki). Diese begriffliche Diktion beschreibt die Realität mit der notwendigen Klarheit: an die Stelle von Kunst ist die statistisch überprüfte oder durch das (reproduzierende) Experiment überprüfbare Regelhaftigkeit getreten; diese Regelhaftigkeit ist durch den mechanischen Eingriff biopsychosozialer Art manipulierbar gemacht worden, in diesem Sinne be-handlungs-fähig als eines willkürlich und rational gezielt herstellbaren Produktes. Auch im »Genfer Gelöbnis« aus dem Jahre 1948, den heute vom Weltärztebund formulierten ehtischen Grundsätzen für ärztliches Handeln, ist von Heilkunst nicht mehr die Rede.

Hingegen erscheint im sogenannten Hippokratischen Eid (Edelstein) das Wort Kunst viermal. Aus dem ideellen Umkreis des Hippokratischen Eides in der klassischen Antike hören wir mehr darüber, was unter Heilkunst im Altertum zu verstehen ist. In ihrer Verschiedenheit zur modernen Medizin fasse ich einiges zusammen. Wenn wir genau hinhören, werden wir Anklänge an die künstlerischen Therapien erkennen:

1) Die Heilkunst zeichnet sich durch milde Vorgehensweise aus. Unnötige, zumal schädigende und gewaltsame Eingriffe mit massiven Nebenwirkungen werden vermieden. Ökologische Schäden an Mensch und Kosmos gibt es entweder nicht oder kaum. Heute so genannte sanfte Technologien werden praktiziert.
2) Aufgrund der Sinneswahrnehmungen forscht der Arzt nach ganz verschiedenartigen Ursachen, auch nach solchen seelisch-geistiger Art. Die Betonung von Sinnen und Sinnlichkeiten, wie in Musik, Bewegung, Tanz und Malerei, läßt auch die Seele und den Geist mit als wesentlich erscheinen.
3) Heilung ist ein Transformationsprozeß von krankheitsimmanenten Phasen (im Gegensatz zur modernen biotechnologischen Auffassung mechanischer Abläufe). Der immanente Prozeß wird gefördert und nicht abgeblockt. Wesentlich ist das Prozeßdenken.
4) Im Sinne dieses Denkens in Prozessen ist der Arzt für den Patienten ein »Führer zum Unbekannten«; im Unbekannten wird das Offensein für eine unkalkulierbare Zukunft angesprochen. Da erscheint das dialogische Prinzip als Grundlage der Arzt-Patienten-Beziehung. Das steht im Gegensatz zum definierten Zweck (z.B. von Arbeits- und Genußfähigkeit) oder einer statistisch ermittelten Prognose der modernen biotechnischen Medizin.
5) Eine umfassende, philosophisch durchwirkte künstlerische Anthropologie ist der Grundbestand der ärztlichen Ausbildung und ärztlichen Kunst. Selbstbescheidung ist eine hervorstechende Eigenschaft des Arztes.

Dieses hippokratische Verständnis von ärztlichem Handeln und ärztlicher Haltung hatte seine auch wissenschaftliche Legitimation bis an den Anfang des letzten Jahrhunderts. Dann verfiel es der Verdrängung.

In der Psychoanalyse Sigmund Freuds – und zwar mehr in der praktischen Handhabung als in manchen mechanistisch geprägten theoretischen Konstrukten – kam diese künstlerische Haltung wieder ans Licht, ohne daß Freud und seine Epigonen sich jemals das Adjektiv künstlerisch zugeteilt hätten. Zahlreiche künstlerische Therapieformen, die sich im Laufe dieses Jahrhunderts im abendländisch-amerikanischen Kulturraum entwickelt haben, sehe ich in einem mächtigen Strom des Kontextes mit den Tiefenpsychologien (Wyss). Diese Therapieformen knüpfen an die traditionellen Künste des Tanzes, der Musik, der Malerei und Skulptur sowie der Dichtung an. Insofern können sie zu Recht als künstlerische Therapieformen bezeichnet werden. Zudem haben sie grundlegende Gemeinsamkeiten mit den modernen Künsten (Petersen 1992 a, 1992 b).

Es gibt unter Medizinern typische Ängste gegenüber künstlerischen Therapien und gegenüber Medizin als Kunst. Ich möchte diese Angstfiguren nennen, um an ihnen die Andersartigkeit von Kunst und künstlerischer Haltung im Vergleich zum traditionellen Medizinverständnis zu klären.

1) *Die Spezifität* einer ärztlichen Handlung und eines Medikaments und deren spezifische Wirkungsmechanik ist eine Errungenschaft der biopsychosozialen Technikmedizin. Diese Errungenschaft wird angeblich durch die Unspezifität künstlerischer Therapietechnologie aufgelöst. Diese Angst beruht auf einer schlichten Unkenntnis über höchst spezifische Wirkungen künstlerischer Therapietechnologien, z.B. aus der Bewegungstherapie (s. Heileurythmie, Petersen 1986, 1989),

sowie der Farb- und Musiktherapie. Allerdings gehorcht die Spezifität der Wirkung nicht den Gesetzen kausaler Mechanik wie in der chemisch-physikalisch begründeten Medizinwissenschaft, sondern dürfte eher durch gestalthafte Strukturfiguren begründbar sein, wie sie neuerdings in der Informationstheorie und Molekularbiologie (von Uexküll), ebenso auch in Ganzheitsbegriffen der theoretischen Physik (Bohm) zu finden sind.

2) Die genaue Kenntnis einer genau *definierten singulären Methode* und deren exakte Anwendung (Indikation) – sei es nun in der Pharmakologie ein einziges Medikament, in der Chirurgie eine bestimmte Operationstechnik, in der Psychotherapie eine umschriebene Technik mit deren methodologischem Hintergrund – bietet die notwendige Sicherheit für eine fundierte Therapie. Künstlerische Therapie dagegen – so wird behauptet – stelle wegen ihrer Undefinierbarkeit und infolgedessen ihrer Indikationslosigkeit für die Therapiesicherheit ein nicht zu tragendes Risiko dar. Hinzu komme eine wissenschaftlich unverantwortliche Polypragmasie infolge der Mischung von vielerlei unübersichtlichen Methoden. Richtig ist soviel: Kunst und künstlerische Therapien entziehen sich der rationalen Definition überhaupt (s. auch Schiffer 1989). Demgegenüber gilt der individuationsspezifische Grundsatz jeder künstlerischen Therapie (Petersen 1989, 1990): Jeder Patient und jede therapeutische Situation erfordern eine jeweils spezifische und individuelle Methode. Insofern läßt sich jede therapeutische Situation und jeder Therapieverlauf immer nur mit sich selbst vergleichen, nicht aber mit anderen Patienten oder anderen Situationen, bei denen die gleiche Technik zur Anwendung kam. Die Methode wandelt ihr Gesicht in verschiedenen Situationen bei scheinbar gleicher Anwendung.

Von der Methodentypik zur Methodenindividualität oder Methodenpersonalität[1] – ließe sich schlagwortartig formulieren, wenn man die Verschiedenheit des biopsychosozialen Paradigmas mit dem Konzept der künstlerischen Haltung des Arztes vergleichen will.

3) Durch künstlerische Therapie werde die wissenschaftliche *Therapieforschung* verwässert – u.a. deshalb, weil der wissenschaftliche Grundsatz von Reproduzierbarkeit und Meßbarkeit der Phänomene verletzt werde. Es ist richtig: künstlerische Therapien sind im Prinzip weder meßbar noch reproduzierbar – das gerade ist die Stärke und ihre Eigenart. Jedoch gehorcht künstlerische Therapie anderen Kriterien von Wissenschaftlichkeit, die in der kunsttherapeutischen Forschung genau beschreibbar sind (Tüpker 1990; Tüpker in Petersen 1990, s. auch Schlichting); ich stelle diese wissenschaftlichen Kriterien den Kriterien der biopsychosozialen Forschung gegenüber: Reproduzierbarkeit entspricht Nachvollziehbarkeit; Objektivität entspricht kontrollierter Subjektivität und Intersubjektivität (bzw. Aufhebung der Subjekt-Objekt-Trennung; Scheurle); experimentell herstellbare Empirie entspricht der übergeordneten Empirie von Verhalten und Er-

[1] Wolfgang Blankenburg spricht vom »Einlassen auf das Besondere, die Individualität eines bestimmten Patienten und auf das Besondere einer bestimmten, in ihrer Weise einmaligen Situation«.

leben, insbesondere spontanem, also einmaligem Erleben; als neues Kriterium der Kunsttherapien: die eigene wissenschaftliche Gegenstandsbildung künstlerischer Therapie, wie sie in den folgenden Abschnitten über intensivierte Wahrnehmung, autonomen therapeutischen Prozeß und therapeutischen Dialog angedeutet wird.

Schließlich möchte ich kurz auf *4 häufige Mißverständnisse* eingehen, wenn von Kunst in der Medizin die Rede ist. Kunst wird nicht ganz selten auch heute noch am klassischen und bürgerlichen Ideal von Schönheit und Harmonie gemessen, wie es uns letztlich aus der griechischen Antike über die Renaissance vermittelt wurde. Dieses Paradies des Heilen, Schönen, Guten, Wahren und Harmonischen veranlaßte Theodor Adorno nach dem 2. Weltkrieg zu seiner Absage an jede Kunst: »Nach Auschwitz ist es nicht mehr möglich, ein Gedicht zu schreiben.«

Daß Kunst und Therapie nach Auschwitz dennoch möglich wurde, haben wir Dichterinnen wie Nelly Sachs zu verdanken, die das Grauen und die Angst, das Häßliche und den Haß, den Tod und den Schmerz in ihren Poesien mit verschwiegener Liebe durchlitten hat. Ich zitiere eines der Gedichte.

Linie wie
lebendiges Haar
gezogen
todnachtgedunkelt
von dir
zu mir.

Gegängelt
außerhalb
bin ich hinübergeneigt
durstend
das Ende der Ferne zu küssen.

Der Abend
wirft das Sprungbrett
der Nacht über das Rot
verlängert deine Landzunge
und ich setze meinen Fuß zagend
auf die zitternde Saite
des schon begonnenen Todes.

Aber so ist die Liebe –
(Nelly Sachs)

Ebenso hat die Psychologie, die Psychoanalyse und die Anthropologie (Baeyer, Stoffels) als praxisbezogene Wissenschaft sich mit den Kellergewölben des psychosozialen Menschen in diesem Jahrhundert beschäftigt. Die dabei zutagegetretene Systematik von Schuldgefühlen und Aggression, von Haß und Rachsucht, von Angst und Trauer, des Schrecklichen und des Entsetzenerregenden hat uns gestählt, die »Helligkeit des Todes« (Foucault) besser zu ertragen, eine Helligkeit, die allerdings in der Therapie ebenso wie die Kunst nur durch den liebevollen Blick des Begleiters ertragbar ist. So sind wir Lernende geworden auch im Ertragen des Unvermeidlichen, der Endlichkeit unserer Existenz und vor allem der Unauflöslichkeit von Antinomien. Deshalb müssen wir es immer wieder mühsam lernen, in unseren Häusern von Therapie und Kunst höchst Widersprüchliches wahrzunehmen und zerreißenden Gegensätzen Raum zu geben: der ungewollt Schwangeren mit dem Wunsch nach Schwangerschaftsabbruch neben der Kinderwunschpatientin, dem Häßlichen und dem Schönen, dem Chaos und der Harmonie, dem Destruktiven und dem Konstruktiven, dem Haß, dem Irrsinn und der Verzweiflung ebenso wie der Freude, der Inspiration und der Hoffnung (Kast 1991). Wenn in den nächsten beiden Tagen von Angst und Schuldgefühl, Tod und Trauer die Rede sein wird, so werden Sie bei besonnener Aufmerksamkeit auch das Gegenstück dazu wahrnehmen und empfinden können.

Das zweite Mißverständnis von Kunst in der Therapie lautet: Alles Kreative ist Kunst. Der Kreativitätsbegriff wird nicht selten in die Nähe des Primärprozesses gebracht – psychoanalytisch gesprochen. Chaotisches Ungestaltetsein von Bewegungsfragmenten, Farbtupfern, tönenden Bruchstücken und Wortfetzen, assoziativ hergestellt, wird als Kunst ausgegeben. Einem auf diese Art schwammigen und ausufernden Kreativitätsbegriff möchte ich das notwendigerweise einengende Wort Joseph Beuys' (s. Burckhardt) entgegenstellen: »Kunst ist formalisierte Kreativität.« Form ist hier methodisch zu verstehen: ebenso wie der Malkünstler bedarf der Heilkünstler seiner auch wissenschaftlich beschreibbaren Methode und Form. Allerdings bekommen Kunst und Wissenschaft hier neue Wertigkeiten. Die Wissenschaft als Anwältin von Methode überhaupt ist nicht mehr die Instanz, welche der Kunst vor-gibt und vor-schreibt, was und wie etwas zu behandeln ist. Sondern Wissenschaft begleitet und zeichnet den Prozeß nach, der sich in Kunst und Therapie dann vollzieht, wenn er glückt. Michael Baltin spricht in diesem Fall von »gemeinsamem Erlebnis« der Patientin mit ihrem Therapeuten (Flash), der Künstler – mit seinem Werk – von konkretisierter Inspiration. So wie der Therapeut für seine Patientin »der Führer ins Unbekannte« ist, so ist die Kunst für die Wissenschaft die voranschreitende Wegbereiterin – Wissenschaft hat dann häufig nur die Aufgabe, die Wegschilder zu beschreiben und an den richtigen Stellen aufzustellen, u.a. deshalb, damit die Juristen im Behandlungsfehlerprozeß sich im Urwald der notwendigen Methodenvielfalt halbwegs orientieren können – nicht aber deshalb, damit Therapieadepten nun endlich wissen, was richtig und was falsch ist. Denn jede Methode kann in jeder therapeutischen Situation auch dann falsch sein, wenn sie in einer ähnlichen Situation richtig gewesen ist.

Das dritte Mißverständnis lautet: Kunst und künstlerische Therapie sei reine Begleitung und eine Art esoterischer Kontemplation; dagegen habe dies nichts mit Machen und mit Technik zu tun. Das Gegenteil ist richtig: künstlerische Therapien brauchen präzise Technik und durchschaubare Methoden, teilweise sind solche Technologien ausgebildet. Künstlerische Therapien haben also sehr viel mit Machbarkeit zu tun, ebenso mit gezielten Eingriffen.

Ein vierter Irrtum heißt: Kunsttherapeuten hätten eine wenn nicht unseriöse, so doch recht oberflächliche Ausbildung. Richtig ist dagegen: Kunsttherapeuten durchlaufen ein Studium, das an Quantität und Qualität der Medizinausbildung vergleichbar ist. Beispielsweise gehört zur Heileurythmie (einer bewegungstherapeutischen Methode) ein 5jähriges Studium in Bewegungskunst (Eurythmie), daran schließt sich eine mindestens 2jährige Praxis an; erst dann ist die 2jährige (vollzeittherapeutische) Zusatzausbildung in Heileurythmie möglich; dann erst kann sich die Heileurythmistin in mehrjähriger Weiterbildung z.B. in Psychiatrie, Kinderheilkunde o.ä. spezialisieren.

Zum Thema Psychosomatik und Kunst möchte ich kurz folgendes bemerken. Einer der Nestoren der deutschen Psychosomatik, der Internist Thure von Uexküll, hat vor Jahresfrist in seinem Dresdner Vortrag (Tagung des Deutschen Kollegiums für psychosomatische Medizin, DKPM) über »Paradigma und Paradigmenwechsel in der Naturwissenschaft und in der Medizin« die Aufgabe der Psychosomatik dahingehend beschrieben: Das alte Paradigma psychosozialen Verstehens, wie es bis etwa 1850 gültig war, müsse verbunden werden mit dem neuen biotechnisch mechanistischen Paradigma des Machens, wie es sich in den letzten 150 Jahren herausgebildet hat und wie es heute nicht nur den Wissenschaftsbetrieb, sondern vor allem die nicht mehr finanzierbare medizinische Praxis beherrscht – unabhängig von den ökologischen Schäden in Form sogenannter unerwünschter Nebenwirkungen in der Natur des Menschen und in der Natur des Kosmos.[2]

Mit einem treffenden symbolischen Ausdruck bezeichnet v. Uexküll die ältere medizinische Ordnung als Paradigma des Wortes, das neuere biotechnische System als Paradigma der Hand. Die über 2 Jahrhunderte abgespaltenen Welten von Wort und Hand[3] müßten sich nunmehr in dem der Psychosomatik verpflichteten Ordnungsprinzip des neuen Paradigmas miteinander versöhnen. Dieser von Uexküll gestellten Aufgabe ist grundsätzlich zuzustimmen. Bei einigem Nachdenken und genauerem Hinsehen bedarf dieses Vorhaben jedoch der Vertiefung und Erweiterung durch die Kunst. Wenn ich die Uexküllsche Symbolsprache vereinfache und in diesem Sinn Wort mit Kopf gleichsetze, so dürfte die Verbindung der Paradigmen von Kopf und Hand zu einem Kurzschluß führen.[4] Kopf und Hand bedürfen der Vermittlung durch das Herz.

---

[2] Für diese Verbindung prägt v. Uexküll das Wort »Biosemiotik«. Semiotik ist die Wissenschaft der Zeichen und der Bedeutungen: die psychologischen und soziologischen Wissenschaften haben – sofern sie jenseits der statisch orientierten Naturwissenschaft forschen – als Forschungsgegenstand u. a. Wertigkeiten und Gestaltstrukturen, Bedeutungen und Bedeutungshaftes. Daran knüpft auch die neuere französische Psychoanalyse mit zwei bedeutenden Vertretern, Jacques Lacan und Paul Ricoeur, an. Die Psychoanalyse als semiotische oder Deutungswissenschaft hat nach Freud die Aufgabe, »Übersetzungen aus einer uns fremden Ausdrucksweise in die unserem Denken vertraute« zu leisten. Semiotik ist die Wissenschaft solcher Deutungs- und Übersetzungsfiguren, die eine rationale und begriffliche Form haben, die unserem *Denken* angemessen sind. Es ist das Verdienst von Ricoeur und den ihm gleichgesinnten französischen Philosophen, daß sie so zwei Brücken geschlagen haben: einerseits zur deutschen idealistischen und phänomenologischen Philosophie seit Kant und Husserl und andererseits über Michel Foucault und Jean François Lyotard zur philosophischen Ästhetik mit Theodor Adorno als prominentem Repräsentanten.

[3] Entsprechend dem alten cartesianischen Dualismus von einerseits seelenloser *res extensa* (entspricht dem vermeßbaren Körper und den körperlichen Dingen) und andererseits der beseelten und begeistigten *res cogitans* (entspricht dem durch seelische und geistige sowie emotionale Erlebnisse zugänglichen Innenleben des Menschen).

[4] Siehe Erich Fromms Wissenschaftskritik am Beispiel der Schizoidisierung unserer (auch wissenschaftlichen) Zivilisation in seinem Buch *Anatomie der menschlichen Destruktivität.* Wozu dieser schizoide Kurzschluß von Kopf und Hand führt, habe ich auch am Beispiel der In-vitro-Fertilisation

Inwiefern das Herz als Organ der zwischenmenschlichen Vermittlung, des Ausgleichs sinnlicher Wahrnehmungen und der emotionalen Toleranz in Berührung gebracht werden kann mit Kunst, das möchte ich nun in 3 Abschnitten genauer ausführen. Es geht dabei um Grundbegriffe von Kunst und Therapie, nämlich um intensivierte Wahrnehmung und Sinneserfahrung, um den autonomen therapeutischen Prozeß der Wandlung von entfremdender Krankheit zu einverleibtem Kranksein und um den zwischenmenschlichen Dialog.

Die Erfahrung unserer Sinne intensivieren

»Der Leib ist klüger als das Bewußtsein« – dieser Satz Viktor von Weizsäckers läßt sich erweitern und vertiefen zu der Aussage: Der Kosmos unserer unmittelbar gegebenen leiblichen Wahrnehmungen ist klüger als unser durch den Verstand perspektivisch eingeengtes Bewußtsein.

Der Kosmos unserer unmittelbar gegebenen leiblichen Wahrnehmungen läßt sich durch die Fülle vielfältiger künstlerisch-therapeutischer Verfahren aufschließen: methodisch entwickelte Techniken mit Bewegung, Musik, Malerei, Plastik rechne ich ebenso dazu wie verschiedenste Formen der Leiberfahrung und Wortgestaltung sowie Poesie (Überblick s. Petersen 1989). Mit Leib und leiblicher Wahrnehmung ist dabei nicht der anatomisch definierte Körper, das Soma der modernen Medizin gemeint, sondern vielmehr alles das, was ich zu meinem Körper selbst und seinen Wahrnehmungen als zugehörig erlebe. Der Ausgangspunkt der Leiberfahrung und Sinneserfahrung ist damit ein ganz anderer als der Ausgangspunkt der naturwissenschaftlichen Medizin. Dieser Ausgangspunkt einer phänomenologischen Anthropologie – etwa von Gadamer und Vogler in ihrer *Neuen Anthropologie* (1972) veranlagt – kommt zu einer umfassenderen Sicht der leiblichen Sinne des Menschen. Diese umfassende Sicht ist auch von Sinnesphysiologen (Hensel 1962, 1966, 1973; Scheurle) aufgegriffen worden. Es ergeben sich für das Konzept künstlerische Therapien dabei wesentliche Folgerungen:

1) Die durch die Kantsche Erkenntnistheorie und schon durch den cartesianischen Dualismus von Körper *(res extensa)* und Seele/Geist *(res cogitans)* angelegte statische Subjekt-Objekt-Spaltung wird aufgegeben; statt dessen erscheint der Begriff einer dynamischen Polarisierung von Identifizierung und Vergegenständlichung als phänomenologischer Hintergrund der Subjekt-Objekt-Vorstellung.

(Retortenbefruchtung) ausgeführt (Petersen 1985 a, b). Zur *formalen* Struktur des Uexküllschen Gedankens ist zu bemerken: Paradigmata, also Ordnungsprinzipien im Sinne Roland Kuhns, dürften grundsätzlich nicht mehr zukunftsträchtig sein: Paradigmen im Sinne Kuhns sind letztlich Produkte unseres analytischen (fragmentierenden) Denkens. Bohm hat mit seiner Kritik an der Fragmentation im Prinzip auf das notwendige Ende dieses Denkens hingewiesen. *Inhaltlich* läßt sich dieser Kritik hinzufügen: Ein Paradigma ist seinem Begriff nach als Ordnungsprinzip ein geschlossenes System. So notwendig wie systematisches Denken und absichernde Geschlossenheit sein mögen, so wenig sind sie *offen*. Offenheit als Zukunftsaufgabe aber ist eine grundsätzliche Forderung der Zukunft. Jean Gebser hat mit seiner Idee von der arationalen, perspektivefreien Bewußtseinsstruktur in seinem Werk *Ursprung und Gegenwart* auf diese zukünftig erforderliche Offenheit ebenso hingewiesen, wie Pierre Bertaux vom Sprung in die Ungewißheit spricht in seinem Buch *Mutation der Menschheit* mit dem bezeichneten Untertitel »Zukunft und Lebenssinn«.

Damit wird auch die Ganzheitlichkeit des Wahrnehmungsaktes bewahrt, ohne daß die durch 400jährige anatomische, physiologische und psychologische Forschung geleistete Differenzierung verlorengeht.

2) Auf der Basis der 3 phänomenologisch bestimmten Wahrnehmungskriterien: Erkennen, Spezifität der Sinnesempfindung[5], Intentionalität (Scheurle) ergibt sich eine *neue Gliederung* und eine *Erweiterung* der Sinnesbereiche. Zu den bisher bekannten Sinnen: Tastsinn, Gleichgewichtssinn, coënästhetischer Sinn (Leibinnenwahrnehmung), Bewegungssinn (instrumentiert z.B. durch Muskelspindeln), Geruchssinn, Geschmackssinn, Hörsinn, Sehsinn, kommen zumindest noch 3 weitere Sinne: der Gestaltsinn (Wahrnehmung von Ganzheiten, durch die Gestaltpsychologie der 20er Jahre dieses Jahrhunderts bestimmt, wie sie in der morphologischen Psychologie Wilhelm Salbers wieder auftaucht), der Bedeutungssinn (Wahrnehmungen für die Sinnhaftigkeit und Bedeutung einer Sache und eines Vorganges) und der Personsinn (für die unmittelbare Wahrnehmung einer Person sowie einer personal-individuellen Stilbildung z.B. in der Kunst und Wissenschaft oder im Spiel). Schon diese neue Gliederung der Sinnesbereiche läßt erkennen, wie der jahrhundertealte Dualismus von Leib und Seele aufgehoben werden kann: Personsein, Bedeutung und Gestalt sind der *unmittelbaren* und *spezifischen* Wahrnehmung zugänglich, während sie nach der bisherigen Anschauung nur mittelbar durch einen Akt des Verstandes erschließbar waren. Allerdings ist hier zu bemerken: die Spezifität der Wirkung in den Sinnesbereichen ist nicht kausalmechanisch beschreibbar und erklärbar.

Diese Erweiterung der Sinnesbereiche kann auch für das Konzept und die Ordnung künstlerisch-therapeutischer Verfahren wesentlich sein: Psychotherapie – als Behandlung mit seelischen Mitteln, die sich ursprünglich nur des Wortes bediente – ist dann auch allen anderen Verfahren zuzuordnen unter der Voraussetzung: die Grundlagen methodischer Psychotherapie müssen erfüllt sein (wie z.B. kontrollierte und reflektierte Subjektivität des Therapeuten und der therapeutischen Beziehung, Transparenz und Beschreibbarkeit der therapeutischen Akte, methodische Begründung des therapeutischen Prozesses u.a.).

In diesem Konzept ist – um Beispiele zu nennen – konzentrative Entspannungstherapie, konzentrative Bewegungstherapie, Eutonie, Heileurythmie, Maltherapie und Plastiziertherapie, Poesietherapie, Gestaltungstherapie, regulative, analytische, integrative, morphologische und anthroposophische Musiktherapie ebenso als Psychotherapie anzusprechen wie Psychoanalyse und Verhaltenstherapie.

3) Die Einheit und Geschlossenheit des für die naturwissenschaftliche Medizin bezeichnende *perspektivischen* Weltbildes und Menschenbildes ist damit gesprengt. Anatomie und darauf aufbauend die Physiologie ist ein Musterbeispiel für perspektivisches Denken, wie es sich seit der Renaissance entwickelte. Mit dem *perspektivefreien Wahrnehmen*, wie es auch für die modernen bildenden Künste typisch ist (Petersen 1992 b), ist nun der Weg frei für einen neuen Wahrnehmungsbegriff. Dieser Wahrnehmungsbegriff läßt sich u.a. kennzeichnen durch 3 Aspekte:

[5] Möglicherweise kann mit dieser anthropologisch-phänomenologischen Sichtweise der Sinnesphysiologie auch der im vergangenen Jahrhundert von Johannes Müller herausgebildete Forschungsansatz der »spezifischen Sinnesenergie« (v. Uexküll) fortgeführt werden

- Die Sinneserfahrung ist durch neue Sinnesbereiche erweitert.
- Die Sinneserfahrung gewinnt eine neue Tiefe.
- Die Sinneserfahrung intensiviert sich.

Was ist damit gemeint? Auf die *Erweiterung* der Sinnesbereiche habe ich schon hingewiesen.

Neue *Tiefendimensionen* ergeben sich auch durch die neuen künstlerischen Therapieformen ebenso wie durch die Kunst. Es gibt verschiedene Konzepte, um diese eigenartige Tiefenwirkung der Kunst verständlich zu machen. Ein Zugang ist der kulturphilosophische, ein anderer der entwicklungspsychologische.

Der Kulturphilosoph Jean Gebser unterscheidet verschiedene Entwicklungsphasen im Laufe der Menschheitsgeschichte, deren Spuren sich auch heute noch in jedem Menschen als Strukturen abgeschichtet haben: die heutige, inzwischen überfällige rationale Kultur ist zielgerichtet, perspektivisch, basiert auf dem hellen Tagesbewußtsein. Die davorliegende mythische Struktur ist bildhaft, geleitet von den großen, sich in Traumbildern und Mythen niederschlagenden Urbildern, sie entspricht unserem heutigen Traumbewußtsein und ist historisch der vorgriechischen Epoche zuzuordnen. Die magische Struktur ist auf Kraftströme ausgerichtet, Bildinhalte fehlen. Sie entspricht unserem heutigen Schlafbewußtsein. Historisch entspricht sie etwa dem Steinzeitalter, von dem es ethnologisch erforschte Reste in unserem Jahrhundert gibt (Lommel 1952). Magische Naturpraktiken wie Regenmachen deuten auf die unmittelbare Verbindung von Kraftzentren im Menschen und in der Natur hin (Lommel 1969). Körperliche Heilungen im produktiv-magischen Sinn (z.B. durch Homöopathie), nicht aber im mechanistischen Sinn, dürften am ehesten so zu verstehen sein, daß hier Kraftströme der magischen Schicht angestoßen werden. Entsprechend dürfte es auch verständlich sein, wenn durch Kunstwerke starke Emotionen (als Ausdruck der mythischen Schicht) oder Kraftströme (magische Schicht) mit *direkter* körperlicher Auswirkung ausgelöst werden. So wären auch direkte musiktherapeutische Wirkungen zu verstehen (Ruland 1990). Eine ahnungshafte Prophetie des Novalis könnte hier ihre Erfüllung finden: »Jede Krankheit ist ein musikalisches Problem – die Heilung eine musikalische Auflösung« (*Neue Fragmente* Nr. 393).

Die neuere Entwicklungspsychologie (Köhler, Stern) hat in der frühen Kindheit Wahrnehmungsweisen erkannt, die sich grundsätzlich von der späteren semantischen (rationalen) Wahrnehmungsweise unterscheiden. Diese frühkindliche Wahrnehmung (beim Kleinkind 2. – 7. Monat) orientiert sich an episodischen Ganzheiten mit globalen Erfahrungsqualitäten wie Form, Intensität, Zeitmuster – dagegen sind die von der Physiologie des Erwachsenen abgeleiteten Sinneswahrnehmungen (sehen, hören, tasten, schmecken, riechen usw. mit ihren *spezifischen* Wahrnehmungsmodalitäten) im Vergleich zu diesen globalen, früheren Mustern fragmentiert. Das Kind verliert, wenn es in die rationale, fragmentierende Erwachsenenwahrnehmung hineinwächst, zumindest einmal das bewußte Erleben der Ganzheit in diesem Sinne. Wie künstlerische Therapeuten annehmen (beispielsweise der Musiktherapeut Teichmann-Mackenrodt), werden durch künstlerische Therapie diese ganzheitlichen Erfahrungs- und Erlebnismöglichkeiten leichter angesprochen als durch die fragmentierende, abstrahierende, symbolisierende und kodierende Sprache. Es ist eine Streitfrage unter Therapeuten, ob die Einteilung in »präverbale« und »verbale«

Entwicklungsphasen und entsprechende präverbal wirksame Therapiemethoden (z.B. Kunsttherapie, Musiktherapie usw.) gegenüber verbalen Methoden (wie Psychotherapie) nicht zu undifferenziert und insofern unsachgemäß ist. Denn es gibt neben der fragmentierenden rationalen Sprache auch eine bilderreiche, poetische Sprache, die nach meiner Erfahrung die mythischen und magischen Strukturen erreicht, entsprechend der frühkindlichen Wahrnehmungsweise – Strukturen, wie sie z.B. durch Musik angesprochen werden.

– *Intensität* und *Intensivierung* ist eine völlig neue Dimension, jedenfalls in der medizinischen und therapeutischen Theorie. Dagegen ist Intensität als ein Grundbegriff der modernen und postmodernen Kunsttheorie gut vertraut (Petersen 1992 b). In der intensivierten Wahrnehmung wird das wahr, was sonst durch den Schleier der Alltäglichkeit nicht wahr werden kann oder nicht wahr werden darf. Die Psychoanalyse hat dafür schon lange ein Wort gewählt, in dem sie vom »dritten Ohr« oder vom »dritten Auge« für den intensivierten Wahrnehmungsakt spricht. Im kunstvollen und künstlerischen Akt nehmen wir das sonst nicht Wahrnehmbare wahr. Paul Klees geflügeltes Wort: »Kunst (Malerei und Plastik) macht das Unsichtbare sichtbar«, gilt auch für andere Künste: »Musik läßt erklingen, was unhörbar ist; Dichtung ist die Kunst, Unsagbares zu sagen« (Picht)[6].

Intensität ist anders als Harmonie oder gar Ordnung – Intensität kann Ordnungen zerreißen, damit Neues entstehen kann. Intensität spannt an – Entspannung mag später folgen. Ebenso wie die sogenannte Übertragungsneurose der psychoanalytischen Methode ein intensiviertes Spannungsfeld ist, wo bisher verborgen gehaltene, ungelöste Spannungen wahrnehmbar werden, ebenso kann es im musiktherapeutischen oder bewegungstherapeutischen Setting zum Aufbau zunächst extremer Spannungen und Intensitäten kommen. Lösungen und Harmonien sind dabei jedenfalls zunächst einmal nicht angestrebt; angestrebt dagegen ist die intensivierte Wahrnehmung für die nüchterne Wirklichkeit, beispielsweise eines abgelaufenen Schwangerschaftsabbruchs oder einer Totgeburt.[7]

---

[6] Georg Picht bezeichnet die unsichtbare Sichtbarkeit als typisches Kennzeichen der Struktur unserer Wahrnehmung und unseres Wissens. Das Wissen entwickelte sich in einem Spiel von Einhüllungen und Enthüllungen. »Das Verbergen wird selber etwas Verborgenes: es gehört zur Natur des Schleiers, durchsichtig zu sein.« Diese Struktur datiere seit der Mitte des 18. Jahrhunderts und bestimme »sowohl das Wissen wie die Erotik«.

[7] Michel Foucault hat diese Wahrnehmung als absoluten Blick auf die Gestalt des Todes beschrieben. »Es gibt einen lokal beschränkten Blick, der an das Hören und Berühren grenzt, der nur eines der Sinnesfelder deckt und nur die sichtbaren Oberflächen erreicht. Es gibt aber auch einen absoluten Blick, der alle Wahrnehmungen integriert, beherrscht und begründet, der die Bereiche des Auges, des Ohres und des Tastsinns souverän auf eine höhere Ebene hebt und sie dort in seiner eigenen Struktur vereinigt. Wenn der Arzt beobachtet und alle seine Sinne geöffnet sind, so ist ein anderes Auge auf die fundamentale Sichtbarkeit der Dinge gerichtet. Wenn die einzelnen Sinne auf verschlungenen Wegen das Leben durchsuchen, so blickt jenes Auge arglos und direkt auf die feste und klare Gestalt des Todes.«
Allerdings möchte ich einschränkend anmerken: Foucault hat nur den statischen Aspekt dieser Blickweise im Sinn; deshalb vergleicht E. Schiffer (1989) diesen Blick auf den Tod zu Recht mit der Dimension, welche die pathologische Anatomie (Krankheitslehre einer Todesmedizin) bestreiten könnte. Im therapeutischen und künstlerischen Prozeß und in der dialogischen Begleitung dagegen kann dieser Blick sich so weit intensivieren, daß er durch den Tod als Nullpunkterlebnis hindurchgeht zum Erlebnis des Neuen, eines neuen Lebens.

Als Beispiel für Intensität möchte ich aus einer 3 1/2jährigen Psychoanlayse mit einer etwa 37jährigen Frau ein Gedicht zitieren. Diese Frau hat in ihrer Kindheit und Jugend 8 Jahre lang sexuellen Mißbrauch durch ihren Adoptivvater über sich ergehen lassen müssen. Nach über einjähriger Psychoanalyse begann sie, Gedichte zu schreiben, und nach 1 1/2 Jahren schrieb sie ein Gedicht, in dem sie die Emotion gegen diesen Adoptivvater erstmals direkt aus sich heraussetzte.

Haß
Ich hasse dich so sehr, daß ich vor Haß
kaum schreien kann,
ich hasse dich so sehr, daß ich vor Haß
kaum leben kann.
Ich hasse dich so sehr, daß ich vor Haß
kaum lachen kann.
Ich hasse dich so sehr, daß ich vor Haß
kaum lieben kann.
Ich hasse dich so sehr, daß ich vor Haß
kaum atmen kann.
Ich hasse dich so sehr, daß ich vor Haß
kaum schweigen kann.
Ich hasse dich so sehr, daß ich's
kaum überleben kann.

Mit diesem Gedicht möchte ich Intensität veranschaulichen. Um Intensitäten und Energie zu erleben, ist eine experimentelle Haltung notwendig, die es uns ermöglicht, Gefühle und Empfindungen auch ganz unabhängig von theoretischen Bezügen, also von sinnstiftenden Akten, zu erleben. Damit aber wird das System aufgehoben oder durchbrochen, das uns normalerweise rational trägt. Es entsteht zunächst einmal Bodenlosigkeit. Die Wirklichkeit, gegründet und getragen durch systematische Zusammenhänge und systematische Sinnbezüge, entschwindet; Beuys reflektiert dieses Erleben als Künstler, wenn er die vordergründigen Wirklichkeitsbezüge aufhebt: »Da ist ein Loch – und das ist die Wirklichkeit.« Für Beuys kommt es darauf an, mit Hilfe einer geistigen Übung die »innere Substanz der Dinge« so wahrnehmen zu lernen, daß sie ihr eigenes Leben offenbart. Zunächst erscheint bei dieser Übung durch Aufhebung der vordergründigen Scheinrealität die Wirklichkeit als Loch. Ähnlich verhält es sich in der Psychoanalyse und in künstlerischen Therapien.

Die Dichter, als Meister der Sprache und des Wortes, wissen darum, wie Intensitäten dem irdischen Alltagsbetrieb entstammen, wie sie zugleich einer Sphäre zugehören, die der Ekstase erreichbar ist. Ich zitiere in diesem Sinn ein Gedicht der schon genannten deutschen Lyrikerin Rose Ausländer (aus ihren letzten Gedichten):

Nimm meine Worte
die von der Erde sind

Ich habe sie
aus dem goldenen
Kranz der Sonne
geholt
ins Bewußtsein

Sie sind mutig
und wollen
leben

Chaos und Kranksein gehören zu unserem Menschsein (Therapeutischer Prozeß)

Chaos und Kranksein nenne ich deshalb hier in einem Atemzug, weil beides als tiefgehende Störung wider die Ordnung empfunden wird. In der heutigen, durch einen zwanghaften Ordnungssinn geprägten Wissenschaftlichkeit muß das Chaos ebenso bedrohlich erscheinen wie die Krankheit für die durchschnittliche Medizin als Herausforderung erscheint, sie, die Krankheit, ganz zum Verschwinden zu bringen. »Kampf dem Krebs« heißt: Verbannt ihn aus dem menschlichen Leben ganz. Ein ebensolcher Anspruch besteht in dem Bestreben, den Schwangerschaftsabbruch als jahrtausendealte Störung wider die Ordnung zu eliminieren. Die Erfolge der Geburtsmedizin werden unter anderem und fast nur an der Senkung der perinatalen Letalität gemessen. So sehr ich jedem Paar eine glückliche Entbindung (statt einer Totgeburt) wünsche, so sehr ich eine Senkung der Abtreibungsrate gesundheitspolitisch als erstrebenswert betrachte, ebenso überzeugt bin ich, daß – nach einem integralen Krankheitskonzept (Büttner) – Kranksein und Chaos zum Menschsein dazugehören, und zwar fundamental und essentiell.

Wir alle kennen die Stimmung einer absoluten Hoffnungslosigkeit und totalen Ohnmacht aus vielen therapeutischen Situationen. In ihrem Gedicht »Tränenmeer« beschreibt Christiane Hämmerling in der ersten Strophe eine solche Atmosphäre.

Tränenmeer versinke
weil kein anderes Schiff
mich zu meinen Tiefen
trägt.
Dort spüre ich den Grund der
Ohnmacht
es gibt kein Erretten mehr.

Das aus dem Griechischen stammende Wort Chaos bedeutet ordnungslose, wirre Masse, Wust, aber auch Welturstoff (Heyse). Im Altgriechischen ist to cháos »der leere Raum als das erste überhaupt Vorhandene« (Benseler).[8]

[8] Die Bibel (AT, Genesis 1. Mose 1, 2 »Die Erde war aber wüst und öde und Finsternis lag auf der Urflut«) kennt das auch im Deutschen bekannte Wort Tohuwabohu für diesen urtümlichen Zustand.

Hier zeigen sich 2 Bedeutungen von Chaos: die mangelnde Ordnung, die wüste Verwirrnis, die Leere einerseits und andererseits der Ursprung alles Seins überhaupt. Zwar kann es hilfreich sein, sich dieser beiden Bedeutungen immer bewußt zu sein; wenn jedoch die Patientin zusammen mit ihren Ärzten mitten in einer chaotischen Phase ohne Blick auf eine rettende Zukunft steht, so gehört viel Gelassenheit und Kraft dazu, diesen Sturm der Verzweiflung dann auszuhalten, ohne sich unterstrudeln zu lassen oder einfach zu flüchten, z.B. indem das chaotische Gefühl oder die chaotisch-biologischen Abläufe durch Kurzschluß abgeblockt werden.

Immerhin gibt es aber einige Konzepte, die im Chaos eine ebenso notwendige wie sinnvolle biopsychosoziale Phase sehen. Wenn Verena Kast ihr Buch *Der schöpferische Sprung* ihren krisenfreundlichen Freunden widmet, so mag sie damit auch soviel meinen, »das Chaos sei nur der Ausdruck des menschlichen Unvermögens, Ordnung in größeren Zusammenhängen zu sehen« (Sommer), wie es in der sogenannten Chaosforschung formuliert wird: im »Chaos liegen alle menschlichen Potentiale, aus denen der Mensch sich organisieren, regenerieren, zurückziehen oder vorwärts schreiten kann« (Sommer).

Allerdings ist die im Chaos verborgene höhere Ordnung niemals eine typische oder schematische, insofern also auch nicht rational prognostizierbar oder kalkulierbar. Mit Hilfe von Statistiken läßt sich diese Ordnung im vorhinein nie ermitteln – der rationale Verstand und die rational sich verstehende Wissenschaft hat hier ihre absolute Grenze. Diese Ordnung ist kein System – eher ist sie als Schottenkaro mit vielen Webfehlern, als scheinbar zufällig zusammengewürfeltes Mosaik oder als buntes Patchwork zu bezeichnen. Das chaotische Muster ist kein System mit neuem Antlitz.

Die im Chaos verborgene Ordnung ist immer *vielfältig* und höchst *individuell.* So wie beim Traum und in der Quantenmechanik der theoretischen Physik sind immer *mehrere* Deutungen als Ausfluß oder Resultat des chaotischen Zustands möglich (Sommer) – der Determinismus muß dem Indeterminismus weichen. Welches Resultat schließlich erscheint, kann zweitrangig sein – entscheidend ist: es wird individuell von Patient wie Therapeut akzeptiert. So ist »das Chaos sowohl Weg wie auch Ziel in der Bemühung um Verständnis der individuellen Ordnungen« (Sommer).

Welche produktiven Wirkungen sich beim Aushalten des Chaos einstellen können, möchte ich an einem Beispiel aus der Kunsttherapie veranschaulichen. Meine Kollegin Elisabeth Wellendorf, Malerin, Kunsttherapeutin und Kinder- und Jugendtherapeutin, schreibt davon in ihrem Aufsatz über »Individuation und individuelle Gestaltung«:

Katrin war ein 7jähriges Mädchen, sie wirkte getrieben und ungezogen, sie lief rastlos im Therapiezimmer umher, zerstörte viel, scheinbar zufällig. Sie faßte alles an, warf es weg oder ließ es fallen und stöhnte immer wieder: »langweilig«.

Wenn ich auch nur ein Wort sagte, schrie sie, um nichts zu hören. Freunde hatte sie nie gehabt. Sie lebte mit ihrer Mutter allein. Ihr Vater war, als sie 4 Jahre alt war, an einem Hirntumor gestorben. Die Mutter war ihr gegenüber völlig hilflos.

In der anamnestischen Sitzung, wo beide gemeinsam bei mir waren, bemalte Katrin die Mutter total mit Fingerfarben, ihr Gesicht, ihr Kleid und ihre Haare. Die Mutter war nicht imstande, sich zu wehren. Seine unbegrenzte Destruktivität verursachte bei dem Kind massive Schuldgefühle und löste schwere depressive Verstimmungen in ihm aus.

In den ersten 20 Stunden war ich damit beschäftigt, dem Kind Grenzen zu setzen und mich vor seinen aggressiven Übergriffen zu schützen. Dabei mußte ich Katrin den größten Teil der Zeit fest-

halten, da sie keinerlei verbale Verbote akzeptierte. Später schützte ich die Einrichtung meines Zimmers. Averbal versuchte ich ihr damit mitzuteilen: »Jedes Stück hier ist mir wichtig. Ich habe eine Beziehung dazu, und ich will nicht, daß du es zerstörst. Ich schütze meine Dinge vor deiner Destruktivität, aber ich schütze dich auch vor dir selbst.«
Während nichts weiter als das in der Therapie geschah, konnte sie nachts besser schlafen, hatte keine Alpträume mehr und konnte sich auch in der Schule besser konzentrieren.
Ihr besonderer Haß galt dem Aquarellkasten. »Aquarellfarben sind doof«, sagte sie voller Wut. Eines Tages stand der Kasten offen da, daneben ein Glas Wasser. Sie nahm blitzschnell das Blau und warf es ins Wasser. Erschrocken schaute sie mich an, wandte sich aber dem Glas gleich wieder zu. Ihr Gesicht wurde aufmerksam. Völlig ruhig betrachtete sie die sich in den Schwaden im Wasser lösende Farbe. Es war auf einmal so leise und entspannt im Raum wie nie zuvor. Lange betrachtete sie die Farbe. In den nächsten Stunden wässerte sie auch andere Farben. Wortlos kniete sie vor dem Glas und beobachtete das Geschehen, und ihre verspannte Seele schien sich zu lösen in Identifikation mit dem symbolischen Geschehen.
Einige Stunden später erfand sie etwas Neues. Sie tauchte Papierschnipsel in das Farbwasser und klebte sie in einer Reihe eins nach dem andern auf den Tisch. Auch das tat sie wortlos mehrere Stunden lang mit tiefer Befriedigung. Es störte sie nicht, wenn die Schnipsel das nächste Mal zusammengerollt auf dem Tisch lagen, nachdem sie getrocknet waren. Sie wollte kein Bild machen. Es war das Geschehen selber, das wichtig war. Es schien, als schaffe sie sich den Boden, den sie brauchte, um traumatisches Erleben wieder erinnern zu können.
Ihr verstorbener Vater war Hobbymaler gewesen. Das kleine Mädchen hatte ihm gerne zugeschaut. Fasziniert hatte es beobachtet, wie er die Pinsel im Wasser spülte und wie immer neue Farbmischungen entstanden. Wenn sie auch malen wollte, hatte er wütend gesagt: »Geh weg, du kannst das sowieso nicht!« (nach Berichten der Mutter). Aus ihrer Enttäuschung war offenbar Haß auf den Aquarellkasten entstanden; vielleicht überhaupt ihre Unfähigkeit, kreativ zu sein.
Nicht davon betroffen war das Erleben vom Pinselausspülen. Das hatte sie offenbar stark positiv besetzt. Nur diesem Geschehen hatte sie Aufmerksamkeit geschenkt. Und so schien es Repräsentant aller guten Erfahrungen und Sehnsüchte in bezug auf den Vater zu sein, ein Potential, auf das sie bauen konnte.
Das zweite, das Färben und Kleben der Papierschnipsel, war die Wiederbelebung einer anderen guten Erinnerung, nämlich der, wie sie der Großmutter im Garten helfen durfte, Wäsche aufzuhängen. Während ich ihr zuschaute und noch nichts von der Bedeutung ihres Tuns wußte, merkte ich, daß ich mir wünschte, es möchte aus dem Aufreihen eine Gestaltung werden. Festgefahren in Vorstellungen vom Bildermalen hielt ich das für etwas Erstrebenswertes. Nur die Intensität ihres Tuns ließ mich ahnen, daß dahinter etwas Wichtiges steckte, was so und nur so stimmte. Gerade dieses Beispiel hat mich erschrecken lassen. Wie oft werde ich Aussagen, wenn sie in einer unerwarteten Form geäußert werden, mißverstanden oder ignoriert haben.

Aus dieser kunsttherapeutischen Geschichte läßt sich u.a. entnehmen: Das Auflösen der Aquarellfarben im Wasser und die Farbschnipsel – scheinbar destruktive Akte – sind integraler Teil eines übergeordneten Musters (Sommer); in diesen Erscheinungen bündelt sich Vergangenheit, Gegenwart und Zukunft. Es hängt von der Therapeutin ab, ob ihr Bewußtsein im Hier und Jetzt so intensiviert ist, daß eine Ahnung der individuellen Ordnungen in ihr aufkeimen kann. Diese therapeutische Intuition ist dann spontan erfaßtes Wissen, das später erst vom Verstand bestätigt wird (Sommer).

Eine überzeitliche, übergeordnete Struktur, wie sie hier in der Chaosphase des therapeutischen Prozesses erscheint, wird auch in der modernen Biologie als »morphogenetisches Feld« (Sheldrake) beschrieben. »Jedes Stadium der Existenz (einer Pflanze) ist ein Ausgangspunkt wie auch ein Endpunkt für eine potentielle Wandlung«. Die zwischen Anfang- und Endpunkt liegenden Stadien lassen immer auch das übergeordnete durchschimmern. Vermutlich ist es jene Überordnung, die auch Goethe mit dem Konzept seiner Urpflanze in seinen morphologischen Schriften meinte.

Aus der Therapie-Episode mit Katrin läßt sich weiterhin erkennen: Das Chaosbewußtsein ist ein Endpunkt. Therapeutin wie Patientin wissen nicht weiter. Sie sind am Nullpunkt angekommen.[9]

Das Erleben des Nullpunktes ist ein Todesbewußtsein – wer diese Art von Tod nicht ertragen kann, solle sich nicht auf eine prozeßorientierte Therapie einlassen.

Sich auf den therapeutischen *Prozeß* einzulassen, bedeutet für Therapeutin wie für die Patientin immer auch den Verzicht auf Sicherheit bekannter und festgefügter Ordnungen. Risiko ist angesagt – »Leben ist immer lebensgefährlich«, sagt Erich Kästner. Diese grundsätzliche Ungesichertheit und Offenheit des therapeutischen Prozesses unterscheidet diese nichtmanipulative Therapie qualitativ und abgrundtief von der kausalmechanischen Vorgehensweise der klassischen Medizin: durch das Experiment und dessen reproduzierbare Bedingungen sind bestimmte, statistisch gesicherte Ergebnisse herstellbar. Dagegen sind durch den therapeutischen Prozeß keine bestimmten Ergebnisse herstellbar, so wie der Prozeß selbst auch nicht herstellbar ist: er ist ein autonomer und spontaner Ablauf, der sich zwar anstoßen läßt, der aber nicht nach Art kausalmechanischer Bedingungen durchgezogen werden kann. Kausalmechanische Bedingungen dagegen herrschen beispielsweise bei einer Hysterektomie oder einer zytostatischen Therapie bei Krebskrankheit mit ihren nicht nur auf präzise definierten therapeutischen Abläufen, sondern auch mit ihren statistisch ermittelten Resultaten – inklusive aller mehr oder weniger genau bekannten chemisch-physikalischen Parameter als rational faßbaren Zwischengliedern.

Diese risikofreudige Unsicherheit des autonomen therapeutischen Prozesses heißt allerdings nicht, daß seine Phasen in ihren Grundlagen nicht allgemein beschreibbar wären. Die Grundstrukturen oder das Urphänomen von Störung, Chaos, bewußtem Verzicht, Wandlung und Ankunft des Neuen sind mit allerdings verschiedenen Begriffen von verschiedenen Autoren immer wieder beschrieben worden (s. Petersen 1989, S. 85 ff.; Petersen 1990, S. 128 ff.). Die übergeordnete Struktur des therapeutischen Prozesses gehört zum gesicherten Wissen aller nichtmanipulativ vorgehenden Psychotherapien und vermutlich auch aller künstlerischen Therapien.[10]

Das Konzept des therapeutischen Prozesses wird sich allerdings nur unter einer Voraussetzung verwirklichen: nämlich im Kontext des *integralen Krankheitsbegriffes*. Der Philosoph Stefan Büttner hat in seinem Aufsatz »Totalitäre Denkstrukturen in den Konzepten der Medizin« zwei sich fundamental unterscheidende Begriffe von Krankheit und damit auch Gesundheit herausgearbeitet: den abstrakten Krankheitsbegriff und das integrale Krankheitskonzept. Der *abstrakte Krankheitsbegriff*, dem auch die Gesundheitsdefinition biopsychosozialen Wohlergehens im Sinne der

[9] Eine interessante Frage ist es, ob der von dem Kunsttherapeuten Türk (in Thies) geprägte Begriff der »Nulldimensionalität als Ichpunkt« in Beziehung zu setzen wäre mit diesem Nullpunkterlebnis. Denn das Nullpunkterlebnis kann auch nur der ertragen, der seinen eigenen Ichpunkt erreicht hat – in der Terminologie C. G. Jungs leuchtet hier das Selbst auf. Türk entwickelt seinen Begriff aus dem Wesen der Dreidimensionalität, den psychologischen Raumebenen und dem Flächen-Raum-Bewußtsein.

[10] Darüber hinaus dürften sich ähnliche Strukturen auch in biologischen Abläufen der Krankenbehandlung zeigen, z. B. im Konzept der Hygionese als einer therapeutischen Physiologie (Hildebrandt, Amelung und Hildebrand).

WHO entspricht, betrachtet den idealen Organismus als »krankheitslos«. Krankheit ist für den Menschen fremd und im Prinzip überflüssig. Krankheit wird aufgefaßt als zufällige, akzidentelle Beeinträchtigung eines ansonsten gesunden Organismus. Ziel aller medizinischen Bestrebungen ist deshalb der »krankheitslose« Mensch. Dieses Ziel muß erreicht werden durch die Beseitigung aller Ursachen von Krankheit überhaupt. »Um dieses Ziel zu erreichen, müßten auf die Dauer alle Krankheitsdispositionen beseitigt werden. Das wäre aber nur durch Eliminierung des als Ort der jeweiligen Disposition erkannten organischen Substrats zu erreichen. Dadurch würde der Organismus zurechtgestutzt, ohne daß die Wirkungen möglicher Eingriffe in irgendeiner Weise absehbar wären. Denn wenn der Leib nur als Träger von Krankheitsdisposition verstanden wird, dann wird er zu einer Ansammlung zu Dispositionen, die beliebig scheinen. Die Utopie des krankheitslosen Menschen führte mit dieser Vorgehensweise am Ende dazu, den Organismus selbst zu beseitigen« (Büttner 1991, S. 108).

Eine Konsequenz dieses Krankheitsbegriffes ist (in ihrer Absolutsetzung) die Feststellung von lebensunwertem Leben, wie sie neuerdings wieder durch den australischen Medizinethiker Peter Singer vorgetragen wird. Handlungskonsequenzen sind dem praktizierenden Gynäkologen vertraut: das durch pränatale Diagnose festgestellte Down-Syndrom bei einem Kind führt in diesem Denksystem dann nur zu der Alternative: Abtreibung oder nicht – die Utopie eines durch gentechnologische Eingriffe von Down-Syndrom-Genen gesäuberten Genpools wird zumindest als weitere praktische Möglichkeit gedacht, sofern sie nicht schon in manchen gentechnologischen Labors – in Deutschland gesetzeswidrig – experimentell geprüft wird. Dagegen liegt die Alternative eines (therapeutischen) Wandlungsprozesses bei den Eltern dieses Kindes mit dem Ergebnis der Akzeptanz des kranken Kindes deshalb nicht im Kontext dieses Krankheitsbegriffes, weil das Ideal des Menschseins als »krankheitslos« definiert ist.

Dagegen betrachtet das *integrative Krankheitskonzept* die Möglichkeit des Krankwerdens als sinnvolles und notwendiges Moment des Organismus überhaupt. »Nur wer krank werden kann, ist gesund« (S. 109). Krankheit ist keine (zufällige) Eigenschaft des Organismus, sondern gehört potentiell mit zum Wesen des (gesunden) Organismus. Krankheit als Chance begriffen – um das bekannte Schlagwort zu nennen –, führt durch die Auseinandersetzung mit der Störung (im therapeutischen Prozeß) zu einer »Steigerung« der Gesundheit. Zudem ist die Krankheit strukturell komplexer und weist eine differenziertere Gestaltung als die Gesundheit auf – insofern wird die Beeinträchtigung des Leibes zugleich als »Bereicherung des Leibes« (und des Lebens des Kranken) aufgefaßt – auch insofern, als er »als funktionstüchtiger Organismus, der die Voraussetzung der Krankheit ist, zugleich mit der Krankheit eine weitere Bestimmung an sich austrägt, die über die Bestimmungen des gesunden Organismus hinausgeht« (S. 110). Das geflügelte Wort des englischen Kinderarztes und Psychoanalytikers Winnicott »Wir sind arm dran, wenn wir nur gesund sind« (nach Hocke) oder der Zynismus von den »unheilbar Gesunden« findet in der idealtypischen Gegenüberstellung dieser beiden Krankheitsbegriffe Büttners ihre tiefere Begründung.

Bevor ich diesen Abschnitt über Chaos und Kranksein als integrale Momente unseres Menschseins beende, möchte ich noch einen Ausblick aus dem Chaos auf die Ankunft des Neuen geben. Ich hatte Ihnen vorhin die erste Strophe des Gedichtes

»Tränenmeer« von Christiane Hämmerling als Anschauungsmaterial für die Chaosphase vorgetragen. Ich zitiere nun das ganze 2strophige Gedicht mit seiner immanenten Wandlung.

Tränenmeer

Tränenmeer versinke
weil kein anderes Schiff
mich zu meinen Tiefen
trägt
Dort spüre ich den Grund der
Ohnmacht
es gibt kein Erretten mehr

Doch dieses Meer wird blau wie
Seide
und hüllt mich lieblich
in sein Tuch
und treibt mich fort zum
Horizont
auf dem ich
Sonnensegler sehe –

Die Herzmitte ins Spiel kommen lassen zwischen Ich und Du (Therapeutischer Dialog)

Der therapeutische Dialog[11], das ärztliche Gespräch, ist das tragende Moment von Therapie überhaupt. Keine Patientin wird sich öffnen ohne den bergenden Raum des Dialoges. Nach der Aufforderung der Ärztin/Therapeutin »Zeige deine Wunde« (Beuys) wird sie sich nur in der Sicherheit gewährenden Empathie des gemeinsam erlebten »Schmerzraumes« (Beuys) anheimgeben können. Ich möchte kurz einblenden: »Zeige deine Wunde« und »Schmerzraum« sind Environments Joseph Beuys', der im Zusammenhang mit diesen beiden Werken sagte: »Was ich praktiziere, ist ohne weiteres auf die Medizin zu übertragen.«

Im therapeutischen Dialog waltet Gegenseitigkeit, auch wenn die Rollen von Patientin und Ärztin/Therapeutin klar definiert sind. Dabei gehört es zur rollentypischen Aufgabe der Ärztin, »sich auf die Patientin so einzustimmen wie bei der Betrachtung eines Bildes« (Balint) – also eine künstlerische Haltung einzunehmen. Das Bild der Patientin ist wörtlich zu nehmen: Außer der Erhebung des körperlichen, seelischen und sozialen Befundes achtet die Therapeutin darauf, welches innere Bild ihr in Verbindung mit ihrer Patientin erscheint. Diese inneren Bilder sind – auch jenseits der Gegenübertragung – nicht nur wichtige Diagnostika, sie sind nicht allein »abbildende Wiederholung, sondern auch Erkenntnis des Wesens« (Gadamer). Gegenseitigkeit findet v.a. ihren Ausdruck im Sichaufeinandereinlassen. Es

[11] Auf die wichtigen Unterscheidungen von Übertragung, Beziehung und Begegnung als Grundstrukturen des therapeutischen Dialoges (Petersen 1989) ist in diesem Zusammenhang nur hinzuweisen.

ist wichtig zu wissen: nicht nur die Ärztin/Therapeutin läßt sich in der Identifikation auf ihre Patientin ein – und schwingt wieder zu sich selbst zurück in der distanzierenden Reflexion –, auch die Patientin läßt sich auf ihre Ärztin ein, und die Patientin sollte es lernen, sich im Rhythmus auch wieder auf sich selbst zurückzuziehen. Eckhard Schiffer (1989) hat dieses Sichaufeinandereinlassen als ästhetische, als künstlerische Haltung bezeichnet.

Es gibt Störungen und Entfremdungen in dieser rhythmischen Schwingung zwischen den beiden Gesprächspartnern. Einmal kann das mit drängender Wucht Vorgetragene eine fixierte Erwartungshaltung der Patientin stören, die in der Kinderwunschsprechstunde um jeden Preis ihr Kind gemacht haben will, oder die, im Gegenteil, auf keinen Fall weiter empfänglich bleiben möchte und die Sterilisation von der Ärztin abfordert (in den neuen Bundesländern rollt augenblicklich eine Welle von Sterilisationsbegehren) oder die (mit chronischem Unterleibsschmerz) endlich ihre Gebärmutter entfernt haben will. Hier ist kein echter Dialog möglich. Ebensowenig ist Dialog möglich bei der strukturellen Entfremdung, wenn die Frauenärztin während der gynäkologischen Untersuchung und während des Gespräches einen guten Teil ihrer inneren Aufmerksamkeit auf die Anrechnung finanziell möglichst ertragreicher GOÄ-Ziffern verwendet. Strukturell ist diese Entfremdung, weil sie durch die berufspolitischen Strukturvorgaben der Kassenärztlichen Bundesvereinigung fixiert ist. Derartige Fixierungen und Entfremdungen hindern das freie Fließen im therapeutischen Dialog.

Das Organ des Dialoges ist die Herzmitte – so sagt es Martin Buber in seinem Buch *Das dialogische Prinzip*. »Herzmitte« – diese Ausdrucksweise ist mehr als nur Symbol oder Metapher – Herzmitte ist wörtlich und leiblich gemeint. Herzmitte ist das psychosomatische Organ der Begegnung. So wie die Stirn das Organ der klärenden Konfrontation, wie der Kopf und das Gehirn der Ort der zentralen Steuerung sind, so wie im Bauch heftige Emotion emporschießt und durch das Geschlecht orgiastische Verschmelzung uns überkommt, so ist die Herzmitte das Organ des fruchtbaren Ausgleichs unserer stählernen und heißen Spannungen. All jene unbewußten Spannungen, die vom Patienten auf seinen Therapeuten übertragen werden, wird der Therapeut in seinen leib-seelischen Organen auffangen und zuerst in seiner ausgleichenden Mitte bewegen, bevor er sie in verwandelter Form dem Patienten zurückgibt. Der Spiegel des Therapeuten ist keine automatenhafte Reflexion, dieses Spiegelbild ist ein durch herzliche Wärme erträgliches Licht.

So wie sich vom Herz als einem Zentralorgan des menschlichen Rhythmus sprechen läßt[12], so wird das Herz in mannigfaltigen Bewegungs- und leib-therapeutischen Übungen erlebbar als konzentrierende Mitte zwischen Horizontaler und Vertikaler. Schreiten zwei Menschen aufeinander zu, so kann sich diese Mitte als Führungspunkt in den Kraftstrom zwischen Ich und Du hineinstellen.

Dialog heißt wörtlich das *Zwischen*wort. So wie die altgriechische Sprache mit dem Logos nicht nur das Wort als semantischen Bedeutungsträger meint oder unter Logos die artikulierte Wortsprache versteht, sondern das *Zwischen*wort auffaßt als geistiges Prinzip der Verbindung, so sehe ich den therapeutischen Dialog als Mittler

---

12 Die Veränderungen des harmonikalen Puls-Atem-Quotienten sind ein Anzeichen für wesentliche vegetative und seelische Störungen (Hildebrandt).

in allen therapeutischen Medien, angefangen von der Musik über die Bewegung und Malerei bis zur Poesie.

Auch die Bedeutung vom *Zwischen*wort im Dialog ist wörtlich zu nehmen. Es geht hier um das *Zwischen*reich, um die fruchtbare Spannung zwischen Ich und Du. Im Intermediärraum (Winnicott) entfaltet sich das phantasievolle *Spiel* und die spielerische Phantasie. Die Wurzeln des schöpferischen Spiels und unserer schöpferischen Kultur sind im Zwischenreich beheimatet (Stein). Ohne das Spielerische als Grundelement ist keine Therapie möglich. »Ein Therapeut, der nicht spielen kann, ist für Therapie ungeeignet.« Dieser Satz Donald Winnicotts deutet auf die Tiefe des Spielerischen hin: die Welt, auch die des therapeutischen Spiels, ist weit entfernt von unverbindlicher Spielerei, »heiliger Ernst« (Huizinga) waltet in diesem Zwischenreich des Spiels.

Die Spielformen des therapeutischen Dialogs sind vielfältig. Oben erwähnte ich das Schwingen zwischen empathischer Identifikation und reflektierender Distanz – wie es übrigens in körpertherapeutischen Bewegungsübungen auch sinnlich-leiblich vollzogen wird. Hier kommt die Fülle unserer Sinne ins Spiel. Das befreiende und erhellende Spiel läßt sich in der Therapie mit Musik, Poesie, im Tanz, beim Gestalten mit Farben oder Objekten mannigfaltig erleben.

Das Spiel in der Spannung des *Zwischen*raumes ist das *gemeinsame Werk* von Patient und Therapeut oder auch das gemeinsame Werk einer Gruppe – auch wenn der einzelne es allein mit seinen eigenen Händen schuf. Denn der Raum, in dem es entstand, ist der Intermediärraum des gemeinsamen Erlebens (Balint). Nicht das Produkt, sondern der schöpferische Prozeß des Werdens ist gemeint mit dem gemeinsamen Werk. Es ist mehr als eine Frage des Geschmacks, dieses gemeinsame Werk als Kunstwerk zu bezeichnen.

Der Prozeß dieses schöpferischen und heiligen Spiels ist kein Modell. Modelle sind reproduzierbar und vermeßbar – das Wesentliche dieses gemeinsamen Werkes entzieht sich der Meßbarkeit. Deshalb wird die kunst- und musiktherapeutische ebenso wie die psychotherapeutische Prozeßforschung – sofern sie mit der Meßlatte vorgeht – immer nur die zufälligen Abfallprodukte, gewissermaßen im Prozeßverlauf erscheinende akzidentelle Eigenschaften erhaschen, nicht aber den essentiellen Kern beschreiben können. Denn der Kern ist ein spielerischer Prozeß im *Zwischen*reich; er entzieht sich der fragmentierenden Analyse. Wissenschaftlich dürfte er einer phänomenologischen Deskription, etwa in der Art der psychologischen Morphologie (Salber, Tüpker) eher zugänglich sein. Vielleicht kann hier auch die Rhythmusforschung und Chronobiologie (Amelung u. Hildebrandt) methodische Hilfen leisten.

Ich kehre nochmals zur Herzmitte zurück. Sie ins Spiel kommen zu lassen, ist eine Aufgabe des Therapeuten. Es gibt eine Bedingung dabei für mich als Therapeuten: nämlich *meine* Mitte finden. Meine Mitte finden – das spricht der Therapeut zu sich selbst –; nur wenn er immer wieder seine eigene Mitte sucht und sie immer wieder neu findet, wird er seinem Patienten mit genügender Aufmerksamkeit und Kraft gegenübertreten können.

Meine Mitte, was ist damit gemeint? Ich möchte dies noch etwas weiter ausführen.

Die Mitte ist ein vielfältiges Wort, gelegentlich durch eine meditative Ideologie verbraucht. So kann es zur schillerenden Metapher geraten.

Ich meine es konkret und einfach. Zunächst einmal ist es die Normalität. Der geniale Goethe bezeichnete nicht den Sieg des Idealen, sondern den Triumph des rein Menschlichen als Ziel seines Lebens. *Er will die Normalität als höchsten Wert anerkannt wissen.* Der Mensch sei in allem Praktischen auf ein gewisses Mittleres angewiesen, er möge sich daher auch im Erkennen damit begnügen. Sein Platz ist ihm weder bei den Tieren noch bei den Göttern bestimmt, sein Aktionsradius ist begrenzt. Das Akzeptieren der eigenen Grenze heißt verzichten, verzichten auf himmelstürmende Erkenntnis ebenso wie auf die übernatürliche Vereinigung mit dem Ewigen. Mag dem Wissenschaftler oder dem gefeierten Künstler der Griff nach den Sternen gestattet sein, der Therapeut würde in dieser Ekstase die Erde unter den Füßen verlieren und zusammen mit seinem Patienten zur Sonne hin abheben, um wie Ikarus jämmerlich zu zerbrechen.

Der bekannte deutsche Psychotherapeut und Psychosomatiker Horst Eberhard Richter formuliert es noch drastischer: »Ich möchte ein Durchschnittsmensch sein«, um damit zu sagen: ich möchte meine Begrenzung als Mensch leben. Im Zeitalter der Hightech, auch in der Medizin mit den Triumphen von Transplantations- und Reproduktionsmedizin ist diese Beschränkung auf das Durchschnittsmaß ein weises und ebenso notwendiges Prinzip.

Ein Therapeutenpaar, das sich seit 2 Jahrzehnten mit einer ebenso hartnäckigen wie heimtückischen Krankheit, der Magersucht, intensiv beschäftigt, hat das *Mittelmaß* zum Therapieziel erhoben – denn sie fanden bei ihren Mädchen und jungen Frauen als treibende Kraft für die Abmagerungskünste: die Angst vor dem Mittelmaß der Magersüchtigen (Klessmann). Mag in dieser Flucht vor dem irdischen Körper die säkularisierte Form eines zum Himmel strebenden gotischen Zeitgefühls liegen; es reißt weg von der Erde und befreit auch von der Hölle.

Wer so sein Mittelmaß akzeptiert und findet, der ist bei sich selbst. Je mehr ich als Therapeut ich selbst bin, um so mehr habe ich auch die Kraft, meinen Patienten sich selbst sein zu lassen – auch wenn er sich abgrundtief von mir unterscheidet in seinen Anschauungen und Lebensweisen. Diese Mitte gibt mir die Fähigkeit, Kraft durch mich selbst durchscheinen zu lassen – diese Transparenz ist das Gegenteil jener Maske, die mancher Therapeut zum Schutz seiner Schwäche benutzen muß.

Das eigene Maß in diesem Sinne zu finden ist die verinnerlichte Form des nach außen gewendeten und sich als Spaltung manifestierenden Messens. Die naturwissenschaftliche Reduktion auf Maß und Ziel hat das Subjekt aus dem wissenschaftlichen Prozeß eliminiert. Der theoretische Physiker Bohm macht in seinem Aufsatz über »Fragmentation und Ganzheit« darauf aufmerksam, wie das menschliche Maß (und der Mensch als das Maß schlechthin) von der griechischen Antike bis zum Ausgang des Mittelalters das Organ der Ganzheit zwischen spannungsreichen Polen und Disharmonien war. Indem das wissenschaftliche Denken und Handeln seit der Renaissance dieses ganzheitliche, körperlich-seelische Maß vom Menschen loslöst und nur noch äußerlich als Maß*stab* oder Meß*latte* in den verschiedensten Instrumenten und Parametern handhabte, kam es zur Zerstörung, zur Fragmentation des Ganzen, dessen Folgen wir jetzt in der ökologischen Katastrophe der menschlichen und kosmischen Natur vor die Füße geworfen bekommen. Zumindest in der Therapie scheint mir ein Weg aus dieser Katastrophe vorgezeichnet zu sein: den intermediären Raum, das *Zwischen*reich des schöpferischen Spiels zu intensivieren, ihm – auch finanzielle – Kräfte zuzuführen, nicht aber: ihn durch Vermessung zu zerstören.

Abschließend möchte ich auf einen Dialog, ein Kunstwerk im wörtlichen Sinn hinweisen, das hoffentlich morgen abend auch tatsächlich als ein schöpferischer Prozeß von Musik und Tanz erscheinen möge. Das Schubert-Quartett »Der Tod und das Mädchen« ist entstanden aus einem Dialog zwischen dem Mädchen und dem Tod. Der Dichter Matthias Claudius (1740–1815) hat diesen Dialog in einem Achtzeiler gestaltet.

Das Mädchen
Vorüber! Ach vorüber!
Geh, wilder Knochenmann!
Ich bin noch jung, geh, Lieber!
Und rühre mich nicht an!

Der Tod
Gib deine Hand, du schön und zart Gebild!
Bin Freund und komme nicht zu strafen.
Sei gutes Muts! ich bin nicht wild,
sollst sanft in meinen Armen schlafen.

In diesem Gedicht erscheint der Tod als eine milde Gestalt – auch wenn seine Macht eindeutig hervortritt. Erotische Züge begegnen uns seit der Renaissance immer wieder beim Toten-Liebespaar des männlich vorgestellten Todes und einer Frau.

Interessanterweise spricht der während der Nazizeit zur Emigration in die USA gezwungene Soziologe und Kulturphilosoph Eugen Rosenstock-Huessy in seinem Buch über Paracelus *(Heilkraft und Wahrheit)* ebenfalls vom Toten-Liebespaar in einem Sinne, das für die wissenschaftliche Therapieforschung bedeutsam sein kann. Danach führt der Zugriff des Wissenschaftlers – ganz gleich welcher Disziplin: ob Biologe, Jurist, Ingenieur, Arzt, Theologe oder Psychologe – *immer* zur Zerstörung und insofern zum Tode des wissenschaftlichen Objekts. Indem ein Vorgang oder eine Sache zum Objekt wissenschaftlicher Forschung gemacht wird – und sei das Vorgehen auch noch so behutsam, »ganzheitlich«, nichtfragmentierend –, wird diese Sache, dieser Mensch oder dieser Prozeß immer in die Sphäre des Todes geschoben. Zur Auferstehung aus diesem Todesprozeß kann es durch den Dialog zwischen dem Fachmann und der leidenden Kreatur (dem Menschen oder einer Sache) kommen: der Fachmann handelt aus wissenschaftlichen Kenntnissen und Erkenntnissen, seine kenntnisreiche Zuwendung und Hilfe ist ein Akt der Liebe. So gesehen ist der wissenschaftliche Akt immer tödlich; es kommt darauf an, dieses Wissen in seiner Tödlichkeit nicht unmittelbar der leidenden, hilfsbedürftigen Kreatur zuzuführen. Dazu bedarf es auch hier der *Mitte*, des Vermittlers in der Rolle des Fachmannes. Durch seine helfende Liebe hilft er nicht nur dem Leiden – er verhilft auch durch diesen dialogischen Liebesakt der tödlichen Wissenschaft zur Wandlung ins Leben hinein – in diesem Sinn zur Auferstehung. Es ist eine Illustration der alten Weisheit: Erkenntnisse, ohne Liebe vermittelt, wirken tödlich – der Kunst ist die *Zwischen*sphäre der Vermittlung zu eigen.

Mir scheint das Gedicht von Matthias Claudius der mythischen, also imaginativen oder Bildschicht zu entstammen: der Tod als solcher kann nur als Bild oder als magische Macht erlebbar sein. Möglicherweise waren die Menschen vor 200 Jahren diesem mythmisch-magischen Erleben noch mehr zugewandt als wir Heutigen. Dagegen spricht das nun folgende und damit auch abschließende Gedicht des kürzlich gestorbenen tschechisch-mährischen Lyrikers Jan Skácel, in der Übertragung von Reiner Kunze, einen – wie mir scheint – mehr zeitgemäßen, sozusagen psychologischen und mehr erlebnishaften Zugang zum Thema Tod und Trauer an. Die kleine Trauer erscheint personifiziert – tatsächlich könnte es auch ein Mensch wie Ich und Du in seiner Trauer sein. Die Trauer singt ein Lied – durch dieses Lied ist sie vielleicht mit dem Jenseits oder mit einer anderen Person im Jenseits verbunden. Zugleich wird der Tod durch dieses Lied und mit diesem Dialog überwunden (»Es gibt ein Ereignis, älter als ich, als mein Tod ...«).

Vermittelt ist die Atmosphäre des Septemberabends: in diesem lyrischen *Zwischen*reich wird alles spürbar und ahnbar – oder auch nichts für denjenigen, der kein Organ für dieses Zwischenreich entwickelt hat.

Die kleine Trauer

Wenn's im September zu dunkeln beginnt,
schon ohne Samt, rauh, kahl
geht eine kleine Trauer feldein
und singt

an Schollen, grau wie Lerchen, geht
die kleine Trauer hin und singt,

(es gibt ein Ereignis älter als ich,
als mein Tod,
als Traurigkeit durch mich, verzeih)

singt für sich die kleine Trauer auf dem Feld
und geht
die Hanfwege hin des Herbstes.
(Jan Skácel)

Literatur

Adorno TW (Ausg 1990) Ästhetische Theorie stw. 2, 10. Aufl. Suhrkamp, Frankfurt

Amelung W, Hildebrandt G (1985) Balneologie und medizinische Klimatologie, Bd 1 Therapeutische Physiologie. Springer, Berlin Heidelberg New York

Ausländer R Gesamte Gedichte in acht Bänden Jeder Tropfen ein Tag, Gedichte aus dem Nachlaß, Bd. 8. Fischer, Frankfurt

Baeyer W von, Häfner H, Kisker K P (1964) Psychiatrie der Verfolgten. Springer, Berlin Heidelberg New York

Balint M, Balint E (1976) Psychotherapeutische Techniken in der Medizin. Klett, Stuttgart

Benseler G E, Kaegi A (1904) Griechisch-deutsches Schulwörterbuch, 12. Aufl. Teubner, Leipzig Berlin

Bertaux P (1979) Mutation der Menschheit (st 555). Suhrkamp, Frankfurt

Beuys J (1986) Ein Interview mit Joseph Beuys. In: Smerling W, Weiss E (Hrsg) Der andere Blick. Heilungswirkung der Kunst heute. Dumont, Köln

Bibel (Ausg 1942) Die Heilige Schrift des Alten und Neuen Testaments. Zürcher Bibel, Zürich

Blankenburg W (1988) Individualität und Krankheitslehre in der Psychiatrie. Zum Umgang mit der Biographie des Kranken. In: Bochnik H J et al. (Hrsg) Der einzelne Fall und die Regel, Medizin der Heilkunde und Heilkunst. Deutscher Ärzte-Verlag, Köln, S 144-160

Bohm D (1985) Die implizierte Ordnung (Grundlagen eines Holismus). Dianus-Trikont, München
Buber M (1973) Das dialogische Prinzip, 3. Aufl. Schneider, Heidelberg 1973
Büttner S (1991/92) Totalitäre Denkstrukturen in den Konzepten der Medizin. Scheidewege 21: 98-120
Burckhardt J (Hrsg) (1988) Ein Gespräch. Joseph Beuys, Jannis Konnelis, A. Kiefer, Enzo Cucchi. Parkett, Zürich
Claudius M (1955) Der Tod und das Mädchen. In: Reiners (Hrsg) Der ewige Brunnen. Beck, München
Edelstein L (1969) Der hippokratische Eid. Artemis, Zürich Stuttgart
Engelhardt D von (1991) Romantische Medizin. In: von Engelhardt D, Hartmann F (Hrsg) Klassiker der Medizin II. Beck, München, S. 95-118
Foucault M (1973) Die Geburt der Klinik (Eine Archäologie des ärztlichen Blicks). Fischer, Frankfurt
Franzki H (1989) Behandlungsfehler. In: Lexikon Medizin/Ethik/Recht. Herder, Freiburg Basel Wien
Fromm E (1981) Anatomie der menschlichen Destruktivität (dva Stuttgart 1974). Rowohlt, Reinbek
Gadamer H-G (1976) Wahrheit und Methode. Mohr, Tübingen
GadamerH-G, Vogler P (Hrsg) (1972) Neue Anthropologie, 7 Bde. Thieme, Stuttgart und dtv, München
Gebser J (1986) Ursprung und Gegenwart. Gesammelte Werke, Bd. 2-4. Novalis, Schaffhausen 1978 und München, dtv, 1986
Goethe J W von (Ausg 1926) Goethes Morphologische Schriften (ausgewählt und eingeleitet v. Wilhelm Troll) Diederichs, Jena
Hämmerling C (1991) Traumsand (Gedichte). Edition L (Inge u. Theo Czernik). Loßburg im Schwarzwald
Hensel H (1962) Sinneswahrnehmung und Naturwissenschaft. Stud Gen 15: 747-758
Hensel H (1966) Allgemeine Sinnesphysiologie. Springer, Berlin Heidelberg New York
Hensel H (1973) Allgemeine Sinnesphysiologie. In: Keidel W D (Hrsg) Kurzgefaßtes Lehrbuch der Physiologie, Kap 15. Thieme, Stuttgart
Heyse J C A (1883) Fremdwörterbuch. Fues, Leipzig
Hildebrandt G (1977) Hygiogenese – Grundlinien einer therapeutischen Physiologie. Therapiewoche 27: 5384-5397
Hocke R (1991) Kunst und Psychoanalyse. Dtsch Ärztebl 88: 2241-2243
Huizinga J (1956) Homo ludens (Vom Ursprung der Kultur im Spiel). Rowohlt, Hamburg
Kast V (1987) Der schöpferische Sprung (Vom therapeutischen Umgang mit Krisen). 1. Aufl. Walter, Olten Freiburg
Kast V (1991) Freude-Inspiration-Hoffnung. Walter, Olten Freiburg
Klessmann E, Klessmann H-A (1988) Heiliges Fasten, heilloses Fressen (Die Angst der Magersüchtigen vor dem Mittelmaß). Huber, Bern Stuttgart Toronto
Köhler L (1990) Neuere Ergebnisse der Kleinkindforschung (Ihre Bedeutung für die Psychoanalyse). Forum Psychoanal 6: 32-51
Kuhn TS (1967) Die Struktur wissenschaftl. Revolutionen. Suhrkamp, Frankfurt
Lohff B (1991) Johannes Müller (1801-1958) In: Engelhardt D von, Hartmann F (Hrsg) Klassiker der Medizin II. Beck, München S 119-134
Lommel A (1952) Die Unambal (Ein Stamm in Nordwest-Australien). (Monogr. Völkerkd.: Hrsg. Hamburg Mus Völkerkd (Hrsg) Monographie Völkerkunde 11. Mus Völkerk, Hamburg
Lommel A (1969) Fortschritt ins Nichts (Die Modernisierung der Primitiven Australiens). Atlantis, Zürich Freiburg
Lyotard J-F (1982) Essays zu einer affirmativen Ästhetik. Merve, Berlin
Lyotard J-F (1986) Philosophie und Malerei im Zeitalter ihres Experimentierens. Merve, Berlin
Meffert E (1986) Carl Gustav Carus. Freies Geistesleben, Stuttgart
Novalis (Ausg 1962) Werke und Briefe. Deutscher Bücherbund Stuttgart Hamburg
Petersen P (1985a) Retortenbefruchtung und Verantwortung (anthropologische, ethische und medizinische Aspekte neuerer Fruchtbarkeitstechnologien) mit Beiträgen von Ernst Benda u. Eduard Seidler. Urachhaus, Stuttgart
Petersen P (1985 b) Sondervotum in der Arbeitsgruppe In-vitro-Fertilisation, Genomanalyse u. Gentherapie. In: Bundesminister für Forschung und Technologie (Hrsg) In-vitro-Fertilisation, Genomanalyse u. Gentherapie. Gentechnologie-Chancen und Risiken, Bd 6. Schweitzer, München

Petersen P (1986) Meine Erfahrungen mit Leib- und Bewegungstherapien in der Psychosomatik. Integr Ther 12 (1/2): 3-20
Petersen P (1989) Der Therapeut als Künstler (Ein integrales Konzept von Psychotherapie und Kunsttherapie). 2. Aufl. Junfermann, Paderborn
Petersen P (Hrsg) (1990) Ansätze kunsttherapeutischer Forschung. Springer, Berlin Heidelberg New York
Petersen P (1992 a) Ärztliches Handeln als Heil-Kunst. Schwester/Pfleger 31/2: 158-162
Petersen P (1992 b) Heil-Kunst – auf der Suche nach therapeutischer Zukunft (Eine Auseinandersetzung mit Kunst und Kunstbegriff in der modernen Medizin im Lichte der neueren Künste). In: H.-H. Decker-Voigt (Hrsg.) Spiele der Seele, Trialog, Bremen 1992
Picht G (1987) Kunst und Mythos. Klett-Cotta, Stuttgart
Ricoeur P (1974) Die Interpreation (Ein Versuch über Freud). (stw 76) Suhrkamp, Frankfurt
Rosenstock-Huessy E (1952) Heilkraft und Wahrheit. Evangelisches Verlagswerk Stuttgart
Ruland H (1990) Musik als erlebte Menschenkunde. Fischer, Stuttgart, und Bärenreiter, Kassel
Sachs N (1981) Gedichte. Suhrkamp, Frankfurt
Salber W (1980) Konstruktion psychologischer Behandlung. Bouvier, Bonn
Scheurle HJ (1984) Die Gesamtsinnesorganisation (Überwindung der Subjekt-Objekt-Spaltung in der Sinneslehre). 2. neubeareitete Aufl. Thieme, Stuttgart New York
Schiffer E (1989) Zur »ästhetischen Erziehung des Arztes« (Die Wahrnehmung des Patienten im Sinne Michael Balints als ärztliche Kunst – ihr Widerspruch zum Coping-Konzept). Vortr Kongr Allg Ärztl Ges Psychother, Düsseldorf, 28./29.10.
Schiffer E, Süsske R (1991) Psychosomatische Grundversorgung als Wiedergewinnung ärztlicher Kunst. Niedersächsisches Ärztebl 64/16: 5-8
Schlichting J (1991) Die Kindesankunft: Erlebnisweisen von Frauen zur Zeit der Konzeption. (Eine kasuistisch-deskriptive Studie mit Aspekten aus gynäkologischer Psychosomatik, philosophischer Anthropologie, Psychologie und Religionswissenschaften). Dissertation, Med Hochschule Hannover
Schwabe C (1974) Musiktherapie. VEB Fischer, Jena
Schwabe C (1991) Aktive Gruppenmusiktherapie für erwachsene Patienten. 2. Aufl. Thieme Leipzig
Sheldrake R (1991) Das Gedächtnis der Natur (Das Geheimnis der Entstehung der Formen der Natur). 5. Aufl Scherz, München
Skàcel J (1967) Fährgeld für Charon. Merlin, Hamburg
Sommer S (1991) Verändert sich der blühende Kirschbaum, wenn ich fröhlich bin? Oder: die Harmonie im lebendigen Chaos (Gedanken zur Wechselbeziehung von Mensch, Kreativität, Wissenschaft u. Kosmos im therapeutischen Kontext). Vortr Kongr Int Ges Kunst Gestaltung Ther, Basel, Okt 91
Stein A. Stein H (1984) Kreativität (Psychoanalytische und philosophische Aspekte). Berckmans, München
Stern D (1979) Mutter und Kind – die erste Beziehung. Klett-Cotta, Stuttgart
Stoffels H (Hrsg) (1991) Schicksale der Verfolgten. Psychische und somatische Auswirkungen von Terrorherrschaft. Springer, Berlin Heidelberg New York 1991
Teichmann-Mackenroth O (1991) Echos frühkindlicher Erfahrungen in der Musiktherapie. Vortr Tagung Spielen und Sprechen in der Musiktherapie, Inst Musikther u. Morphol. Hamburg, 22.3.91
Thies J, Türk KH (Hrsg) (1988) Kunsttherapie und neues Menschenbild. Dialoge und Wege. Verlag Freie Kunstschule, Nörtingen
Tüpker R (1990) Wissenschaftlichkeit in kunsttherapeutischer Forschung. Musikther Umsch 11: 7-20
Uexküll T von (1991) Paradigma und Paradigmenwechsel in der Naturwissenschaft und in der Medizin. Die Aufgabe der Psychosomatik. Vortr Tagung Dtsch Kollegium für psychosomatische Medizin. Dresden, 07.-09.03.91
Weizsäcker CF von (1991) Der Mensch in seiner Geschichte. Hanser, München Wien
Weizsäcker V von (1986) Gesammelte Schriften. Suhrkamp, Frankfurt
Wellendorf E (1990) Individuation u. individuelle Gestaltung. In: Petersen P (Hrsg) Ansätze kunsttherapeutischer Forschung. Springer, Berlin Heidelberg New York S 16-22
Winnicott DW (1979) Vom Spiel zur Kreativität. Klett-Cotta, Stuttgart
Wyss D (1991) Die tiefenpsychologischen Schulen von den Anfängen bis zur Gegenwart. 5. Aufl. Vandenhoeck & Ruprecht, Göttingen

Rhythmische Strukturen in der Physiologie des Menschen und in der Musik

Gunther Hildebrandt

Goethe hat in seiner zahmen Xenie »Wär nicht das Auge sonnenhaft, die Sonne könnt es nie erblicken«, deren Inhalt schon auf den antiken Philosophen Plotinos (205–270 n. Chr.) zurückgeht, der Überzeugung Ausdruck gegeben, daß nur das von uns erkannt und erlebt werden kann, für welches in uns bereits wesensgleiche Strukturen und Organe vorgebildet sind. Musikalisches Erleben, sei es zum ästhetischen Genuß oder in therapeutischer Absicht, setzt demnach Bildungen im Menschen voraus, die musikalischen Gesetzmäßigkeiten gehorchen. Dies gilt nicht nur für das unmittelbar aufnehmende Gehörorgan, für das z. B. in Gestalt der Schnecke entsprechende Bildungsgesetze bekannt sind, vielmehr gilt es auch für den ganzen Organismus, denn der ganze Mensch ist als Bewegungsorganismus, als Empfindungsorganismus und als Gedankenorganismus am Erleben der Musik beteiligt.

Während Plastik und Architektur sich als Raumkunst darstellen, Malerei und Graphik Flächenkünste sind, ist Musik vornehmlich eine Zeitkunst, eine Kunst, die sich im Zeitlichen verwirklicht und Zeitorganismen bildet. Von den Grundelementen der Musik (Melodik, Rhythmik, Metrik, Harmonik, Agogik etc.) sind in erster Linie Metrik, Rhythmik und Agogik zeitliche Bestimmungen. Melodik und Harmonik bilden zwar auf den ersten Blick eher ästhetisch-inhaltliche Elemente, doch liegen auch ihnen im Hinblick auf Tonschritte und Tonverhältnisse letztlich zeitlich bestimmte Ordnungsmerkmale zugrunde.

Es besteht daher Grund genug für eine physiologische Untersuchung, nach biologischen Zeitstrukturen im Menschen zu fahnden, die als – wie auch immer geartete – Äquivalente oder Reagenten für das musikalische Tun und Erleben in Betracht kommen. Gerade auch im Hinblick auf die therapeutischen Möglichkeiten der Musik dürfte es von Bedeutung sein zu wissen, in welcher Weise und wo musikalisch-zeitliche Funktionsordnungen und Strukturen im Organismus verwirklicht sind.

Die Ergebnisse der modernen Chronobiologie und Chronomedizin haben gezeigt, daß der menschliche Organismus nicht nur eine komplizierte Raumgestalt besitzt, sondern auch über eine hochdifferenzierte Zeitgestalt verfügt, die aus zahlreichen rhythmischen Zeitstrukturen aufgebaut ist. Abbildung 1 zeigt ein Spektrum der Haupttypen rhythmischer Funktionen, das nach der Periodendauer (logarithmisch) geordnet ist. Es umfaßt etwa 2mal 12 Oktaven, von etwa einer Millisekunde bis zur Größenordnung eines Jahres. Die Reihe der angeführten Funktionen läßt erkennen, daß mit steigender Periodendauer die Komplexität der Rhythmen zunimmt. Immer mehr Teilfunktionen werden zu gemeinsamer rhythmischer Aktion zusammengefaßt, so daß eine hierarchische Gliederung herrscht, in welcher die

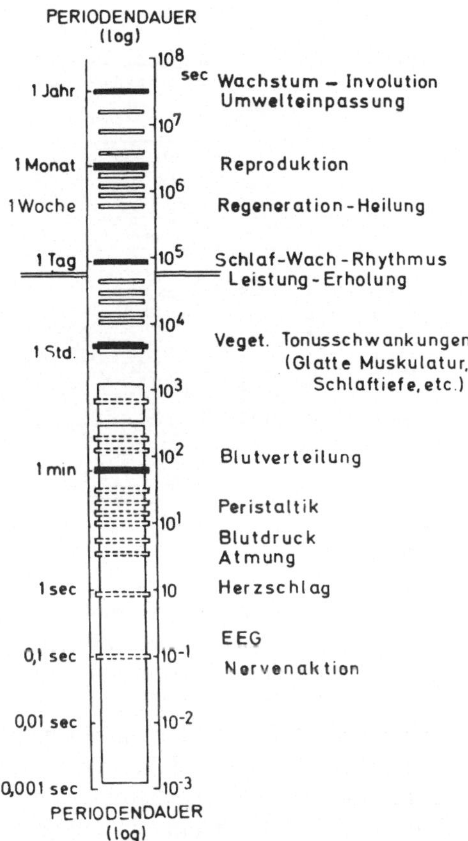

Abb. 1: Spektrum der Periodendauern rhythmischer Funktionen beim Menschen. (Mod. nach Hildebrandt 1975)

langwelligen Funktionen den gesamten Organismus umfassen und seine Eigenschaften rhythmisch verändern.

Wichtig ist die Zweiteilung des Gesamtspektrums, die durch den horizontalen Doppelstrich in Abb. 1 angedeutet ist: Im langwelligen Bereich finden sich mit Tages-, Wochen-, Monats- und Jahresrhythmus solche rhythmischen Funktionen, denen in der geophysikalisch-kosmischen oder sozioökologischen Umweltordnung gleichfalls rhythmische Vorgänge entsprechen, wenn diese auch sehr unterschiedlicher Natur sind. Der Organismus ist diesen äußeren Zeitordnungen auch keineswegs passiv unterworfen, sie steuern nicht einfach von außen her seine Funktionen. Vielmehr hat er diese Ordnungen mehr oder weniger stark verinnerlicht und ist in der Lage, sie selbst hervorzubringen. Dies hat sich bei Versuchen mit vollständiger Umweltisolierung in Bunkern und Höhlen eindeutig nachweisen lassen. Die äußeren Umweltrhythmen wirken aber als Zeitgeber, sie haben einen synchronisierenden, d. h. phasenregulierenden Einfluß und sichern auf diese Weise die kosmisch geordnete Basis für die gesamten Zeitstrukturen des Organismus und deren richtige Umwelteinordnung. Dies gilt besonders für Tages- und Jahresrhythmus, während Wochen- und Monatsrhythmus des Organismus sich bereits weitgehend verselbständigt haben, offenbar im Zuge einer allgemein fortschreitenden zeitlichen Emanzipation des zivilisierten Menschen aus den naturgegebenen Zeitordnungen.

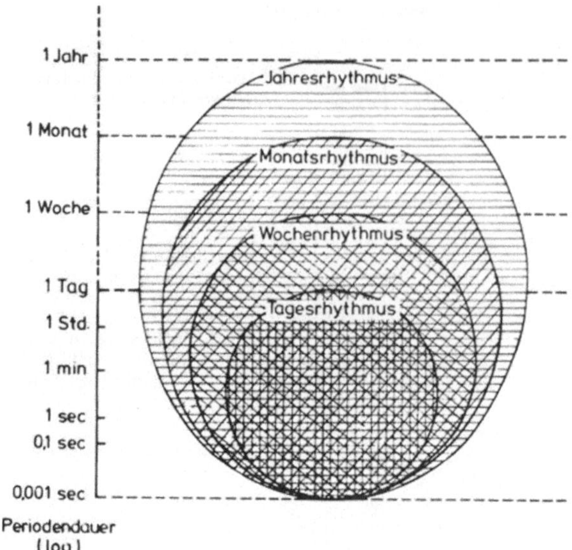

Abb. 2: Schematische Darstellung des hierarchischen Ineinanderwirkens der langwelligen Rhythmen des Menschen. Die Ordinate der Periodendauer ist nur unterhalb des Tagesrhythmus logarithmisch geteilt, oberhalb aus Platzgründen willkürlich gestreckt. (Mod. nach Hildebrandt 1986)

Wenn man versucht, das Ineinanderwirken dieser langwelligen Rhythmen im Organismus graphisch zu veranschaulichen, so ergeben sich in Abbildung 2 vier unterschiedlich schraffierte Ellipsen, die sich im Bereich der schnelleren rhythmischen Vorgänge völlig durchsetzen und so für alle schnelleren rhythmischen Funktionen ein komplexes Milieu bilden, in welchem alle Funktionen nach kosmischen Gesetzen und Verhältnissen moduliert werden.

Bei den kürzerwelligen Rhythmen des Spektrums (unterhalb des Tagesrhythmus) handelt es sich dagegen um rein endogene autonome Funktionsschwankungen, die in keinem unmittelbaren Bezug zu Rhythmen der Umwelt stehen. Dafür zeigt sich in diesem Bereich ein besonderes Organisationsprinzip (Abbildung 3): So finden sich die höchstfrequenten rhythmischen Vorgänge im Bereich des Nervensystems. Sie dienen hier dem Informationswechsel, d. h. der Aufnahme, dem Transport und der Verarbeitung von Informationen, die zu rhythmischen Signalen verschlüsselt werden. Die langsamen Rhythmen des autonomen Bereichs dienen dagegen vornehmlich dem Stoffwechsel und seinen Funktionsbereichen, sie ordnen Stoffaufnahme und -ausscheidung, Verdauung, Sekretion und Energiespeicherung. Während die Informationsrhythmen streng an höchst differenzierte räumliche Strukturen des Nervensystems gebunden sind, betreffen die Stoffwechselrhythmen mehr oder weniger alle Gewebe, sind räumlich viel weniger spezifiziert. Den Übergang zwischen diesen beiden so gegensätzlichen Funktionsbereichen bildet das System der rhythmischen Transport- und Verteilungsfunktionen, insbesondere mit den Rhythmen von Kreislauf und Atmung.

Diese funktionelle Dreigliederung des endogen-autonomen Systems zeigt sich auch an einem unterschiedlichen Leistungsverhalten der einzelnen rhythmischen Vorgänge (Abbildung 4). So äußern sich die Leistungen des Informationssystems in den gleitenden Frequenzänderungen der nervalen Aktionsrhythmik, wobei die jeweilige Frequenz in enger Korrelation zum Erregungsgrad der nervösen Elemente und damit zur Intensität der sie treffenden spezifischen Umweltwirkungen steht.

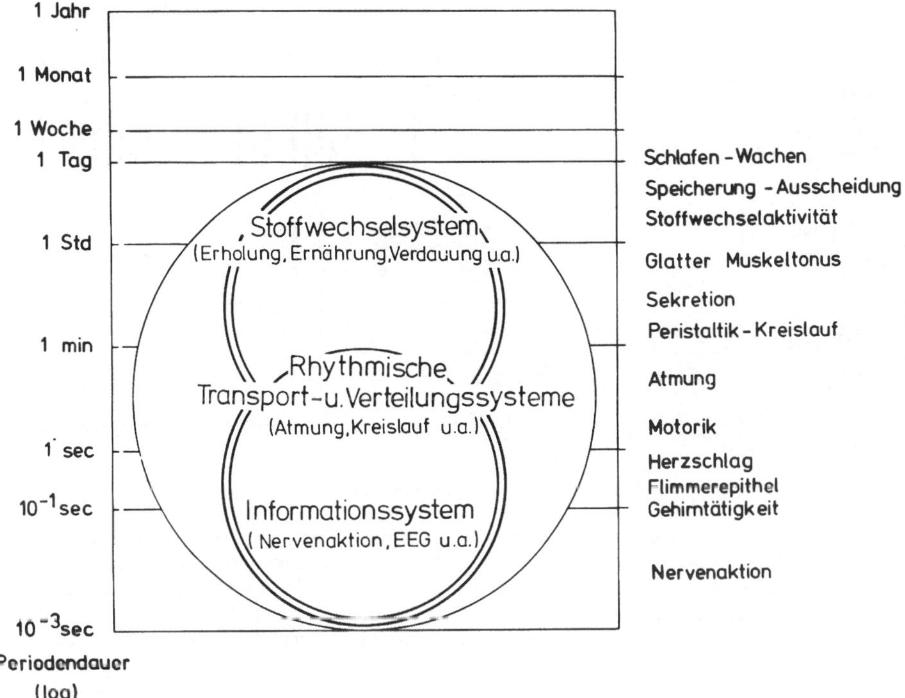

Abb. 3: Das dreigliedrige System der endogen-autonomen Rhythmen beim Menschen. Einzelheiten s. im Text. (Mod. nach Hildebrandt 1986)

Bei akustischen Reizen wird auch die Tonhöhe in der nervalen Rhythmik abgebildet. Nur unter Ruhebedingungen und v. a. im Schlaf werden in Abhängigkeit von der Schlaftiefe die nervösen Elemente zu Gewebsrhythmen mit bevorzugten Frequenzbanden synchronisiert (vgl. die EEG-Kriterien der Schlaftiefe).

Demgegenüber sind die Rhythmen des Stoffwechselsystems in ihrer Frequenz nicht mehr modulierbar. Vielmehr verfügt jeder Funktionsbereich über eine Reihe von verschiedenen präformierten Frequenzbanden, die je nach der Leistungsbeanspruchung sprunghaft wechselnd genutzt werden. Alle diese Frequenzbanden stehen aber untereinander in einfachen ganzzahligen Frequenzbeziehungen, unterliegen also einer harmonisch-musikalischen Ordnung.

So steht z. B. der Rhythmus der Magenperistaltik zum 1-min-Grundrhythmus der Fundusmuskulatur des Magens im Frequenzverhältnis 3:1, der Kontraktionsrhythmus des Zwölffingerdarms zum Rhythmus der Magenperistaltik im Verhältnis 4:1. Schon ein isoliertes Stück glatter Darmmuskulatur zeigt spontan-rhythmische Kontraktionen, deren Periodendauern ständig in ganzzahligen Sprüngen wechseln (Golenhofen u. von Loh 1970; Abb. 5). Wahrscheinlich sind bereits in jeder einzelnen Zelle musikalisch-harmonische Zeitstrukturen verankert, die den harmonischen Intervallproportionen entsprechen.

Selbst bei den kolikartigen Schmerzanfällen im Bauchraum, z. B. bei Ureterkrämpfen, können uns die musikalischen Proportionen an der Folge der einzelnen

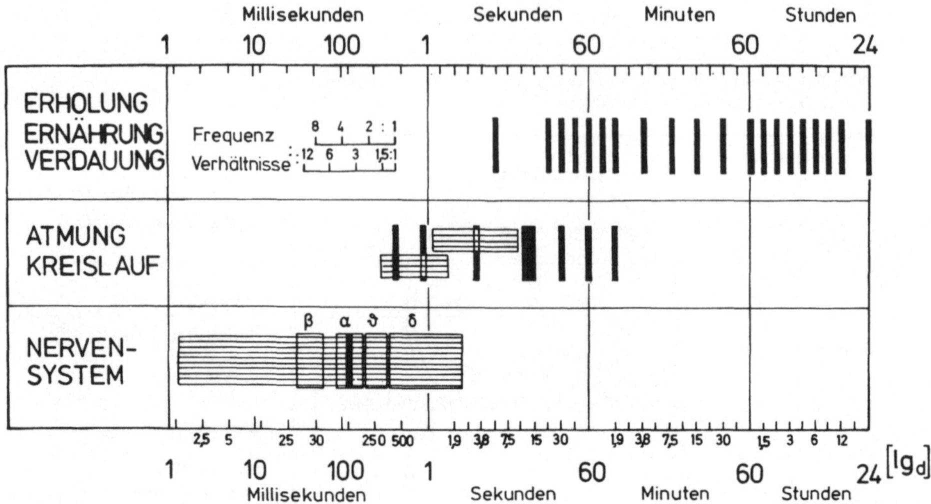

Abb. 4: Das Frequenzverhalten der endogen-autonomen Rhythmen in den Funktionsbereichen des Spektrums. Die *vertikalen Balken* bezeichnen bevorzugte Periodendauern bzw. Frequenznormen, die *horizontal schraffierten Felder* kennzeichnen den Bereich der Frequenzmodulationen. Die Periodendauer ist auf der Abszisse duallogarithmisch aufgetragen, so daß die Skala der Frequenzverhältnisse im *linken oberen Feld* in allen Bereichen des Spektrums gültig ist. (Nach Hildebrandt 1986)

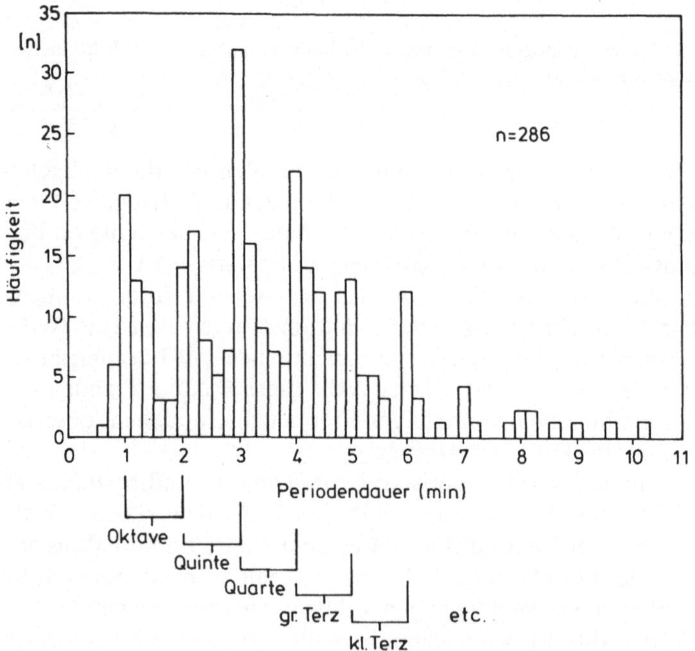

Abb. 5 Häufigkeitsverteilung der Periodendauern von Spontankontraktionen eines isolierten Stückchens glatter Muskulatur (Taenia coli vom Meerschweinchen). Registrierung der Spontanaktivität in gepufferter Krebslösung von 35° C über 18 h (nach Golenhofen u. von Loh 1970). Im *unteren Abbildungsteil* sind die den Frequenzsprüngen entsprechenden musikalischen Intervalle angegeben.

Schmerzwellen bewußt werden. Dies zeigt Abbildung 6 an 2 Beispielen, bei denen die zeitliche Häufigkeitsverteilung solcher Ereignisse dargestellt ist.

Im mittleren Bereich des dreigliedrigen Systems der autonomen Rhythmen, bei den Atmungs- und Kreislaufrhythmen, treffen demnach 2 polar entgegengesetzte Funktionsprinzipien der zeitlichen Organisation der Lebensvorgänge aufeinander und müssen zum Ausgleich gebracht werden (vgl. Abb. 4): eine Zeitstruktur, die von den einfließenden Informationen ständig frequenzmoduliert wird, und eine andere, deren Rhythmen streng an eine vorgebildete harmonisch-musikalische Ordnung gebunden sind, die ihrerseits durch Anschluß an die umweltsynchronen langwelligen Rhythmen stabilisiert wird.

Die rhythmischen Funktionen dieses mittleren Bereiches vereinen beides, indem sie einerseits eine relativ große Variationsbreite ihrer Frequenz aufweisen und auf Leistungsanforderungen mit Frequenzmodulationen antworten (z. B. Herz- und Atmungsbeschleunigung bei Arbeit), andererseits aber – besonders unter Ruhebedingungen – Vorzugsfrequenzen bzw. Frequenznormen aufsuchen, die wiederum in einfachen ganzzahligen Frequenzbeziehungen zueinander stehen und die zugrundeliegende harmonische Zeitstruktur hervortreten lassen.

Abbildung 7 zeigt z. B. empirisch gefundene Häufigkeitsverteilungen der Periodendauern verschiedener Atmungs- und Kreislaufrhythmen bei liegenden Probanden. Obwohl die Verteilungen sehr breit sind und eine große interindividuelle Variabilität der rhythmischen Funktionen anzeigen, stehen die Gipfel als statistische Vorzugsfrequenzen bzw. Frequenznormen untereinander alle in einfachen ganzzahligen Verhältnissen.

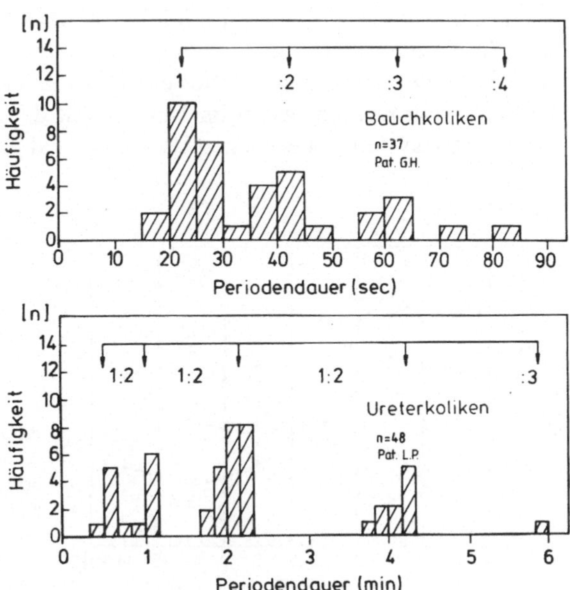

Abb. 6: Häufigkeitsverteilungen der zeitlichen Schmerzwellenabstände bei einem Patienten mit ungeklärten Abdominalkoliken (*oben*) sowie bei einem Patienten mit Ureterkoliken bei Steinabgang (*unten*). (Nach Hildebrandt 1988)

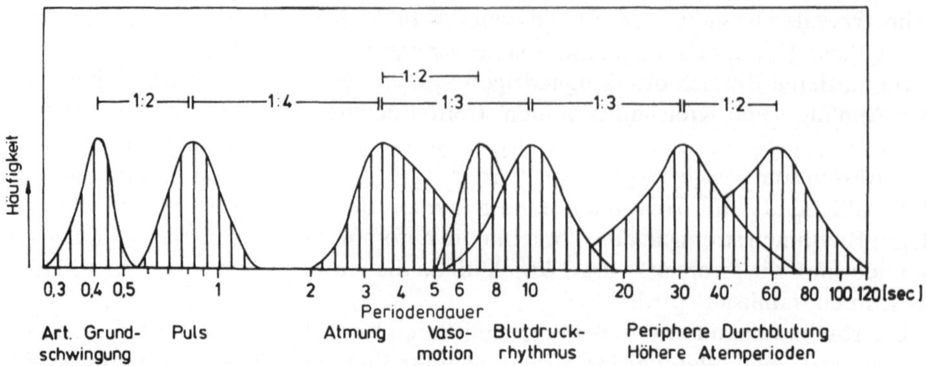

Abb. 7: Häufigkeitsverteilungen der Periodendauern verschiedener Kreislauf- und Atmungsrhythmen bei größeren Personengruppen. (Nach Daten von Hildebrandt 1967, erweitert)

Die hier durchscheinende harmonische Ordnung ist aber gegenüber Leistungsanforderungen an die Funktionen sehr labil und muß in Ruhe und Erholung immer wieder regeneriert werden. Dies geschieht am stärksten im Nachtschlaf. Abbildung 8 zeigt z. B. mittlere Tagesgänge des Frequenzverhältnisses von Herz- und Atemrhythmus von Gruppen gesunder Personen unter gleichmäßigen Ruhebedingungen. Das normale ganzzahlige Verhältnis von 4:1 (vgl. Abb. 7) wird nur selten den ganzen Tag über eingehalten, meistens kommen große Abweichungen nach beiden Richtungen hin vor, deren Größe hier der Gruppenbildung zugrunde gelegt wurde. Während der Nacht aber, nach einigen Stunden Schlaf, konvergieren alle Kurven auf einen sehr engen Bereich, den der ganzzahligen Norm 4:1 (sog. nächtliche Normalisierung der rhythmischen Funktionsordnung).

Spektralanalytische Untersuchungen der Kreislauf- und Atmungsrhythmen im Nachtschlaf haben gezeigt (Abbildung 9), daß außer dem Puls-Atem-Verhältnis auch die Frequenzverhältnisse zum Blutdruckrhythmus und Minutenrhythmus der peripheren Durchblutung mit großer Präzision auf den ganzzahligen Quotientwert 4:1 eingestellt werden, wenn im Nachtschlaf die regenerierenden Funktionen des Stoffwechselsystems überwiegen (Raschke et al. 1977).

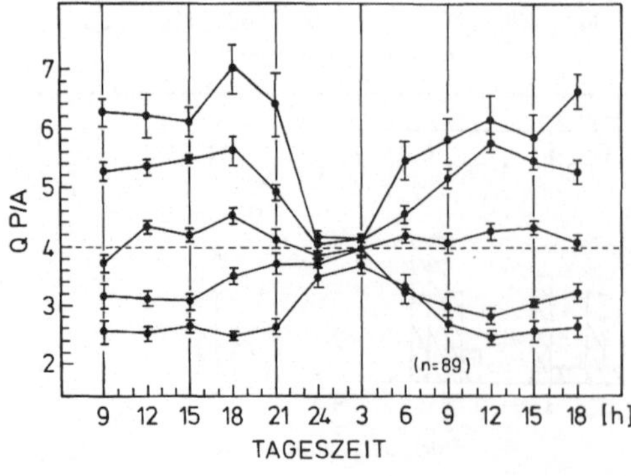

Abb. 8: Mittlere Tagesgänge des Puls-Atem-Quotienten von insgesamt 89 gesunden Probanden, die nach dem 24-h-Mittelwert des Quotienten in 5 Gruppen aufgeteilt wurden. Die *Klammern* bezeichnen den Bereich des mittleren Fehlers der Mittelwerte. (Nach Daten von Pöllmann 1991)

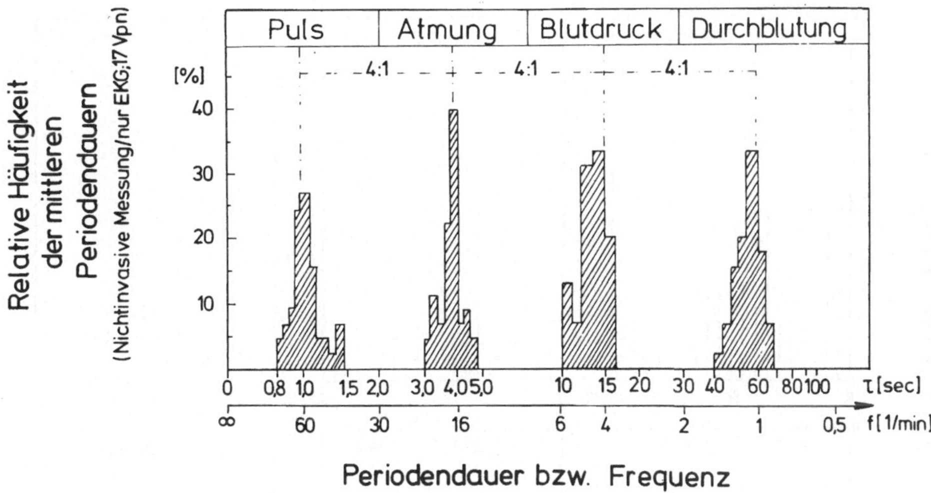

Abb. 9: Häufigkeitsverteilung der spektralanalytisch im Schlafverlauf der Momentanherzfrequenz von 17 Probanden in 47 Nachtschlafuntersuchungen aufgedeckten Vorzugsfrequenzen von Herzrhythmus. Atemrhythmus, Blutdruckrhythmus und Minutenrhythmus der peripheren Durchblutung. Die Vorzugsfrequenzen stehen untereinander jeweils im ganzzahligen Verhältnis 4:1. (Nach Raschke et al. 1977)

Neben einer solchen Intensivierung der harmonischen Frequenzordnung (sog. Frequenzkoordination) ist nachzuweisen, daß auch die Phasenbeziehungen der rhythmischen Funktionen untereinander im Schlaf strenger geordnet werden (sog. Phasenkoordination). Abbildung 10 zeigt als Beispiel Häufigkeitsverteilungen von je 100 Einatmungsbeginnen über die Herzperiode, die in Klassen von je 5 % der Herzperiodendauer unterteilt wurde. Während vor dem Einschlafen bei der gesunden Versuchsperson nur schwache Häufungen des Inspirationsbeginns in bestimmten Abschnitten der Herzperiode auszumachen sind, konzentrieren sich die Inspirationsbeginne nach einigen Schlafstunden fast ganz auf einen schmalen Bereich des Herzzyklus im Sinne einer pulsphasensynchronen Einatmung.

Für den Gynäkologen dürfte es interessant sein, daß an der nächtlichen Intensivierung der rhythmischen Funktionsordnungen auch die Frequenz- und Phasenabstimmung der Herzrhythmen von Mutter und Kind im Mutterleib beteiligt ist. So konnten wir in gemeinsamen Untersuchungen mit Klein (1976) nachweisen, daß während der Nachtruhe der Schwangeren nicht nur das Herzfrequenzverhältnis von Mutter und Kind strenger auf den ganzzahligen Wert 2:1 eingestellt wird, sondern zugleich eine Phasenabstimmung eintritt, bei der der kindliche Herzschlag bestimmte Phasen des mütterlichen Herzschlages bevorzugt (Abbildung 11). An diesem Beispiel wird zugleich die funktionelle Bedeutung harmonischer Abstimmungen zwischen rhythmischen Funktionen deutlich, denn bei richtiger Phasenabstimmung kann ein unökonomisch-gleichzeitiges Eintreffen mütterlicher und kindlicher Pulswellen in der Plazenta vermieden werden.

Abbildung 12 gibt eine schematische Übersicht über die beim Menschen bislang nachgewiesenen Phasenkoppelungen von Herz- und Atemrhythmus mit anderen

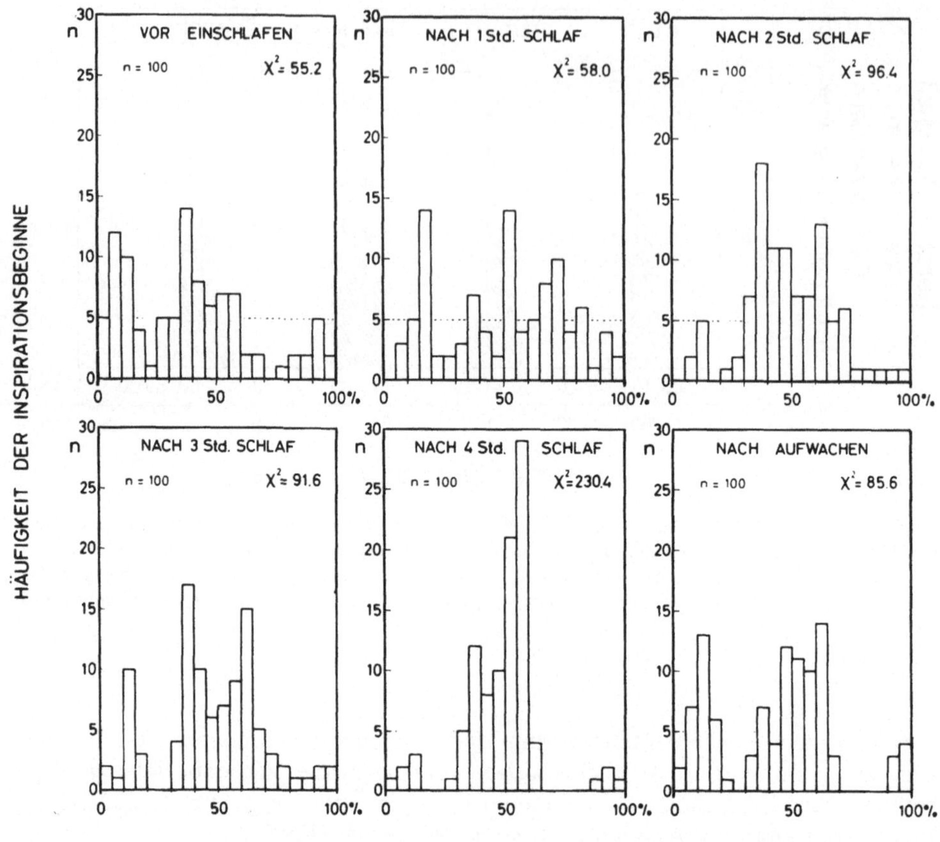

Abb. 10: Häufigkeitsverteilungen von je 100 Inspirationsbeginnen über die Herzperiode, die von R-Zacke zu R-Zacke im EKG ausgemessen und in 20 Klassen von je 5 % der Periodendauer eingeteilt wurde, bei einer gesunden Versuchsperson vor, während und nach dem Nachtschlaf. (Nach Storch 1967)

im Spektrum benachbarten Funktionsrhythmen, wobei auch die willkürmotorischen Rhythmen eingeschlossen sind. Atem- und Herzrhythmus befinden sich im Zentrum eines polaren Spannungsfeldes der rhythmischen Organisation des Menschen. Hier begegnen die harmonisch ordnenden Prinzipien den auflösenden Einflüssen der leistungsbestimmten Frequenzmodulationen rhythmischer Funktionen. Die Phasenkoppelung zwischen den Rhythmen trägt durch das Anstreben bestimmter Koaktionslagen zur Funktionsökonomie bei und kann ganzzahlig-harmonische Frequenzverhältnisse präzisieren.

Angesichts dieser zentralen Stellung im Gesamtspektrum der Rhythmen nimmt es nicht wunder, daß die Funktionsbereiche von Atmungs- und Pulsrhythmus in besonders enger Beziehung zu musikalischem Erleben und musikalischer Bewegung stehen. Wie Abb. 13 (mittlere Spalte) zeigt, umfassen diese Bereiche praktisch alle unbewußten, halbbewußten und bewußten motorischen Aktionsrhythmen.

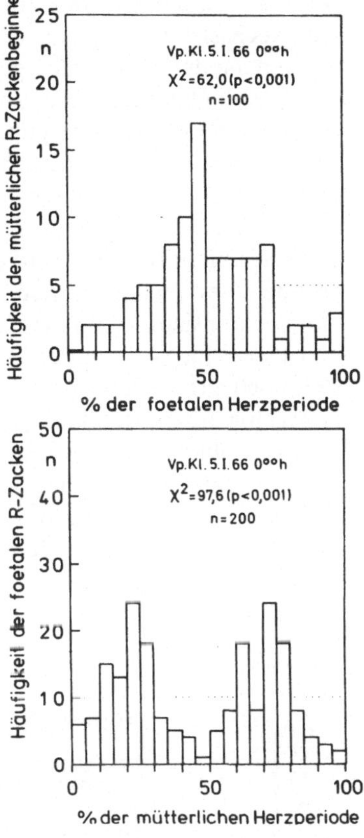

Abb. 11: *Oben*: Häufigkeitsverteilung von 100 R-Zackenbeginnen einer Schwangeren über die fetale Herzperiode, die im EKG von R-Zacke zu R-Zacke ausgemessen und in 20 Klassen von je 5 % der Herzperiodendauer eingeteilt wurde.
Unten: Häufigkeitsverteilung der fetalen R-Zackenbeginne über die mütterliche Herzperiode während derselben Untersuchung. Die Messungen wurden während des Nachtschlafes der Schwangeren durchgeführt. Die χ^2-Werte beziehen sich auf die Abweichung der Klassenhäufigkeiten vom mittleren Erwartungswert. (Nach Hildebrandt u. Klein 1979)

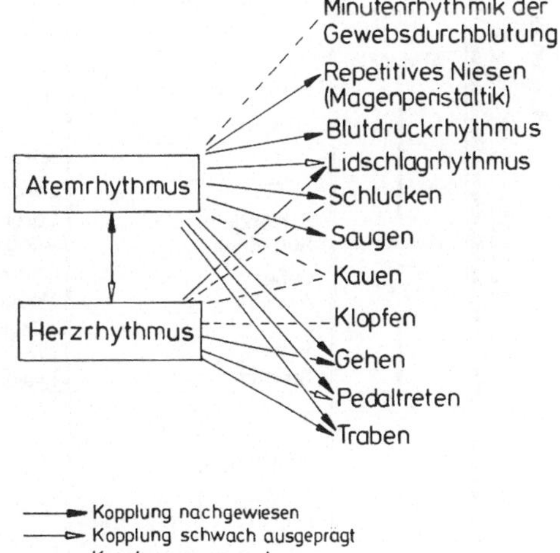

Abb. 12: Schematische Übersicht der beim Menschen nachweisbaren Phasenkoordinationen zwischen Herz- und Atemrhythmus und den verschiedenen rhythmischen Funktionen im zentralen Bereich des endogen-autonomen Spektrums. (Nach Hildebrandt 1987)

Diese setzen sich auf der einen Seite fort zu den streng harmonisch geordneten Stoffwechselrhythmen, auf der anderen Seite in den hochfrequenten Bereich der frequenzmodulierenden Vorgänge der Informationsrhythmik.

Zugleich überdecken die Frequenzbereiche von Puls und Atmung aber auch den Bereich, in welchem wir unmittelbar zu rhythmischen Empfindungen fähig sind. Hier entspricht der Frequenzbereich der Modulationen des Pulsrhythmus dem Bereich aller möglichen musikalischen Tempi (Schlagdauer), während der Variationsbereich der Atemfrequenz den Taktdauern der Musik entspricht. Dabei ist allerdings das ursprüngliche Zeitverhältnis von Taktdauer und Schlagdauer von 4:1 zugrunde gelegt, wie es in den frühen Stadien der musikalischen Notationsentwicklung in offensichtlicher Anlehnung an das normale Frequenzverhältnis von Atmung und Herzschlag begründet wurde. Daß die musikalischen Tempi auch in späterer Zeit noch auf die zentralen rhythmischen Funktionen von Herzschlag und Atmung bezogen wurden, ist allgemein bekannt. Noch heute sprechen wir vom Dreivierteltakt, obwohl drei Viertel kein Ganzes ergeben.

Insgesamt zeigt die nähere Untersuchung der rhythmischen Körperfunktionen, daß die Grundelemente des Musikalischen sämtlich zugleich als Funktions- und Organisationsprinzipien der Zeitstrukturen im Menschen aufgefunden werden können. Diese stellen sich als ein polares Spannungsfeld dar (Abb. 14) zwischen

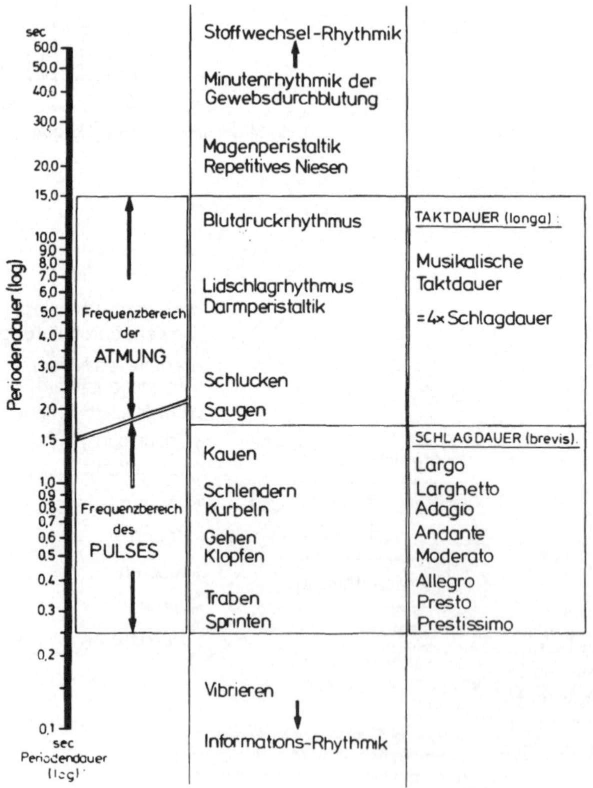

Abb. 13: Die Frequenzbereiche von Atem- und Herzrhythmus in ihrer Beziehung zu anderen rhythmischen Funktionen, v. a. den motorischen Aktionsrhythmen, sowie zu den musikalischen Rhythmen. (Nach Hildebrandt 1990)

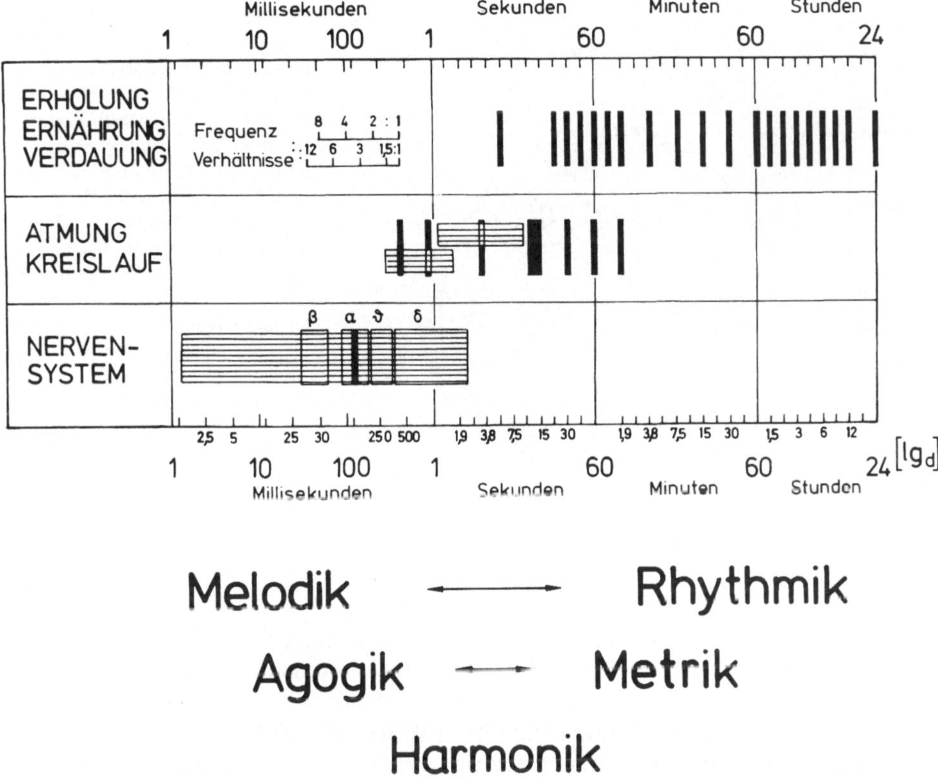

Abb. 14: Das Frequenzverhalten der endogen-autonomen Rhythmen in den 3 Funktionsbereichen des Spektrums gemäß Abb. 4 und die Beziehungen zu den Grundelementen der Musik (*unterer Abb.-Teil* (Mod. nach Hildebrandt 1990)

ordnender Metrik und Rhythmik einerseits und ungebunden-beweglicher Melodik und Agogik andererseits. In dessen Zentrum aber stellt das Funktionsverhalten von Atmung und Herzrhythmus einen Ausgleich her und bildet dadurch eine organische Grundlage für harmonisch-musikalisches Empfinden und Handeln. Und nicht vergessen werden darf dabei, daß diese dreigliedrige Struktur des menschlichen Zeitorganismus als Ganzes angekoppelt und durchgesetzt ist von den kosmischen Proportionen und Harmonien der Umweltrhythmen (vgl. Abb. 15).

Abschließend sei noch ein weiterer musikalischer Aspekt der rhythmischen Funktionsordnung beim Menschen angedeutet. Es konnte ja auf der einen Seite aufgezeigt werden, daß die Merkmale einer musikalisch-harmonischen Ordnung dann besonders intensiviert werden, wenn der Mensch schläft. Die strenge Ordnung von Frequenzen und Phasen der rhythmischen Funktionen und eine gleichzeitige Reduktion auf wenige spontane Grundrhythmen sind offensichtlich eine wichtige Voraussetzung für die nächtliche Erholung und Regeneration, da ein harmonisches Koagieren aller Teilfunktionen die energetischen Ansprüche auf ein Minimum reduziert.

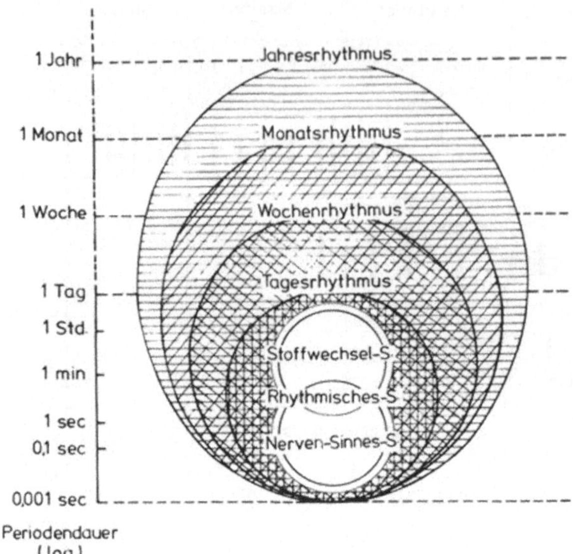

Abb. 15: Schematische Darstellung des hierarchischen Ineinanderwirkens der langwelligen Rhythmen des Menschen bei der rhythmischen Modifikation des dreigegliederten Systems der endogen-autonomen Rhythmen. Die Ordinate der Periodendauer ist unterhalb des Tagesrhythmus logarithmisch geteilt, oberhalb aus Platzgründen willkürlich gestreckt. (Nach Hildebrandt 1986)

Auf der anderen Seite führen aber Aktivität und Beanspruchung der Körperfunktionen am Tage zu einer Auflösung bzw. Aufsplitterung dieser harmonischen Ordnung. Dies geschieht aber in den 3 Funktionsbereichen des Spektrums – wie schon ausgeführt wurde – in ganz unterschiedlicher Weise (vgl. Abb. 14). Im Bereich der komplexeren Stoffwechselrhythmen verfügt jede rhythmische Funktion über eine ganze Reihe von vorgegebenen harmonischen Frequenzbanden, in welche die Funktion je nach ihrer Beanspruchung hineinwechseln kann. Musikalisch gesprochen handelt es sich dabei um eine Oberton- bzw. Untertonreihe. Diesen obertonreichen Rhythmen im Stoffwechselbereich stehen im Informationssystem rhythmische Funktionen gegenüber, die ihren Aktivitätsgrad durch gleitende Frequenzmodulationen anzeigen, ohne bestimmte Frequenzen zu bevorzugen oder mitschwingen zu lassen. Es sind gewissermaßen obertonarme Rhythmen. Und im mittleren Bereich der Atmungs- und Kreislaufrhythmen durchdringen sich wiederum diese beiden polar verschiedenen Eigenschaften.

Wenn diese Analogie erlaubt ist, so könnte man in der biologischen Zeitstruktur des Menschen unter dem Gesichtspunkt der Klangfarbe verschiedener Instrumente eine orchesterähnliche Organisation vermuten. Dabei wären die obertonarmen Holzbläser dem Informationssystem zuzuordnen, die obertonreichen Blechbläser und Schlaginstrumente dem Stoffwechselbewegungssystem. Und im Zentrum fänden sich dann die in ihrer Klangfarbe sehr wandelbaren Saiteninstrumente als Ausgleich zwischen den Extremen. Tatsächlich sind z. B. von Bühler (1976) und König (1969) solche Zuordnungen vorgenommen worden, in Anlehnung an Steiner (1969), der den Menschen bereits als Orchester charakterisierte.

Wir verfügen bisher über keinerlei experimentelle Befunde, die nun im einzelnen belegen könnten, daß dieser oder jener Teil der zeitlichen Organisation auf diese oder jene Art musikalischer Exposition und Anregung in einer spezifischen Art reagieren würde. Die bisher vorliegenden Erfahrungen der Musikphysiologie und Musiktherapie beschränken sich ja zumeist auf die Dimension der Vigilanzfunktionen, auf Erregung und motorische Aktivierung oder auf Beruhigung, Schläfrigkeit, Schlafförderung oder Schmerzlinderung. Diese Befunde können auch bereits durch Meßergebnisse an den steuernden Systemen, z. B. hormonalen Reaktionen, gestützt werden.

Die Untersuchung der ganzen zeitlichen Organisation des Menschen macht aber deutlich, daß außer den genannten Effekten für alle Grundelemente der Musik adäquate Funktionsmerkmale aufgefunden werden können. Ihre Berücksichtigung wird die Gesichtspunkte und Fragestellungen der Musikphysiologie und Musiktherapie beträchtlich erweitern können. Die methodischen Voraussetzungen dazu sind von der modernen Chronobiologie bereits sehr weitgehend erarbeitet worden.

Literatur

Bühler W (1976) Der Leib als Instrument der Seele in Gesundheit und Krankheit, 6. Aufl. Verlag Freies Geistesleben, Stuttgart

Golenhofen K, Loh H von (1970) Elektrophysiologische Untersuchungen zur normalen Spontanaktivität der isolierten Taenia coli des Meerschweinchens. Pflügers Arch Ges Physiol Menschen Tiere 314: 312-328

Hildebrandt G (1967) Die Koordination rhythmischer Funktionen beim Menschen. Verh Dtsch Ges Inn Med 73: 922-941

Hildebrandt G (1975) Wissenschaftliche Grundlagen der modernen Balneologie. Therapiewoche 25: 4122-4130

Hildebrandt G (1986) Zur Physiologie des rhythmischen Systems. Beitr Erweit Heilkunst 39: 8-30

Hildebrandt G (1987) The autonomous time structure and its reactive modifications in the human organism. In: Rensing L, an der Heiden U, Mackey M C (eds): Temporal disorder in human oscillatory systems. Springer, Berlin Heidelberg New York Tokyo, pp 160-175

Hildebrandt G (1988) Temporal order of ultradian rhythms in man. In: Hekkens W, Kerkhof GA, Rietveld WJ, (eds) Trends in chronobiology. Pergamon Oxford pp 107-122

Hildebrandt G (1990) Das Zentrum des rhythmischen Systems. In: Rohmert W (Hrsg) 1. Kolloquium Praktische Musikphysiologie. Dokumentation Arbeitswissenschaft, Bd. 24, Schmidt, Köln: S. 41-55

Hildebrandt G, Klein H-R (1979) Über die Phasenkoordination von mütterlichem und foetalem Herzrhythmus während der Schwangerschaft. Klin Wochenschr 57: 87-91

König K (1969) Zur Musiktherapie in der Heilpädagogik. In: Pietzner G (Hrsg) Aspekte der Heilpädagogik. Verlag Freies Geistesleben, Stuttgart, S 258-271

Raschke F, Bockelbrink W, Hildebrandt G (1977) Spectral analysis of momentary heart rate for examination of recovery during night sleep. In: Koella P, Levin P (eds) Sleep 1976. Proc 3rd Eur Congr Sleep Res. Karger, Basel, pp 298-301

Steiner R (1969) Das Wesen des Musikalischen und das Tonerleben im Menschen. Rudolf-Steiner-Nachlaßverwaltung, Dornach/Schweiz

Storch J (1967) Methodische Grundlagen zur Bestimmung der Puls-Atem-Koppelung beim Menschen und ihr Verhalten im Nachtschlaf. Med Inaug Dissertation, Univ Marburg

Schöpferische unbewußte Fähigkeit der Bewältigung des Leidens – Der Patient als Künstler

Gaetano Benedetti

Das Thema der diesjährigen Tagung ist ein doppeltes: Therapie als Kunst – Kunst als Therapie. Ich möchte mit der zweiten Hälfte des Titels beginnen, um dann auf die erste einzugehen.

Kunst als Therapie (als Selbsttherapie) – gilt das auch für Künstler?

Sicher für manche. Neueste Untersuchungen haben eine alte These bestätigt, die Lombroso in seiner berühmten, aber verzerrenden Formulierung: »Genie und Irrsinn«, falsch überspitzte.

Daß aber künstlerische Kreativität mit der inneren Notwendigkeit zusammenhängen mag, eine Existenz zu bewältigen, die durch Anpassung und Erfolg nicht zu bewältigen ist und vielmehr zu psychischer Unruhe und Leiden führt, dafür zeugen viele literarische wie psychiatrische Dokumente, von der »Tragischen Literaturgeschichte« von Adolf Muschg bis hin zu den vor wenigen Jahren erfolgten und im folgenden näher zu besprechenden amerikanischen Untersuchungen.

Seit Jahren verpflichtet die amerikanische Universität Iowa bekannte Schriftsteller als Gastdozenten. 30 Schriftsteller, 27 Männer und 3 Frauen, die in den letzten 15 Jahren nach Beginn der Forschung in Iowa lasen, stellten sich für eine psychiatrische Untersuchung zur Verfügung. Man verwendete ein standardisiertes Interview, und man diagnostizierte nach international anerkannten Kriterien.

Die Gruppe bekannter Schriftsteller litt im Vergleich zu einer nach Alter, Geschlecht und Bildungsstand entsprechenden, dichterisch nicht begabten Kontrollgruppe wesentlich häufiger an Depressionen mit Krankheitswert. Sie zeigte auch weitaus häufiger einen Wechsel zwischen depressiven Zuständen und Episoden mit gesteigertem Glücksgefühl, Aktivität, Tatendrang und Reizbarkeit. Alkoholmißbrauch kam bei den Schriftstellern ebenfalls signifikant häufiger vor als bei der Kontrollgruppe. Zwei Suizide innerhalb von 15 Jahren und zahlreiche psychiatrische Behandlungen zeigten ferner die größere Gefährdung. Interessanterweise erfolgte kreatives Schreiben nicht in der Depression – dann sind Selbstkritik und das Gefühl der Sinnlosigkeit zu stark. Es erfolgte auch nicht in der Gegenschwankung – dann hindern Ablenkbarkeit und Sprunghaftigkeit das Denken –, sondern in einigermaßen ausgeglichenen Zwischenzeiten.

Können wir dann sagen: Kunst als Selbsttherapie?

Gewiß nicht nur das – so wie die Psychotherapie nicht nur Selbsttherapie des Therapeuten ist, möglicherweise aber auch eine solche.

In diesem Zusammenhang möchte ich ausführlicher ein Beispiel, diesmal aus der bildenden Kunst, erwähnen: den surrealistischen Luzerner Maler Max von Moos, der bereits weltweit bekannt sein dürfte.

Lange vor einer 6 Monate dauernden schweren Halluzinose, die 1971 stattfand, litt er, der Weltpessimist, unter phobischen Vorstellungen, über die zu berichten er stets bereit war.

»Die Vorstellung, einen Teller voll Regenwürmer essen zu müssen«, hat von Moos sein Leben lang verfolgt. Sie taucht erstmals in der Pubertät auf. Von Moos, der damals eine Phase heftiger Skrupel durchmachte, war von der Idee besessen, Gott, von dessen Gnade er sich ausgeschlossen fühlte, seine Liebe durch das Bestehen von »Prüfungen beweisen zu müssen«. »Das geriet mir immer wieder zusammen mit meiner Abneigung gegen die Regenwürmer. Ich dachte ständig, wenn Gott nun verlangen würde, daß ich Regenwürmer esse, einen Teller voll lebender Regenwürmer esse!«

Die autobiographische »Krankengeschichte« von 1971 ist die Darstellung einer Halluzinose, die den Maler im Anschluß an einen geschwächten körperlichen Zustand infolge einer Prostataoperation befiel. Es begann mit dem kleinen Kruzifix an der Wand: »Die Wand schied eine weiße, schaumgummiartige Masse aus, die zeitweilig das Kruzifix ganz verhüllte.« »Auch andere sonst stabile Sachen begannen sich zu bewegen.« Schlangen traten in Erscheinung, Regenwürmer und eklige Tiere. »Ich lebte von Tag zu Tag und freute mich nur auf das Schlafpulver.« »Mein Denken war wie blind geworden. Ich lebte in permanenter Angst.« Während ein Freund, der ihn besuchte, ihm manches vorlas, »wand sich eine dicke Schlange um meinen Kopf. Schreiben und Zeichnen waren mir fast unmöglich. Ich mußte das Zeichnen fast aufgeben, denn am Zeichnen hing ich, auch wenn nichts Gescheites mehr herauskam, mit zäher Verbissenheit.«

Wie malte nun dieser Maler in den besseren Zeiten? Lassen wir ihn selber sprechen: »Ich zeichne und male ..., was mir mein Unterbewußtes vorgaukelt. Das ist zunächst *wirres Zeug*. Wenn ich diese Prozedur hundert Male wiederhole, werden Gesetzmäßigkeiten sichtbar, und die Elaborate verlieren den privaten Charakter und spiegeln die *Nöte der Zeit* wider. *Wenn ich nicht zeichnen und malen würde, wäre ich im Irrenhaus*.«[1]

Meine These ist: Das wirre Zeug, das das »Unterbewußte« dem Maler »vorgaukelte«, und das wirre Zeug, das er in seiner Halluzinose sah, sind ein und dasselbe. Es handelt sich um psychische Abläufe, die das Ich nicht filtrieren, integrieren, organisieren kann, solange dieses Ich davon nur befallen wird. Im schöpferischen Prozeß kann aber das Ich die wirren Abläufe *mit*gestalten, so daß diese ihm als »seine« Produkte erscheinen, als Ergebnisse der eigenen Tätigkeit. Im irgendwie geschwächten Ich-Zustand ist der Maler unfähig, diese Tätigkeit auszuüben, und die nun bedrohlichen, nicht mehr vom Ich strukturierten Abläufe erscheinen ihm als beängstigende Veränderungen der Umwelt. Die Ungeheuer, die er sonst surrealistisch malte, kommen nicht mehr aus einem schöpferischen Urgrund des Unbewußten, sondern aus der äußeren Realität der Sinne (aus der Halluzinose), und sie zerstören somit – sie verzerren – diese Realität.

Das bedeutet, daß die subjektive Unterscheidung zwischen Selbst und Nichtselbst vom Aktivitätsgrad des Ich abhängt. Treten die Ungeheuer aus dem tätigen Ich hervor, so verfälschen sie die Realität nicht, sondern sie deuten sie. Die Rea-

[1] Hervorhebungen von mir.

lität wird als »Not der Zeit« gedeutet. Die Zeichnungen werden zu »Warntafeln«, die der Künstler für uns aufstellt.

Ein solcher Patient kann uns aber helfen, das »Böse auf dem Grund der Welt« – das freilich nicht die einzige Realität ist, jedoch in aller Unerbittlichkeit ausgedrückt werden muß – zu sehen, wenn er zum »Überpatienten« geworden ist – um hier Nietzsches Wort vom Übermenschen zu paraphrasieren. Er hat durch das gestaltende Auge sowohl den Patienten in sich gerettet – »sonst wäre ich im Irrenhaus« – als auch den Patienten in uns angesprochen, den zu sehen für uns nicht nur erschrekkend, sondern auch befreiend ist.

Man versteht, daß das Malen in einer solchen inneren Verfassung ein Malen »auf Leben und Tod« ist, wie sich einst der Maler Braque äußerte. Max von Moos formulierte es etwas anders: »Sobald ich aufhöre zu arbeiten, tritt Leere ein. Diese Leere wird ausgefüllt durch Angst und schlechtes Gewissen. Bei der Betrachtung der Weltbühne drängt sich die Angst auf. Jedermann hat sie, es sei denn, er sei oberflächlich oder dumm.«

»Das Füllen einer Bildfläche mit Formen, die miteinander kämpfen und sich doch im Gleichgewicht halten, sowie das Setzen von Farben, die auf dunklem Grund leuchten wie eine Feuersbrunst, läßt mich während der Dauer der Arbeit *die Welt vergessen*.«

Projektion und Sublimation gelingen, weil ein Meister den Pinsel führt. Es gäbe vielleicht nur wenige dauernd schwere Kranke, wenn *alle* Künstler wären.

Aber Projektion und Sublimation gelingen auch, weil der so aus ureigener Not projizierende und sublimierende Mensch mitten in der Arbeit an seinem Werk die unsichtbaren Zuschauer um sich spürt, die angesichts seines Werkes mitprojizieren, mitsublimieren und durch ihn, den Unfreien, befreit werden. Die bloße Aussage des Negativen könnte keine Dynamik entfalten, wenn nicht die Möglichkeit hinzukommen würde, das Negative selbst in der unerbittlichen, sich nichts vormachenden Aussage doch noch zu transzendieren.

Es gibt also in der Kunst grundsätzlich eine Möglichkeit der Selbsttherapie. Sie besteht in der Bewältigung durch Projektion: man gestaltet die Außenwelt entsprechend den Problemen, Konflikten und Gestalten der eigenen Innenwelt. Ein literarisches Beispiel dafür kann teilweise das Spätwerk Guy de Maupassants sein. Seiner zunehmenden geistigen Umnachtung konnte er nur immer wieder standhalten, indem er in seinem Werk morbide, gestörte Menschen gestaltete.

Nachdem ich die Patientenseite des Künstlers erwähnt habe, frage ich nach der schöpferischen Seite des psychisch kranken Patienten. Gibt es eine solche? Damit hängt auch die Frage zusammen: Gibt es eine Therapie als Kunst? Zunächst müssen wie freilich unterscheiden. Der gewöhnliche Patient ist nicht ein Sonderbegabter; seine Produkte erreichen in der Mehrzahl der Fälle kaum ein ästhetisches Formniveau; nur im Ausnahmefall gelingt der geniale Entwurf.

Gerade das alles ist aber unwichtig. Erstens bedeutet, wie wir näher sehen werden, die Bildnerei einen schöpferischen Prozeß, der mitten in der Psychopathologie von ungeahnten Möglichkeiten des Unbewußten kündet und nicht selten, bei adäquater Antwort des Therapeuten, heilend weiter reicht, als das Wort es kann. Zweitens ist der gute Therapeut tief bewegt, u. U. ergriffen von den Leistungen seines Patienten. In seinem Erleben sind diese Bilder, die den gemeinsamen Weg der Individuation symbolisieren, genuine Äußerungen seines Leidens und seines Werdens, so wie es für uns alle Schöpfungen der Kunst sind. Das Bild des Patienten erreicht für den Therapeuten das Niveau eines Kunstwerks durch seine Aussagekraft, die vielleicht nur er wahrnimmt.

So ensteht das, was ich die projektive Kompetenz des Bildes nenne, d. h. dessen Fähigkeit, sich als *Projektionsobjekt für den Therapeuten* zu eignen. Wir projizieren auf das Bild des Patienten unsere Liebe für ihn, unsere Partizipation, Erschütterung, Ergriffenheit, auch unser eigenes Leiden. So kommt es zur »Appersonierung« von Teilen des therapeutischen Selbst durch den Patienten. Erst auf der Grundlage einer solchen Appersonierung und Identifizierung mit dem das Bild erkennenden Therapeuten kann nun der Patient auch dessen Deutungen wahrnehmen, den Sinn erfassen, den er nicht in Gedanken, nicht in Worten, auf das Bild projizierte: der Patient kommt einen weiteren Schritt *zu sich*.

Die therapeutische Deutung kann sich aber eines anderen Mittels bedienen als das des Wortes: sie kann *ihrerseits* auch graphisch sein. Ich kenne Therapeuten, zu denen ich mich nicht rechnen kann, die zu wahren Mitkünstlern werden.

Bedenken wir aber zunächst die Frage: Lassen sich Gesetzmäßigkeiten erfassen, auf deren Grund das Bild therapeutisch und die Symbolbildung schöpferisch wird? Ich möchte versuchen, darüber einiges zu sagen:

Der bildhafte Ausdruck kann zunächst als eine »Projektion« verstanden werden. *Projektion auf das Bild* bedeutet, daß das Patientenselbst etwas aus*drückt*, von dem es ganz *durchdrungen* ist. Nach dem Ausdruck liegt es gewissermaßen »draußen«, es läßt sich von außen betrachten, ist auch ohne Worte für jeden Partner zugänglich und mit einem Blick vom Patienten selber überblickbar.

Wo früher in der Identifizierung mit dem Komplex eine krankhafte intrapsychische Identität vorhanden war, entsteht jetzt »Raum« in der Spannung einer »Selbstverdoppelung« zwischen Innen und Außen. Diese Projektion, die also dem Subjekt *welthaften Raum* schafft, erlaubt somit die *Lokalisierung* des ausgedrückten Affekts. So kann eine Depression vom Patienten als eine schmutzige, schwärzliche Wasserpfütze ausgedrückt werden, welche *Konturen* hat; selbst die Farbe läßt im noch Amorphen Konturen auftauchen, die das Überfließende als wirre Linie sowohl wiedergeben wie auch ein wenig abgrenzen.

Jede Lokalisierung bedeutet auch eine *Abgrenzung*; der Verfolger, der mit gespenstischer Hand nach dem unsichtbaren Patienten im intrapsychischen Raum griff, wird nun selber durch den Griff des Bleistifts festgehalten; man hat ihm »die Masse genommen«, ihn »im Bilde gefangen«, durch den »Ausdruck festgenagelt«, anschaulich gemacht und ihn so in seine Physiognomie ein wenig erkannt.

Festnageln, anschaulich machen, abgrenzen: Ist das alles nicht auch *Ich-Aktivität* – somit also *Abwehr* im positivem Sinne des Wortes, welche nun dort an die Stelle tritt, wo früher nur die *Passivität* des wehrlos vom Leiden Ergriffenen zu spüren war?

Projektion, Lokalisierung, Abgrenzung, Abwehr bedeuten alle, daß etwas Diffuses, nur als Angst oder Depression Wahrnehmbares, selbst für den Patienten zu einer Sache wird – eine Physiognomie bekommt, die schließlich das Ebenbild der Angst (wie in einem Bild von M. von Moos) und der Depression ist oder sich in einer Handlungsszene entfaltet, die endlich etwas *objektiviert*. Mehr oder mehr wird der Patient zum Herr seiner eigenen Krankheit, er lernt mit ihr zu leben, von ihr kreativ Abstand zu nehmen, sie auch durch das Bild weiter zu gestalten.

Wie reagiert der Therapeut auf solche Mitteilungen seiner Patienten?

Ich habe hier das Bild einer Therapeutin. Sie reitet einen Tiger. Sie bewältigt ein Ungeheuer. Sie beherrscht ein gewaltiges Lebewesen.

Die Therapeutin hat dieses Bild dem Patienten nicht gezeigt. Sie malte es für sich. Warum? Weil sie spürte, daß sie mit ihrem Unbewußten das Leiden des Patienten mitbeherrschen mußte – und sie konnte es am besten tun, indem sie, wie sonst Patienten, es im Bilde tat.

Therapeuten werden also von ihren Patienten zu schöpferischen Prozessen angeregt und umgekehrt.

In den letzten Jahren habe ich in vielen Supervisionen den Bilddialog von Patient und Therapeut mit wissenschaftlicher Aufmerksamkeit verfolgt. Das alte Wort Freuds, daß der Analytiker seinem Patienten den Spiegel des Unbewußten vorhalten soll, habe ich so abgeändert in die Feststellung, daß er zum Spiegelbild seines Patienten wird.

Das Wort »Spiegelbild« meint aber, *daß der Therapeut in seinem Bild eine positive Potentialität des Patienten diesem zurückspiegelt*, indem er beim Patienten etwas Schöpferisches, Fortschreitendes sieht, welches dieser bei sich nicht zu sehen vermag. Im Bild des Therapeuten, das eben über das Erleben des Patienten hinausgeht, wird ein Bild des Patienten sichtbar, das sich nicht nur aus dessen Erleben ergibt, sondern auch und wesentlich aus dem Blick des Therapeuten.

Ich meine mit dieser Arbeitsmethode, daß der Psychotherapeut sich nicht darauf beschränkt, die Psychopathologie zu analysieren, zu deuten. Er fügt dieser Psychopathologie etwas hinzu, das zunächst wie eine willkürliche Zutat aussieht, in Wirklichkeit aber einer unbewußten Gesetzmäßigkeit entspricht: Unser Unbewußtes wird nämlich vom Patienten solcherart angerufen, daß es eine verdrängte *positive* Möglichkeit des Patienten wahrnimmt.

Das Spiegelbild des Therapeuten ist somit ein *progressives* Bild; es nimmt seinen Ursprung von dort her, wo der Patient steht, und beginnt oft damit, daß ein vorangehendes Bild des Patienten auf Pauspapier kopiert wird; es setzt dieses primäre Bild aber in einer progressiven Weise fort, so also, daß die Psychopathologie des Patienten auf etwas Neues hin, jene Psychopathologie aber Überwindendes geöffnet wird.

Insofern dies alles aus der Verbindung von Patient und Therapeut entsteht, ist das therapeutische Spiegelbild auch ein »Übergangssubjekt«: Übergang vom Patienten zum Therapeuten und umgekehrt; Übergang von einer Selbstidentität des Patienten zu einer anderen, die zunächst, als eine neue Identität des Patienten, sich jedoch außerhalb von ihm formt.

Ich möchte abschließend versuchen, darzustellen, wie der *Beginn einer individuellen Psychotherapie als bildhafter Dialog* aussehen kann.

Beginn einer Therapie bedeutet Motivation und Angst des Patienten, vorsichtiges sich-Vorwärtstasten des Therapeuten. *Verschlossenheit und Öffnung* sind die beiden grundsätzlichen, wechselnden, ineinander verzahnten und dialektisch aufeinandergebauten Grundaspekte der ersten Begegnung; wie können sie sich im Bilde ausdrücken? Wie können die therapeutischen Antworten so auf diejenigen der Patienten ausgerichtet sein, daß sich daraus ein echter Dialog und eine progressive Fortbewegung ergibt?

Ich habe dafür das Beispiel eines Maskentanzes gewählt – in Erinnerung daran, daß Masken in unserer Basler Fastnacht eine künstlerische Rolle spielen; darin äußert sich die volkstümliche Schöpferkraft.

1) Die Selbstverdeckung und die gleichzeitige subjektive »Identitätsdiffusion« (Erikson) einer Patientin zeigten sich im Reigen sich überschneidender Masken (auf einem Bild), die von der Therapeutin als verborgene Teile des unsicheren Selbst der Patientin verstanden, aber (um die Angst nicht zu steigern) nicht als solche gedeutet wurden.
2) Viel eher versuchte die Therapeutin, durch ein eigenes Gegenbild der Identitätsdiffusion Einhalt zu gebieten. Sie sah die Maske als potentielle Einheit an, die Patientin als eine mögliche Einzigkeit, wenn auch eine versteckte. (Der bildende Therapeut versucht also, die Situation des Patienten durch die eigene Zeichnung zu »progressivieren«.) Sie deutete in ihrer Zeichnung wortlos an, daß solche »individuierende« Sicht sich aus der Präsenz der »positivierenden« Therapeutin ergab – und zwar aus einer Präsenz, die sowohl bildlich konkret wie auch *zurückhaltend durch Strichpunkte* angedeutet wurde.
3) Die Patientin, die nun (im Bild) berührt hinter der Maske zu weinen begann (ohne in der Stunde wirklich zu weinen), nahm das Angebot an, versuchte, sich als *eine* Person hinter einer Maske vorzustellen. Sie akzeptierte die Bewegung, indem sie die Präsenz der Ärztin körperhaft werden ließ.
4) In einem weiteren Schritt öffnete die Therapeutin ihre Maske, sie förderte die Kommunikation durch ein Symbol der Selbstoffenbarung, ohne aber von Anfang an eine solche von der Patientin zu verlangen.
5) Die Patientin folgte ihrem Beispiel und öffnete auch die eigene Maske. Sie wagte aber noch nicht, die Symmetrie der Gesichter darzustellen, sie stülpte der Therapeutin deren Maske über das Gesicht.
6) Die Therapeutin setzte sich aber nun für die Symmetrie entschieden ein.

Erst jetzt begann sie, die Therapeutin als eine getrennte Person wahrzunehmen, mit der sie in eine Beziehung treten konnte. Solange sie sich im Unbewußten mit der Mutter prägenital fusioniert erlebte, konnte sie ihr nicht gegenüberstehen. Erst aus der Möglichkeit einer Gegenüberstellung ergab sich dann in der Übertragung die Möglichkeit einer ödipalen Kompetition und später abermals einer von der Mutter selbständigen Identitätsbildung.

Hunderte von Bilderpaaren kennzeichneten diese Psychotherapie, in der dann das therapeutische Wort klärend und deutend eingriff, ohne aber die wesentliche Kommunikation über das Bild zu ersetzen – jene Kommunikation nämlich, die der Patientin gestattete, sich im Spiegelbild mitzuteilen und auf das Unbewußte der Therapeutin zu horchen.

Diese Bilder des Maskentanzes, von denen ich aus Zeitgründen nur einige wenige bespreche, ersetzten die inneren Bilder eines Totentanzes, in denen die Tragödie einer schweren narzißtischen Neurose lag, und eröffneten den Weg zu einem therapeutischen Dialog, wo die Transparenz der Dualität erreicht wurde.

Wie diese aussehen kann, zeigt das Bild einer psychotischen Patientin, die in ihrer Psychose sich als eine Wüstenrose ohne Wurzeln erlebte.

Die sich berührenden Hände der Psychotherapie sind zu Wurzeln geworden.

Zusammenfassung

a) Es gibt sowohl eine bildende Kunst, die eine selbsttherapeutische Funktion entfaltet, wie auch Etappen des psychotherapeutischen Prozesses, die durch das Bild sichtbar oder hierdurch erst möglich werden. Das Bild erleichtert sowohl beim Patienten als auch beim Therapeuten den Kontakt mit den schöpferischen Seiten des Unbewußten.

b) Die Bildnerei, die in der älteren Psychiatrie vor allem eine Psychotherapie des Ausdrucks war, wird zur »Kunst«, wo sie zum Ausdruck der Psychotherapie wird, weil sowohl der Patient wie der Therapeut in den Bildern Etappen des gemeinsamen Lebensweges und Stufen des inneren Prozesses erleben.

c) Die Umkehrung von »Psychopathologie des Ausdrucks« in »Ausdruck der Psychotherapie« durch das Bild bedeutet auch, daß der Psychotherapeut als »Künstler« im Dialog mit seinem Patienten auftritt.

Literatur

Benedetti G (1992) Psychotherapie als existentielle Herausforderung. Vandenhoeck & Ruprecht, Göttingen

Erikson EH (1950) Childhood and society. Norton, New York

Ernst C (1989) Genie und Irrsinn? Eine psychiatrische Untersuchung an amerikanischen Schriftstellern. N Zürcher Z 18.01.89, Nr 14

Heusser H-J (1982) Max von Moos. Eine tiefenpsychologische Werkinterpretation. Schweiz Inst Kunstwiss, Zürich

Lombroso C (1984) L'uomo di genio, 6. Aufl. Torino

Muschg A (1983) Tragische Literaturgeschichte, 6. Aufl. Francke, München

Peciccia M, Benedetti G (1989) Das progressive therapeutische Spiegelbild. Neurol Psychiatr 3: 296-304

Seelische Verarbeitung des Schwangerschaftsabbruchs

Schwangerschaftsabbruch und ausführender Arzt: Bereitschaft, Bewußtsein, Bedenken

Britta Amtenbrink

Nachdem ich vor 2 Jahren in München schon kurz die Ergebnisse einer Studie referiert und dabei auch erwähnt hatte, daß es sich um eine Fragebogenaktion bei 140 gynäkologisch tätigen Ärzten gehandelt hat, lege ich in diesem Beitrag besonderen Wert auf den emotionalen Aspekt. Nun lassen sich Gefühle naturgemäß schlecht mittels Fragebogen erfassen, aber erstaunlicherweise sind doch anhand der Widersprüche, die zutage traten, einige Rückschlüsse über Gefühle möglich.

Ganz nebenbei kann ich hier mit meinen eigenen Gefühlen beginnen, die mich motiviert haben, das Thema »Ausführender Arzt« zu bearbeiten, das ja bislang in der dunklen Ecke des Themenkomplexes Schwangerschaftsabbruch stand. Ich stellte nach 2 oder 3 Jahren intensiver Tätigkeit mit Abruptiones an einer großen Klinik zunehmend fest, daß sich ungeachtet meines Verständnisses für die betroffenen Frauen und meiner empathischen Grundeinstellung Spannung und Wut über irgendetwas Unaufgelöstes ausbreiteten, und da ich das gleiche Phänomen bei mehreren gleich alten und ähnlich eingestellten Kolleginnen beobachten konnte, interessierte es mich, wie andere Kollegen damit umgehen.

Ich will hier kurz die Ergebnisse zusammenfassen, die mir bemerkenswert erschienen, weil ich meine, daß wir u. a. über die Widersprüche auf die Gefühle schließen könnten. Das fängt an bei der hohen Rücksendequote der Fragebögen von 70% in Verbindung mit zahlreichen Anmerkungen und Ergänzungen zu den Fragen und Antworten. Es entstand der Eindruck, daß fast auf dieses Thema gewartet worden war und sich jetzt ein regelrechter angestauter Druck Luft verschaffte.

Die nächste Überraschung ergab sich für mich aus der fast uneingeschränkten Bereitschaft zur Durchführung von Schwangerschaftsabbrüchen (bei 96%), über 75% führten bei allen Indikationen Abruptiones durch. Soviel zur Bereitschaft. Von 91% dieser uneingeschränkt Bereiten wird jedoch die Situation als konflikthaft erlebt, der Eingriff kostet einige oder erhebliche Überwindung; für 29% war er sogar die unangenehmste Aufgabe in ihrem Beruf. Ich halte dies, nämlich das Spannungsfeld zwischen weitgehender Bereitschaft und dennoch vorhandenen Skrupeln, auch aus meiner eigenen Erfahrung heraus, für den eigentlichen Kernpunkt bei der Beschäftigung mit diesem Thema. Obwohl zwei Drittel der Befragten wünschten, weniger Abbrüche durchzuführen, sahen sie das Weigerungsrecht, das es ja in den alten Bundesländern ausdrücklich gab, nicht als wirkliche Möglichkeit an; über 50% begründeten das mit Hinweis auf die Patientin (im Gegensatz zu Vorgesetzten oder, wie in der schwedischen Jacobsson-Studie mehrheitlich genannt, »Kollegen«, hier nur von knapp 20% genannt).

Obwohl der Lebensbeginn von den Ärzten zu 40% mit der Gametenverschmelzung und zu 24% mit der Nidation angesetzt wurde (übrigens meinten 20%, sie könnten die Frage nicht beantworten), waren 59% der Auffassung, ihre Einstellung zur Abruptio hinge von der Indikationsart ab. Ein schönes und wichtiges Zitat einer Kollegin auf einem eng mit Anmerkungen beschriebenen DIN-A4-Blatt: »Grundsätzlich ist es zweifellos so, also Tötung von Menschenleben, denn meiner Ansicht nach läßt sich der Zeitpunkt, wann neues Leben beginnt, nicht genau bestimmen. Gefühlsmäßig habe ich jedoch zu einem Embryo ein anderes Verhältnis als zu einem Fetus und zu einem Kind. Auch hier ist der Übergang fließend, und je genauer ich mit bloßem Auge schon menschliche Strukturen erkennen kann, desto näher ist mir das. Ich weiß, daß das unlogisch ist, aber gefragt ist wohl eher nach dem emotionalen Bezug.«

Dies wiederum steht in interessantem Widerspruch zur Beantwortung der Frage (an Kollegen mit über 10 Jahren Berufserfahrung), ob sich an ihren Gefühlen durch die Einführung und Weiterentwicklung der Ultraschalltechnik etwas geändert habe. Dies wurde von 80% verneint, andererseits bejahten fast 80% die Frage, ob ein Abbruch für sie unangenehmer werde, wenn sie dabei menschlich-anatomische Strukturen erkennen könnten.

Die eigene Auseinandersetzung mit dem Thema gaben zwei Drittel der Kollegen als »intensiv« an, aber 53% antworteten auf die Frage »Verursacht Ihnen die Durchführung von Abruptiones Probleme?« mit »Ich verdränge wohl einiges«.

Dabei möchte ich es hier bewenden lassen und aus diesen Beispielen das Fazit ziehen, daß vieles unausgegoren ist, einiges im Unbewußtsein liegt und die Hauptbetroffenen unter den Ärzten diejenigen sind, zu deren täglicher Arbeit der Abbruch gehört, die also den Schritt zur Weigerung nicht vollziehen können oder wollen und sich darüber hinaus ja auch noch in einem Feld gesellschaftlicher Ächtung finden, wie M. Claassen das in ihren Interviews zu diesem Thema (Stichwort Henkerfunktion) sehr eindrucksvoll geschildert hat.

Literatur

Amtenbrink B et al. (1991) Schwangerschaftsabbruch als Konflikt für den ausführenden Arzt. Enke, Stuttgart

Schwangerschaftsabbruch im Erleben der durchführenden Ärztin und des durchführenden Arztes

Peter Petersen

Der Schwangerschaftsabbruch ist für Frauenärztinnen und Frauenärzte ein ständiger Konflikt, er ist eine »alltägliche Gratwanderung zwischen Abstumpfung und Überforderung« (Claassen). Die nicht selten sogar auch bei Frauenärzten zu hörende Meinung, der Schwangerschaftsabbruch unterscheide sich für den operierenden Gynäkologen nicht von anderen Eingriffen, ist nach der repräsentativen Fragebogenuntersuchung an 97 Frauenärztinnen und Frauenärzten im Raum Hannover von Britta Amtenbrink über den »Schwangerschaftsabbruch im Erleben des ausführenden Arztes« völlig unhaltbar. Danach bedeuten Schwangerschaftskonfliktberatung und Abbruch für den Arzt eine extrem schwere, eine existentielle Belastung.

In diesem Referat stütze ich mich neben der erwähnten Untersuchung Britta Amtenbrinks weiterhin auf Margret Claassens Dissertation »Ergebnisse und Erfahrungen von Ärztinnen und Ärzten, die Schwangerschaftsabbrüche durchführen (Eine kasuistische Studie)« (Hannover 1989) und auf eine Reflexion meiner eigenen Erfahrungen (als therapeutischer Berater vor und nach dem Schwangerschaftsabbruch sowie als die Indikation prüfender Psychiater): »Meine Verantwortung als Arzt und Berater angesichts des Schwangerschaftskonflikts« (1989, 1990). Um meine eigene Einstellung zur Gesetzeslage anzudeuten: Ich bin seit 1976 – also seit Inkrafttreten des reformierten § 218 StGB – in Wort und Schrift für die Fristenregelung eingetreten.

Bevor ich mich dem Thema im einzelnen zuwende, möchte ich kurz die Definition des durchführenden Arztes angeben.

Formal und an der sozialen Realität gemessen lassen sich für den Arzt zwar 3 verschiedene Funktionen gegeneinander abgrenzen: die Beratung (Schwangerschaftskonfliktberatung, soziale und medizinische Beratung), die Feststellung der Indikation und die Operation. Existentiell gesehen jedoch hängen diese 3 Funktionen für den Arzt eng zusammen, d. h., ein mit innerer Beteiligung beratender Arzt oder ein die Indikation prüfender Arzt wird sich auch intensiv identifizieren mit dem Operateur.

Ich werde nun einige Aspekte des Konflikts im Arzt andeuten:

Aus der Humanembryologie und aus der pränatalen Psychologie wissen wir inzwischen: Der Mensch ist von Anfang an Mensch, auch wenn er immer ein Werdender ist. Auch für die befragten Ärzte (zu 70%) beginnt das Menschenleben spätestens mit der Nidation. Sie empfinden die Abtreibung deshalb auch (zu 75%) als Tötung eines Menschenlebens (Amtenbrink).

Hinzu kommt das sich allmählich verbreitende Wissen des Arztes über die körperlichen, vor allem aber über die seelischen Folgen des Schwangerschaftsabbruchs:

Ein Schwangerschaftsabbruch ist in 70–90% eine augenblickliche Entlastung für die Frau (nach der neuesten statistischen Untersuchung sind nur 8% entlastet [Hösli]). Jedoch werden tiefere seelische und existentielle Schichten dabei verletzt; der Schwangerschaftsabbruch ist so gesehen eine tiefgehende, zunächst nicht immer wahrnehmbare Kränkung für die Frau (Jürgensen 1982). Sie wird eine Lebensschuld lebenslang zu tragen haben (Petersen 1986). Vermutlich trifft das auch für den Mann zu – jedoch ist die Forschung über die seelische Verarbeitung beim Mann erst am Anfang. Vieles deutet aber darauf hin, daß Männer nach dem Abbruch ähnlich tief betroffen sind wie ihre Frauen, jedoch sprechen Männer noch weniger davon. Das Tabu ist ungleich stärker (Blaschke, Petersen 1986).

Jedoch weiß im allgemeinen nur der Arzt um diese Folgen – es ist für die Frau fast unmöglich, diese Folgen tatsächlich im inneren Chaos und im Schock des Schwangerschaftskonflikts bewußt zu vollziehen. Auch wenn ich mein Wissen mit der angemessenen Vorsicht in die Beratung mit einfließen ließ, so habe ich noch niemals erlebt, daß ein Frau aus diesem Grund sich zum Austragen der Schwangerschaft entschloß.

Auf der anderen Seite ist uns aufgrund breit angelegter wissenschaftlicher Studien das spätere Leben ungewollter Kinder und deren Mütter bekannt: Wenn eine Frau trotz schwerwiegendem Schwangerschaftskonflikt ihr Kind freiwillig oder unfreiwillig zur Welt bringt oder hat bringen müssen, so ist ihr Schicksal keineswegs ein glückliches. Vielfach sind bei diesen Frauen (Höök u. Kind 1969) (Literatur bei Petersen 1989) ebenso wie bei diesen Kindern (Forssmann u. Kind 1979) (Literatur bei Petersen 1989) seelische Störungen und unglückliche Lebensentwicklungen beschrieben worden. Damit will ich sagen: Die Vermeidung eines Schwangerschaftsabbruchs bedeutet für die Frau häufig ebensowenig eine Konfliktlösung wie der Schwangerschaftsabbruch als eine Konfliktverschiebung, nicht aber als Lösung einer schwierigen Lebenslage anzusehen ist. Die empirisch belegte Tatsache, daß eine ungewollte Schwangerschaft in jedem Fall – ob diese ungewollte Schwangerschaft nun mit dem Leben oder der Tötung des Kindes endet – für die Frau ein beeinträchtigtes, belastetes oder behindertes Leben bedeutet, kann uns im Falle der kreativen Lebensgestaltung dieser Menschen zu folgende Fragen anregen:

Ist es ärztliche Aufgabe, Menschen zu einem ungestörten Glück zu verhelfen? Oder gehört Unglück, Krankheit und Behinderung notwendigerweise zum Menschsein dazu als Conditio humana? Und ist es womöglich unsere Aufgabe als Ärzte und Therapeuten, Menschen dabei zu helfen, ihre Krankheit und ihr Unglück zu bewältigen, zu integrieren, als Teil ihres besseren Selbst zu akzeptieren – anstatt Krankheit und Störung zu beseitigen?

Aber der Arzt ist zum Handeln gezwungen, auch mit diesem ihn belastenden Wissen. Warum? Er handelt nicht etwa deshalb, weil die Indikationen ihm das erlauben – die Indikationen sind für den mitfühlenden Arzt letztlich juristische Abstraktionen und staatsbürgerlich-professionelle Absicherungen, zumal Juristen sich darum streiten, ob Indikationen lediglich rechtstechnisch als Strafausschließung oder moralisch als schuldausschließende Rechtfertigung zu verstehen seien. Fast alle befragten Frauenärzte (88,2%) vertraten die Auffassung, daß auch durch irgendwie geänderte gesetzliche Regelungen die Verantwortung für den Eingriff dem Operateur nicht abgenommen werden kann (Amtenbrink). Der Arzt handelt also letztlich nicht aus juristisch-staatsbürgerlichen Gründen, sondern er handelt aus Solidarität mit der Not seiner Patientin. Das entscheidende Motiv und – wie mir selbst scheint – auch die entscheidende moralische Rechtfertigung ist seine Verantwortung für die Beziehungsnot der Frau. 50% der Frauenärzte und Frauenärztinnen fühlten sich im Rahmen der Arzt-Patienten-Beziehung ihren Patientinnen verpflichtet (Amtenbrink). Allerdings ist das keine dumpf-emotionale Solidarität – es ist die geklärte und reflektierte Solidarität des denkenden Herzens. Denn ganz klar weiß der Arzt: Die zur Abtreibung entschlossene Frau wird ihre Abtreibung angesichts der gegenwärtigen gesellschaftlichen Situation in Europa jedenfalls bekommen[1] – wenn er als der behandelnde Arzt es nicht tut, dann tut es ein anderer an einem anderen Ort. Damit wird das Problem nur verschoben, aber nicht gelöst. »Damit, daß ich selbst den Abbruch nicht durchführe, verhindere ich nicht, daß er gemacht wird. Also ist dies keine grundsätzliche Lösung« (Retzlaff). Und im Falle einer langen Reise zur Abtreibungsklinik bringt das nicht nur ökonomische Beschwerlichkeiten mit sich, sondern es erschwert vor allem die seelische Verarbeitung. Wenn die Frau von ihrem Gynäkologen oder dem Krankenhaus ihrer Wohnheimat abgewiesen wird, so hat das vor allem eine psychologische Seite: Sie fühlt sich seelisch verstoßen aus der Lebensgemeinschaft der ihr vertrauten Menschen und der ihr vertrauten Gemeinde. So ist die Frau dann doppelt belastet: erstens, weil der Abbruch für sie innerseelisch ein schweres Problem ist; und zweitens, weil sie sich noch zusätzlich verfemt fühlen muß durch die Verstoßung aus ihrer Lebenswelt. Durch diese Verstoßung wird die Verarbeitung des Abbruchs noch zusätzlich erschwert. Es resultiert, wie wir aus der psychoanalytischen Psychosomatik wissen, eine doppelte Verdrängung.

Es gibt einen weiteren Grund für den Arzt, den Abbruch zu machen. Aus psychologischen Untersuchungen (z.B. Göbel) wissen wir: Die zum Abbruch entschlossenen Frauen befinden sich in einer biographischen Sackgasse; aus dieser Sackgasse führt für diese Frauen wegen ihres inneren Zwanges kein anderer Weg als die Abtreibung ihres Kindes. Es scheint, daß der Abbruch ihrer Schwangerschaft für diese Frauen ein unausweichliches seelisches Schicksal ist.

Um welchen seelischen und menschlichen Preis Ärzte den Schwangerschaftsabbruch heute durchführen, wissen wir inzwischen etwas genauer (Claassen). Statt der Rolle des Helfers, des Trösters, des Beraters für die hilfesuchende Frau ist dem Arzt eine neue Rolle zugewiesen. Mit rücksichtsloser Klarheit sehen Ärzte sich selbst als »Richter und als Henker« (Claassen) – als einen Außenseiter, der in der »Einsamkeit des Henkers eine verachtenswerte Arbeit für die Gesellschaft leistet« (Claassen). Frauenärzte berichten, »daß sie beim Abbruch Teile des Kindes sehen und entfernen, sie erinnern sich lange daran und träumen davon« (Claassen).

Ihr Gefühlsleben ist vor allem durch ein Wort zu beschreiben: vollkommene Ohnmacht. Die Rede von den »hilflosen Helfern« reicht hier nicht aus. » Viel Wut, Hilflosigkeit und das Gefühl des Ausgenutztwerdens lösen diejenigen Frauen aus, die äußerlich ungerührt erscheinen und sehr fordernd wirken.« Oder die Ärztin lastet es sich als »persönliches Versagen an, wenn bei einer Frau erneut eine ungeplante Schwangerschaft eintritt« (Claassen). Insgesamt staut sich im Arzt ein unheimliches Knäuel destruktiver Gefühle. »Hilflosigkeit, Schuldgefühl, Trauer, Unsicherheit,

[1] Hier wird auch deutlich, was die Folge einer Strafverschärfung im Sinne des alten § 218 StGB wäre: Finanziell und seelisch starke Frauen würden wieder die Abtreibung bekommen, die Armen und seelisch Schwachen müßten ungewollte Kinder gebären.

das Gefühl, ausgenutzt und mißbraucht zu werden – die Wut auf die Frauen, den Gesetzgeber und nicht zuletzt auf sich selbst – die Angst, vielleicht zu versagen« (Claassen 1989).

Jedoch muß dieses emotionale Knäuel von zerstörerischen Gefühlen innerlich abgewehrt werden. »Das Wissen um das Abtöten von Leben und das Wissen um die eigene Zerbrechlichkeit und schließlich den eigenen Tod müssen vollständig verdrängt werden. Damit verknüpft ist das ebenfalls nur schwer zu ertragende, zwiespältige Gefühl der Allmacht und das Wissen, Herrin über Leben und Tod, das heißt über das Ende des Lebens zu sein« (Claassen).

Für den außenstehenden Beobachter bietet sich bei den operierenden Ärzten folgendes Erscheinungsbild: »Gefühle werden mit Alkohol und Überarbeitung verdeckt. Die Unnahbarkeit reicht bis zum Zynismus und wird durch Floskelsprache, nur kurze Kontakte mit den Patientinnen und starke Anästhesie hergestellt« (Claassen).

Aus solchen Gründen können Ärzte nur mit Überwindung diese Operation durchführen und es erstaunt, daß nur ein Viertel der oben befragten Ärzte diese Operation als die unangenehmste Aufgabe ihres Berufs überhaupt ansehen – sie empfinden die emotionale Belastung stärker als bei der Betreuung von Krebspatienten mit tödlicher Prognose (Amtenbrink).

Es klingt wie ein Hilferuf, wenn Margret Claassen zum Schluß ihrer Arbeit schreibt: »Die Position des Henkers, wie sie uns aus der mittelalterlichen ›Gesellschaft‹ in De Costers Roman ›Tyll Ulenspiegel und Lamm Goedzak‹ entgegentritt, war sicher nicht erstrebenswert: als öffentliche Person verkörperte der Henker die Exekutive. Er war eingebunden in das gesellschaftliche Werte- und Justizsystem. Er war geachtet, wenn auch von einem eisigen Hauch umgeben, von Angst und Ohnmacht, von Gewalt und Tod. Diejenigen Gynäkologinnen und Gynäkologen, die Schwangerschaftsabbrüche vornehmen, spüren wohl auch etwas von dieser eisigen Atmosphäre, wenn sie meinen, als fühlende Menschen diffamiert und nicht mehr wahrgenommen zu werden« (Claassen).

Wenn ich hier von der inneren Zerrissenheit und Ohnmacht der Seele und zugleich von der Solidarität des denkenden Herzens als der seelischen Wirklichkeit des Konfliktes für Ärztin und Arzt sprach, so wissen wir zur Genüge, welche seelische und geistige Kraft wir als Ärztinnen und Ärzte aufbringen müssen, unseren Beruf als Beraterin und Operateur mit der notwendigen Zuverlässigkeit und mit der angemessenen Aufmerksamkeit und Zuwendung für unsere Patientinnen zu erfüllen.

Literatur

Amtenbrink B (1989) Der Schwangerschaftsabbruch im Erleben des ausführenden Arztes (repräsentative Umfrage unter besonderer Berücksichtigung der Notlagenindikation). Med. Dissertation, Med. Hochschule Hannover. Enke, Stuttgart

Blaschke C (1987) Mann und Schwangerschaftsabbruch: eine kasuistische Studie über das Erleben des Schwangerschaftsabbruchs bei Männern, deren Frauen abtreiben ließen. Med. Dissertation, Med. Hochschule Hannover

Blaschke C, Petersen P (1989) Mann und Schwangerschaftsabbruch. In: Teichmann AT (Hrsg) Psychosomatische Gynäkologie und Geburtshilfe 1988. Springer, Berlin Heidelberg New York Tokyo

Claassen M (1989) Erlebnisse und Erfahrungen von Ärztinnen und Ärzten, die Schwangerschaftsabbrüche durchführen (eine kasuistische Studie). Med. Dissertation, Med. Hochschule Hannover

De Coster C (1966) Ulenspiegel und Lamm Goedzak. Diederichs, Düsseldorf

Goebel P (1984) Abbruch der ungewollten Schwangerschaft (Ein Konfliktlösungsversuch?). Springer, Berlin Heidelberg New York

Hösli I, Hollinger B, Blitzer J (1989) The unwanted pregnancy. (A long term analysis of contraceptive behavior, psychosocial development and coping patterns.) Vortrag Int Kongr Psychosom Obstet Gynecol, Amsterdam, 28.5.–31.5.

Jürgensen O, Siedentopf HG, Trainer U (1982) Das Selbstverständnis der Frauen nach dem Schwangerschaftsabbruch. In: Poettgen H (Hrsg) Die ungewollte Schwangerschaft. Deutscher Ärzteverlag, Köln

Petersen P (1986 a) Schwangerschaftsabbruch: unser Bewußtsein vom Tod im Leben. (Tiefenpsychologische und anthropologische Aspekte der Verarbeitung.) Stuttgart, Urachhaus

Petersen P (1986 b) Schwangerschaftsabbruch und der Mann in der Dreierbeziehung. Frauenarzt 6: 69-82

Petersen P (1989) Meine Verantwortung als Arzt und Berater angesichts des Schwangerschaftskonfliktes – in psychologisch-anthropologischer Sicht. Frauenarzt 30: 477-487

Retzlaff I (1979) Schwangerschaftsabbruch? (Erfahrung einer niedergelassenen Frauenärztin) Schleswig-Holsteinisches Ärztebl 32: 363

Seelische Verarbeitung des Schwangerschaftsabbruchs

Arndt Ludwig

Die Durchsicht der umfangreichen Literatur zu seelischen Folgen nach Schwangerschaftsabbruch (Übersichten finden sich v. a. bei Buck 1976; Petersen 1977 b; Merz 1979) lassen zwei sich scheinbar widersprechende Tendenzen erkennen. Einerseits zeigen die Ergebnisse mehr psychosozial angelegter Studien u. a. von Ekblad (1955), Zwahlen (1966), Greer et al. (1976), Stamm (1970, 1974), Peres-Reyes (1978), Moor (1978), Mall-Haefeli et al. (1979), Bönitz (1979), Ashton (1980), Goebel (1974) und Barnett (1985), daß psychosoziale Folgen nach Schwangerschaftsabbrüchen selten vorkämen und wenn, dann nur kurzfristig anhielten, andererseits weisen Autoren wie Beck (1964), Petersen (1977), Merz (1979) und Jürgensen (1982 b) auf Ergebnisse ihrer vor allem analytisch orientierten Untersuchung hin, die weit mehr seelische Störungen und tiefe Erschütterungen hinter den gut gepanzerten Mauern einer festgefügten Abwehr fanden.

Blicken wir auf die zuerst genannten psychosozialen Arbeiten zum Schwangerschaftsabbruch des In- und Auslandes, so wurden bis 1985 in 32 Studien 2493 Frauen untersucht. Zusammenfassend ergibt sich folgendes Bild:

Zwischen 63 und 91 % der Frauen reagieren mit Entlastung, ihr seelischer Zustand wird als stabil und symptomlos bezeichnet. Zwischen 10 und 27 % klagen über leichte bis mäßige seelische Reaktionen, die sich total normalisieren. Längerdauernde schwere seelische Störungen fanden sich bei 4 – 10 % der Frauen (Petersen 1985), wobei depressive und neurotische Entwicklungen fast regelmäßig auf vorbestehende Persönlichkeitsstörungen zurückgeführt und nicht in Verbindung mit dem Eingriff gebracht werden. Ich möchte hier v. a. auf die tiefenpsychologischen und psychoanalytischen Untersuchungen eingehen und dabei meine eigenen Beobachtungen und Erfahrungen mit einfließen lassen.

Von 1978 bis 1983 war ich Stationsarzt auf einer Station, auf der überwiegend Frauen mit Aborten und Schwangerschaftsabbrüchen betreut wurden. Damals war ich überwiegend operativ tätig und glaubte, mittels Schwangerschaftsabbrüchen, Konflikte lösen zu helfen. Nach Abschluß meiner psychotherapeutischen Ausbildung 1986 arbeite ich vorwiegend psychosomatisch in der gleichen Klinik. Heute versuche ich in Beratungen und Psychotherapien, Probleme und seelische Folgen im Zusammenhang mit Schwangerschaftsabbrüchen aufzuarbeiten.

Als betroffener Mann, Vater, Frauenarzt und Psychotherapeut habe ich am eigenen Leibe erfahren, daß es im Zusammenhang mit der Bewältigung von Schwangerschaftsabbrüchen eine an der Oberfläche angesiedelte, uns vertraute seelische Erlebnisschicht gibt, die von tieferen Erlebnisschichten durch eine seit der Kindheit gut gestählte Abwehr getrennt ist.

Ich denke, es ist legitim, hier auch reflektierte persönliche Erfahrungen mit einfließen zu lassen, da es ohnehin nicht möglich ist, sich einer tieferen seelischen Dimension zu nähern, ohne den Objektivismus zu hinterfragen, der eine vollständige Trennung zwischen Untersucher und untersuchtem Objekt als unabdingbar ansieht. Bei den Untersuchungen, die sich dem Objektivismusideal verpflichtet fühlen, versinkt die schwanger gewesene Frau in ihrem Sogewordensein, in ihrer individuellen biographischen Entwicklung und Situation, im Meer einer quantifizierenden Statistik.

Dies soll keine Entwertung statistischer bzw. psychometrischer Untersuchungen sein, sondern nur der Hinweis darauf, daß es noch andere Wirklichkeiten gibt, deren Erfassung anderer Meßinstrumente bedarf.

Als ich 1981 meine gerade fertiggestellte Doktorarbeit, eine sozialpsychologische Untersuchung zum Abortgeschehen unserer Klinik, vorgelegt hatte, war ich im Rahmen meiner Psychotherapieausbildung Teilnehmer einer sehr intensiven Selbsterfahrungswoche, in deren Verlauf meine bisher gut funktionierende Abwehr zusammenbrach. Ich führte damals im Durchschnitt 8–10 Abbrüche pro Woche durch. Alle meine fein abgewehrten Gefühle bei meiner täglichen Arbeit, die ich bisher gut in psychosomatische Magenbeschwerden und Freitagsdepressionen gelenkt hatte, durchwirbelten mich mit einer schmerzhaften Wucht; ich wußte damals nicht ein noch aus, fahrige Unruhe erfaßte mich, ich begann paranoid zu reagieren und verlor das Zeitgefühl.

Noch hatte ich einigermaßen Kontrolle über mich, aber mich überfiel panische Angst, diese zu verlieren. Im Anschluß kam die Scham darüber, daß mir so etwas widerfahren war. Es hat einige Zeit gedauert, bis ich wieder festen Boden unter den Füßen hatte, und seit letztem Jahr ist die Auseinandersetzung mit diesen Erlebnissen, dank eines guten Freundes, zu einem gewissen Abschluß gekommen. Es war für mich eine Zeit der Wandlung, ein notwendiger Klärungsprozeß. Lähmende, bedrückende ja teilweise bedrohliche Schuldgefühle wandelten sich in einem schmerzlichen Prozeß, in dem ich meine Verantwortung, Mitschuld am Nichtleben der durch mich abgetriebenen Kinder, annehmen konnte.

Was wird abgewehrt?

Neben den Ergebnissen der tiefenpsychologischen Untersuchungen von Merz (1979, 1988), Petersen (1977, 1984) und Jürgensen (1982 a, b) möchte ich meine Erfahrungen aus Beratungen und Psychotherapien und aus 10 tiefenpsychologisch orientierten Interviews, die ich 10 Jahre nach meiner sozialanamnestischen und psychometrischen Untersuchung von 1979/80 durchführte, mitteilen.

Damals wurden in der Klink 310 Frauen mit einer ersten Schwangerschaft untersucht, davon 100 mit Spontanaborten, 100 mit Abruptiones und 110 Frauen nach Geburt ihres ersten Kindes; eine weiterführende Untersuchung war nicht vereinbart worden. Dennoch recherchierte ich in den Krankenblättern, die mir zur Verfügung standen und schrieb nach der politischen Wende 1989/90 97 Frauen an, die damals vor 10 Jahren einen Abbruch hatten, und bat um ein Gespräch. Ich nahm in dem Schreiben zwar Bezug auf die damalige Untersuchung, erwähnte den Abbruch aber nicht.

Von den 97 angeschriebenen Frauen waren 30 unbekannt verzogen, 2 Frauen waren gestorben, 50 antworteten nicht. Soweit aus den Krankenblättern hervorging, hatten 20 Frauen einen 2. Abbruch, von denen 12 in der Gruppe derer waren, die nicht antworteten. Ihre Bereitschaft zu kommen, erklärten 15 Frauen; 2 verschoben mehrmals die Termine und kamen dann doch nicht. Davon schrieb eine ihre Terminwünsche jeweils auf eine Ansichtskarte: die eine mit einem Bild von Johann Erdmann Hummel (»Die Granitschale im Lustgarten zu Berlin«), die zweite »Hünengrab im Schnee« von Caspar David Friedrich. Schließlich erschienen 10 Frauen zum Tonbandinterview. Sicher sollte der Zeitpunkt der Untersuchung nicht überbewertet werden, aber damals entflammte gerade die Diskussion um die zwei verschiedenen Regelungen zum Schwangerschaftsabbruch in Deutschland – eine Diskussion, wie sie früher bei uns (in der DDR) nie stattfand.

Auch wenn ich die Fristenregelung für die ehrlichste von allen Nichtlösungen halte, kommen wir nicht um die Feststellung herum: *Mit dem Schwangerschaftsabbruch töten wir als Ärzte einen Menschen in einer frühen Phase seiner Entwicklung.* Genau diese Handlung ist für alle in diesem Konflikt Betroffenen die Last, die bewußt so schwer zu tragen, auszuhalten und zu verantworten ist. Dies gilt auch dann, wenn die Gründe der Frau für den Abbruch noch so schwerwiegend sein mögen.

Das, was in den meisten Studien als günstige Verarbeitung oder gar Bewältigung angegeben wird, scheint mir – aus meinen Erfahrungen – ein Ergebnis gut funktionierender Abwehrmechanismen zu sein.

Frau Jürgensen (1982a) spricht von Pseudoanpassung. Ich sehe das keineswegs nur negativ, da ich selbst weiß, was passieren kann, wenn die Abwehr schlagartig zusammenbricht. Auch der Satz: »Besser gut verdrängt, als schlecht bewältigt«, ist nicht nur ein Bonmot, sondern hat einen ernsten Hintergrund. Ich stimme Poettgen (1991) zu, daß es in einer akuten Krise nach Schwangerschaftsabbruch sicher zunächst besser ist, Abwehrprozesse zu unterstützen, als eine unmittelbare Konfrontation mit der Realität zu suchen.

Die moderne Copingforschung spricht erst dann von Bewältigung einer schwierigen Situation, eines problematischen Ereignisses oder einer Krankheit, wenn eine bewußte, auch emotional aktive Auseinandersetzung mit der Bedrohung erfolgt, die entweder durch Handlung, gedanklich oder durch intrapsychische Prozesse realisiert werden kann (Lazarus 1966; Cohen u. Lazarus 1980). Dagegen sind Abwehrprozesse bewußtseinsferner und durch eine vollständige oder teilweise Zurückweisung einer bedrohlichen Wirklichkeit oder deren Bedeutung für das Individuum, durch eine Fehlbewertung der Situation oder durch ausweichende kompensatorische Verhaltensformen gekennzeichnet.

Beziehen wir das eben Gesagte auf die Situation der seelischen Verarbeitung beim Schwangerschaftsabbruch, so lassen sich hier überwiegende Abwehrphänomene und weniger echte Bewältigungen nachweisen.

Dabei steht das *Nicht*wahrnehmen belastender Realitätsausschnitte im Vordergrund. *Verleugnet wird das Kind, die Beziehung zu ihm, dessen Tod, die Tötung, Trauer, Wut, Schmerz und Schuld.* Würde dies alles auf einmal bewußt, so würden chaotische emotionale Durchbrüche zu einer seelischen Destabilisierung führen.

Die Beschreibung der seelischen Verarbeitung des Schwangerschaftsabbruchs hat diese Abwehrphänomene zu berücksichtigen. Aus meiner Sicht ist für die Tiefe der Verarbeitung die Art und Weise der zugelassenen Beziehung zum abgetriebenen

Kind von eminenter Bedeutung. Erst dann können die damit im engen Zusammenhang stehenden seelischen Inhalte und Gefühle (Tod, Trauer, Schmerz, Wut, Tötung, Schuld) festgemacht, erlebbar und bewältigt werden.

In allen von mir 10 Jahre nach Schwangerschaftsabbruch mittels Tonband aufgezeichneten Interviews sprachen die Frauen von ihrem Kind. Dabei nutzten 8 das bis dahin in der ehemaligen DDR nicht übliche und mehr für illegale Aborte stehende Wort Abtreibung. Auffällig war nur bei einer, daß immer dann, wenn das Gespräch direkten Bezug auf den Abbruch nahm, das Wort »Kind« beispielsweise durch das Wort »Wesen« ersetzt wurde und das Wort »Abbruch« durch das Wort »Sache«.

»Da ist immerhin ein Wesen in dir ... die Sache sollte schnell gehen« (Ausschnitt aus einem Gespräch).

Die meisten Frauen wußten noch nach 10 Jahren den voraussichtlichen Geburtsmonat. Eine Frau hatte noch das Geburtsdatum im Kopf, das mit dem Geburtstag der späteren Schwiegermutter zusammenfiel. Zwei Frauen berichteten, daß sie mit ihren Männern über das jetzige Alter des Kindes reflektierten und es in die Reihe der nachfolgend geborenen Kinder einreihten. Eine andere wiederum sagte: »Als meine Tochter zur Welt kam, dachte ich, das andere Kind würde jetzt schon in die Schule kommen.«

Alle Frauen gaben an, in irgendeiner Weise eine Beziehung zu dem Kind gehabt zu haben, 7 von ihnen hätten sie aber nicht zulassen können; sie hätten sich die Gedanken verboten.

Für mich steht zweifelsfrei fest, daß frühe Mutter-Kind-Beziehungen auch bei ungewollten Schwangerschaften und zum Abbruch entschlossenen Frauen vorhanden sind. Ganz deutlich wird mir das immer dann – und die Frauen zeigen sich selber überrascht –, wenn eine nachfolgend gewünschte Schwangerschaft ausbleibt oder als Abort endet. Hier steigen dann Erinnerungen hoch, die zeigen, daß auch damals Phantasien zum Kind, zum Geschlecht, zumindest kurzzeitig vorhanden waren, dann aber durch die belastende Konfliktsituation abgewehrt werden mußten.

Zu diesem Schluß kommt auch Matthias Samlow (1992), der zu dieser Thematik Psychotherapeuten über ihre Psychotherapien mit Frauen interviewt hat. Er schreibt: »Das Kind wird als solches benannt, das Alter, somit die Geburtstage werden im Bewußtsein gehalten, es wird ein Geschlecht zugeschrieben. Der bewußte gedanklich-emotionale Umgang mit dem Kind scheint dauerhaft wachgehalten zu werden.«

Bei der Beschreibung der Verarbeitung halte ich mich an die von Petersen (1985; 1989) vorgenommene Einteilung, ergänzt durch Beispiele aus meiner Praxis und Untersuchung. Hilfreich dabei war mir die Begleitung von Frauen, die eine gewollte Schwangerschaft durch Spontanabort verloren.

1) Normal-psychologische Erfahrungen und oberflächenhaftes Bewußtsein.
2) Durchbruch destruktiver Tiefenerlebnisse.
3) Existentielle Schulderfahrung: Klären und Akzeptieren von Wirklichkeit.

Es sind mindestens 3 mögliche Erlebnisdimensionen, aber auch Ebenen des Bewußtseins in Verbindung mit dem Schwangerschaftsabbruch abzugrenzen. Diese seelischen Tiefen unterscheiden sich v. a. durch die Intensität des Erlebens. Dabei ist in Dimension 3 eine Zunahme der Wahrnehmungsfähigkeit für seelische Prozesse und Beziehungen erkennbar, und Abwehrphänomene treten dabei immer mehr in den Hintergrund. Dieses kann, muß aber nicht prozeßhaft verlaufen. Die Bewußtseinsinhalte können ineinanderfließen, wechseln, aber auch über mehrere Tage bestehen bleiben.

Normal-psychologische Erfahrungen und oberflächenhaftes Bewußtsein

In dieser Erlebnisdimension, der heute am weitesten verbreiteten Art der Verarbeitung des Schwangerschaftsabbruchs, finden die uns bekannten und vorhandenen normal-psychologischen Erfahrungen statt. Das betrifft eigentlich alle in irgendeiner Weise am Schwangerschaftsabbruch Beteiligten, einschließlich Gesellschaft und Wissenschaft. Die meisten Untersuchungen zu seelischen Problemen des Schwangerschaftsabbruchs sind hier angesiedelt.

Kritisch äußerten sich dazu Petersen (1986) und Merz (1988). Dabei wird festgestellt, daß diese Untersuchung dem Objektivismusideal medizinisch-naturwissenschaftlicher Studien, die sich auch in den psychosozialen Arbeiten niederschlagen, verpflichtet sind. Die individuelle Lebensgeschichte Betroffener, der Untersucher selber und seine Beziehung zur untersuchten Person werden nicht berücksichtigt.

Zusammenfassend lassen diese Studien 2 Verlaufsformen erkennen. Ein Teil der Frauen zeigt nach einem Abbruch heftige seelische Reaktionen mit depressiven Symptomen und Schuldgefühlen, die sich innerhalb von Wochen bis zu 2 Jahren allmählich wieder normalisieren. Der andere Teil der Frauen fühlt sich zunächst entlastet, befreit, fast in gehobener Stimmung und ohne Beschwerden. Erst nach Tagen oder Wochen kommt es zu psychosomatischen Beschwerden, teils zu untergründigen Auseinandersetzungen in Form von destruktiven Träumen (Merz, 1988). Eine meiner interviewten Frauen hatte erst zu Beginn einer erneuten Schwangerschaft (1985) einen Traum, in dem ihr viele kleine Kinderhände auf den Brustkorb drückten, um ihr die Luft zu nehmen. Sie erwachte schweißgebadet und dachte an den vorausgegangenen Abbruch.

In diesem Zusammenhang verweist Goebel (1984) auf vermehrte Körperkrankheiten nach Abbruch, die von Frauen aber nicht in diesem Zusammenhang gesehen werden. Mittels gespaltener Wahrnehmung (kognitiver Dissonanz) fühlen sich die Frauen einerseits wohl, spalten aber zugleich belastende unverarbeitete Erlebnisse im Zusammenhang mit dem Abbruch ab, die dann als psychosomatische Reaktionen oder Krankheiten in Erscheinung treten.

Eine der von mir untersuchten Frauen berichtete mir, daß sie der Abbruch unmittelbar danach seelisch wenig belastet habe. Auf meine Frage nach körperlichen Symptomen erzählte sie mir dann, daß sie nur wenige Tage nach dem Abbruch Blasenbeschwerden bekam, die sie auf den Eisbeutel zurückführte, der manchmal nach dem Abbruch aufgelegt wird. Diese Beschwerden hielten bis kurz vor ihrer erneuten Schwangerschaft an, Urinkontrollen seien immer negativ ausgefallen.

Welche emotionalen Erlebnisweisen lassen sich beobachten? Einmal sind es Befürchtungen vor Strafe oder Verlust. Dabei geht es v. a. um die Angst, nie wieder schwanger zu werden, das einzige Kind abgetrieben zu haben oder körperliche Schäden zurückzubehalten. Aus einem Interview:

»Ich hatte ein ungutes Gefühl, kalter Op.-Saal ... nichts wie rein und war froh, als alles vorbei war, alles überstanden war ... ich habe nur gedacht und gehofft, daß nichts verletzt worden ist und alles schnell heilt ...«

Trauerreaktionen im Sinne trauriger Verstimmung wie beim Verlust eines geborenen Menschen sowie individuelle Trauergedanken sind beobachtbar, so z. B. bei der Begegnung mit Kindern oder schwangeren Frauen. Aus dem Brief einer Patientin: »Vor dem Fenster steht ein Kinderwagen, ein Säugling schreit schon eine ganze Weile, und das tut weh. Ich könnt ja aus dem Zimmer gehen, um es nicht zu hören. Aber es geht nicht, irgend etwas hält mich fest. Es ist sicher die Erinnerung, die ich versuche zu vergessen.«

Auch Stimmungsänderungen wie Nachdenklichkeit, Reizbarkeit, Verärgerung, leichte bis schwere Depressionen, auch Reue und Scham kommen vor.

Echte länger anhaltende Trauer im Sinne eines Trauerprozesses gehört zu den Ausnahmen (Jürgensen 1982; Merz 1988).

Eine weitere Beobachtung ist, daß bei erheblicher seelischer Belastung durch einen Schwangerschaftsabbruch versucht wird, mittels einer geplanten Schwangerschaft diesen wieder »rückgängig« oder »wiedergutzumachen«.

Diese Art der Verarbeitung führte zur seelischen Stabilisierung, wie Nachuntersuchungen zeigten, einer seelischen Stabilisierung durch Stärkung der Abwehr, deren Mechanismen v. a. mittels Verleugnung, Rationalisierung und Projektion zu einer Pseudoanpassung (Jürgensen 1982) führen und damit die eigenen schmerzlichen aggressiven Handlungen gegen sich selbst und das Kind vom Bewußtsein fernhalten. Statt dessen kann eine Entlastung erfolgen durch projektives Abwälzen eigener Aggressionen bzw. Schuldzuweisung auf Partner, Ärzte, Schwestern oder Eltern. Wie sehr schon unmittelbar vor der Abruption die mit dem Abbruch verbundenen Gedanken und Gefühle abgewehrt, ja geradezu »abgeschaltet« werden, zeigen zahlreiche Äußerungen meiner interviewten Frauen:

»Als ich zum Tor rein bin, da mußte ich erst einmal ein Stück stehenbleiben, setzte mich auf eine Bank und überlegte noch einmal, das war kurz vor sieben, da dachte ich, entweder gehst du jetzt gleich oder du schaffst das nie, da hatte ich noch gemischte Gefühle ... als ich vor meinem Bett stand ... war es für mich klar, jetzt ziehst du das durch ... und es gibt kein Zurück mehr – meine Gefühle schob ich weg.«

»Da kam so ein ungutes Gefühl auf, die Knie begannen zu zittern, da habe ich gedacht, nichts wie rein und durch, alles so schnell wie möglich hinter dich bringen!«

Letztere war übrigens die Patientin, die dann nach dem Abbruch kaum seelische Reaktionen hatte, dafür aber eine 2jährige psychosomatische Miktionsstörung.

Durchbruch destruktiver Tiefenerlebnisse

Die meisten Betroffenen finden nach einer Abruptio durch Abwehrprozesse und bestimmte Arrangements eine Möglichkeit, mit dem Ereignis zu leben. Wird diese Abwehr löchrig, so steigen aus der Tiefe abgewehrte Aggressionen, Schuldgefühle – oft verbunden mit panischen Ängsten und schmerzhafter Verzweiflung – auf. Im Vorfeld der Abruption deutet sich diese Entwicklung entweder dadurch an, daß Frauen in ihrem Konflikt dem Arzt oder der Beraterin kopflos, von innerer Unruhe geplagt, keinen klaren Gedanken mehr fassend, oder kühl distanziert, entschieden, emotional starr gegenübersitzen.

Ich möchte dazu einen immer wiederkehrenden Traum einer Frau erzählen, die im Anschluß an eine Abruptio wegen Komplikationen die Gebärmutter verloren und weitere 6 Operationen durchlitten hatte. Selbst der Chirurg sah später einen seelischen Zusammenhang zwischen dem Eingriff und den Subileusbeschwerden, so daß mindestens 3 der Operationen hätten vermieden werden können, und er überließ die Patientin dem Psychosomatiker. Immer dann, wenn sie mit ihrem Mann intime Beziehungen versuchte, hatte sie in der Nacht einen Traum, der sie in panische Angst versetzte, massive Schuldgefühle aufkommen ließ und meist den depressiven Zustand verstärkte. Sie träumte des Nachts, aber auch tagsüber zunächst immer die gleichen Bilder. Kalter Operationssaal, in dem sie an Schläuche und Kabel angeschlossen ist. Beutel mit Blut hängen neben ihr. Alle Personen sind in Operationskleidung. Neben sich hört sie, mal lauter mal leiser, die Schreie eines Säuglings; sie sieht einen weißen Eimer, in dem eine rote blutige Masse liegt. Eine Frau mit Kopftuch, ihr Gesicht ist im Nebel, bezichtigt sie, eine Mörderin zu sein.

Diese schrecklichen Bilder wiederholen sich, bis sie ängstlich zitternd aufwachte. Im Laufe der Therapie verändert sich der Traum dahingehend, daß die blutige Masse eine Gestalt annahm. Als sie das erste Mal träumte, daß in diesem Eimer ein kleiner schreiender Säugling lag, ihr die Hände entgegenstreckte, rannte sie nachts ins Bad und ritzte sich mit der Rasierklinge oberhalb der Pulsadern die Hand auf. Der Schmerz, den sie spürte, ließ sie zurückschrecken.

An diesem Beispiel wird deutlich, welche destruktive Gewalt wirksam werden kann, die hier nicht nur die Seele, sondern auch den Körper zum Ziel hat.

Noch nach Jahren können diese chaotischen und bedrohlichen Erlebnisinhalte das Bewußtsein überschwemmen oder sich in den Träumen manifestieren, in denen Schreckensbilder aus dem Operationssaal, aggressive Handlungen gegenüber sich selbst und andere bildhaft aufsteigen.

Neben diesen teilweise äußerst destruktiven, urplötzlich auftretenden Durchbrüche zeigten 2 der von mir untersuchten Frauen eine mehr »stille«, sich über Jahre hinziehende Auseinandersetzung mit den Ereignissen um den Abbruch.

Wurden im obigen Falle die Mauern der Abwehr gesprengt, so erfolgte hier mehr ein schichtweises Abtragen derselben. Schritt für Schritt, v. a. durch das Erleben erneuter Schwangerschaften, haben diese Frauen, häufig ohne mit irgendeinem anderem Menschen darüber zu sprechen, eine tiefere Beziehung zu den ehemaligen Umständen, Ereignissen und zu diesem Kind aufgenommen und eine aus meiner Sicht echte Bewältigung vollzogen, bis hin zur Anerkennung der Tatsache, daß sie ihrem ersten Kind das Leben schuldig geblieben sind.

In diesem Zusammenhang möchte ich auf den neurotisch bedingten Wiederholungsmechanismus hinweisen, bei dem ein früherer Konflikt immer wieder unbewußt reinszeniert wird und die Bedingungen hierfür gefördert werden, mit der trügerischen Hoffnung, aus diesem Kreislauf endlich herauszufinden.

Häufig aufeinanderfolgende Schwangerschaftsabbrüche, z. B. in Trennungskonflikten (Jürgensen 1982), unterliegen diesem Mechanismus. Bei den Frauen mit der »stillen« Bewältigung traten die ausgetragenen Schwangerschaften in ähnlich schwierigen Situationen auf wie die abgebrochenen.

Inhaltlich äußerten sich die beiden Frauen etwa so: »Ich wußte, daß ich mein erstes Kind nicht durch dieses ersetzen kann, aber ich fühlte mich stark genug, allein bzw. gegen den Willen meines Mannes dem Kind das Leben zu schenken.«

Diesen Frauen war in einem inneren Prozeß bewußt geworden, was geschehen ist und was sie auf sich genommen haben.

Beachtenswert erscheint mir, daß eine Frau erst nach dem zweiten geborenen Kind diese Erfahrung machte. Das erste geborene Kind wollte auch der Mann, das zweite nicht. In beiden Fällen wiederholte sich die Situation, nur wurde diesmal anders entschieden.

Diese Art der Bewältigung ist durch eine mehr stille Trauer, Zurückgezogenheit und tiefe Nachdenklichkeit geprägt. Die Frauen sprechen selbst von einem inneren Reifungsprozeß, der sie verändert hätte. Wie ein Geheimnis haben sie diese inneren Bewegungen gehütet. Alles sei ihnen durch die Hinwendung zu dem jetzt toten Kind klarer geworden. Dabei hätten sich ihre diffusen Gefühle wie Traurigkeit, Schuld und unbestimmte Ängste *zuordnen* lassen, so daß eine Art Beziehungsklärung über Trauerarbeit stattfinden konnte. Beide Frauen sprachen ruhig und gelassen während des Interviews. Trotz oder gerade wegen ihrer Erfahrung sprachen sie sich für die Fristenregelung aus, obwohl sie persönlich diesen Schritt nicht wieder gehen würden.

Existentielle Schulderfahrung: Klären und Akzeptieren der Wirklichkeit

Petersen (1985) schrieben dazu: »Schulderfahrung ist ein neuartiges Gebiet. Die heftige Erschütterung der Emotion schweigt – ihre Berechtigung und ihr Sinn beginnt sich zu klären. Doch ist ihre Macht und ihre Gewalt weiterhin spürbar aber Emotionen haben ihre chaotisierenden Elemente abgelegt. An die Stelle des Chaos ist der klare Schmerz getreten. Der geklärte Schmerz, einem Menschen den Zutritt in sein Dasein verweigert zu haben. Dieser Mensch wollte zu der Frau kommen, aber die Frau fühlte nicht die Kraft, ihm Geborgenheit und Wohnstätte zu geben. Dieses schmerzhafte Leiden hat eine sich aus archaischer Tiefe speisende Klarheit.«

Die Beziehung zum Kind tritt klar ins Blickfeld. Damit ist es möglich geworden, unbestimmter Traurigkeit eine Richtung zu geben – hin auf das tote Kind; jetzt erst ist echte Trauer möglich!

Schuldzuweisungen gegenüber Personen des unmittelbaren damaligen Umfeldes schweigen.

Verzehrende Schuldgefühle, meist Ausdruck einer fehlverstandenen Moral, wandeln sich in einem inneren Prozeß der Reifung zum Akzeptieren eigener Schuld. Merz (1988) schreibt dazu: »Das Zugeständnis wirklicher Schuld, nämlich daß zugunsten ihres eigenen Wohls und ihrer Entfaltungsmöglichkeiten eine andere menschliche Lebensform geopfert wurde, bedeutet eine angemessene Reaktion und den Beginn einer Entwicklung, die zu einer wirklichen Verarbeitung des Erlebten führen kann.« Die Erfahrung der Schuld endet nicht im Schuldgefühl, sondern in der Übernahme der Verantwortung dafür, daß ein ungeborener Mensch getötet werden mußte, damit ein geborener leben kann.

Für mich ist Psychotherapie auch ein Stück Suche nach der Wahrheit, ein eher schmerzlicher Prozeß.

Abwehrmechanismen leidvoller Anteile der Wahrheit beim Schwangerschaftsabbruch zu unterstützen, sind sicher dort angezeigt, wo eine nicht beherrschbare seelische Krise droht, letztlich aber sollte das Bewußtsein über die Wirklichkeit der Zerstörung wachgehalten und die Bereitschaft zur Übernahme von Verantwortung gefördert werden. Ein Vordringen in tiefere Dimensionen des Erlebens beim Schwangerschaftsabbruch ist nur in verantworteter Freiheit möglich. Gegen die Frau kann kein Kind wirklich geschützt werden.

Ich möchte abschließend noch ein paar Zeilen aus einem Gedicht von Leon Felipe »Die Tränen ... das Meer« vortragen, die ich am Abend des 6. März 1992 im Kloster Maria Laach gesprochen hörte:

Jeder Mensch allein.
Ich allein,
alleine, doch,
allein,
allein,
treibend auf dem Meer,
auf dem tiefen Bett meiner Tränen
und unter dem hochmütigen Baldachin des Himmels …
hochmütig,
schweigend
und bestirnt.
Wenn da ein Licht ist, das mir gehört,
hier soll es sich spiegeln und schimmern,
im Riesenspiegel meiner Tränen,
im Meer,
im Meer.

Literatur

Ashton J R (1980) The psychosocial outcome of induced abortion. Br J Obst et Gynecol 87; 1115-1112

Barnett W (1985) Empirische Untersuchung zur psychiatrischen Verarbeitung des Schwangerschaftsabbruchs aufgrund einer Notlagenindikation. Med Dissertation, Univ Kiel

Beck D (1964) Schwangerschaftsunterbrechung und Schuldgefühl. Schweiz Med Wochenschr 10: 357-362

Bönitz D (1979) Zur Psychologie der Abtreibung. Med Psych, Göttingen

Buck W (1976) Psychische Folgezustände nach legalem Schwangerschaftsabbruch. Dissertation Med Hochschule Hannover

Cohen F, Lazarus RS (1980) Coping with the stresses of illnes. In: Stone G C, Cohen R S, Adler N E et al. (eds): Health psychology. Bass, San Francisco, pp 217-257

Ekblad M (1955) Schwangerschaftsunterbrechung aus psychiatrischen Gründen. Acta Psychiat Scand Suppl 99, 3

Goebel P (1984) Abbruch einer ungewollten Schwangerschaft. (Ein Konfliktlösungsversuch?) Springer, Berlin Heidelberg New York Tokyo

Greer H S, Lal S, Lewis S C, Belsey E M, Beard R W (1976) Psychosocial consequenses of therapeutic abortion. Br J Psychiat 128: 74

Jürgensen O (1982) Schwangerschaftsabbruch unter dem Aspekt von unbewältigten Trennungskonflikten – eine tiefenpsychologische Untersuchung In: Poettgen H (Hrsg) Die ungewollte Schwangerschaft. Deutscher Ärzteverlag, Köln, S 119-123

Jürgensen O, Siedentopfe H G, Trainer U (1982) Das Selbstverständnis der Frauen nach dem Schwangerschaftsabbruch. In: Poettgen H (Hrsg) Die ungewollte Schwangerschaft. Deutscher Ärzteverlag, Köln, S 124-127

Lazarus R S (1966) Psychological stress an the coping process. Mc Graw-Hill, New York

Mall-Haefeli M (1979) Schwangerschaftsabbruch (eine Prospektivstudie des sozialmedizinischen Dienstes der Universitätsfrauenklinik Basel). Fortschr Med 97: 531-532, 554: und in: Poettgen H (Hrsg) Die ungewollte Schwangerschaft. Deutscher Ärzteverlag, Köln 1982

Merz M (1979) Unerwünschte Schwangerschaft und Schwangerschaftsabbruch in der Adoleszenz: eine psychoanalytische Untersuchung. Huber, Bern Stuttgart Wien

Merz M (1988) Schwangerschaftsabbruch und Beratung bei Jugendlichen. Eine klinisch-tiefenpsychologische Untersuchung. Walter, Olten Freiburg

Moor L (1978) La prévention d'éventuelles séquelles psychiques de l'interruption volontaire de grossesse. J Gynecol Obstet Biol Reprod 7: 466-471

Perez, Reyes, M G (1978) Follow-up after therapeutic abortion in early adolescence. Arch Gynecol Psychat. 28: 120-126
Petersen P (1977) Seelische Foglen nach legalem Schwangerschaftsabbruch. Dtsch Ärztebl 74: 1205-1212
Petersen P (1984) Verantwortete Dreierbeziehung (Familienplanung zwischen Kunst und Künstlichkeit). In: Frick-Bruder V, Platz P (Hrsg) Psychosomatische Probleme in der Gynäkologie und Geburtshilfe. Springer, Berlin Heidelberg New York, S 120-132
Petersen P (1986) Schwangerschaftsabbruch – unser Bewußtsein vom Tod im Leben. Tiefenpsychologische und anthropologische Aspekte der Verarbeitung. Urachhaus, Stuttgart
Petersen P (1989) Schwangerschaftsabbruch – Beziehung zum Kind. Prakt Sexualmed 10: 40-42
Petersen P, Behnken H (1985) Schwangerschaftsabbruch: unser Bewußtsein von Tod und Leben. Loccumer Protokolle. Evangelische Akademie, 3506 Bad Rehburg-Loccum 2
Poettgen H (1991) Konfliktbewältigung nach Abruptio: unerwünschte Schwangerschaft und Abbruch der Schwangerschaft sind kein solitärer »Unfall«. Gyne 8: 273-276
Stamm H (1970) Schwangerschaftsunterbrechung, Schwangerschaftsfürsorge und Schwangerschaftsverhütung. Biblioteca gynäcologica 55. Karger, Basel Freiburg New York
Stamm H (1974) Probleme des legalen Aborts in der Schweiz. Ars Medici, Liestal
Zwahlen R (1966) Unmittelbare psychische Reaktion nach ärztlich indizierter Schwangerschaftsunterbrechung. Dissertation, Univ Bern

Unfähigkeit zu trauern und Trauernkönnen nach dem Schwangerschaftsabbruch. Fallbericht

Peter Petersen

Es gibt produktive und konstruktive Verarbeitungen des Schwangerschaftsabbruchs. Sie sind vermutlich häufiger, als wir wissen. Das Thema produktive Verarbeitung möchte ich mit einem kurzen Beitrag andeuten. Es ist die Geschichte einer kreativen Wandlung. Dabei konzentriere ich mich auf einige wenige Therapieausschnitte, die sich mit diesem Thema befassen.

Antoinette (A.) kommt in ihrem 33. Lebensjahr im Juli 1989 zu mir. Unsere nicht ganz typisch verlaufende Psychoanalyse endet nach gut 2 Jahren Arbeit mit der 104. Sitzung im Februar 1992. Nach einem orientierenden Gespräch hinterläßt A. bei mir den Eindruck von Sicherheit und zugleich Zerbrechlichkeit. Sie ist eine schlanke, entschieden auftretende Frau – sie spricht ganz klar über ihre Situation. Sie komme wegen ihres Kinderwunsches, der sie fast zwanghaft bedränge. Es sei unvernünftig, sich jetzt weitere Kinder zu wünschen. Sie habe auch genügend Kinder und habe mehr als genug zu tun. Mit ihrem Mann könne sie nicht schlafen, ohne gleichzeitig eine Schwangerschaft zu ermöglichen. Deshalb verhüte sie auch auf keinen Fall. Der Mann aber werde ungeduldig.

Auf meine Frage äußert sie Motive ihres Kinderwunsches. Sie habe 6 Schwangerschaften gehabt – davon gab es 3 Kinder im Alter von 2 – 7 Jahren. Es gab einen Schwangerschaftsabbruch 10 Jahre zuvor, eine Fehlgeburt und eine Eileiterschwangerschaft.

Sie erzählt fast gelassen über die Umstände des Abbruchs. Sie habe damals noch studiert. Der Frauenarzt habe sie eine gewisse Zeit im Ungewissen gelassen, sie »erst nach Weihnachten« wieder einbestellt; zu diesem Zeitpunkt wäre die 12. Schwangerschaftswoche aber vorbei gewesen. So kam es erst in der 10. SSW zum Abbruch. Sie habe sich unter Druck in aller Eile die Papiere besorgen können, niemand habe sie dabei auf mögliche Konsequenzen des Abbruchs hingewiesen. Nach außen hin sei sie entschieden und cool aufgetreten. Innerlich war sie völlig gespalten. Sie habe sich das Kind gewünscht, habe innere Dialoge mit ihm geführt, habe gewußt, daß es ein Junge ist. Auf der anderen Seite sei sie wie in Panik gewesen, habe das Kind aus partnerschaftlichen Gründen nicht haben wollen und können. Da sie in Süddeutschland studierte, habe der Abbruch ein paar hundert Kilometer entfernt in einer Privatklinik gemacht werden müssen – dort war sie 5 Tage lang. Nach der Entlassung fuhr sie zu ihrer Schwester – im Zug kam es zu schweren Blutungen.

Wegen einer hochfieberhaften Eileiterentzündung lag sie längere Zeit in einer Frauenklinik. Sie sei 1/4 Jahr lang krank gewesen. Ihr hätte alles weh getan. Sie hätte selbst nicht unterscheiden können, ob das körperlich oder seelisch gewesen sei. Erst nach dem Abbruch sei ihr zu Bewußtsein gekommen, daß das Leben ihres Kindes wirklich zu Ende gewesen sei. Nachdem sie wochenlang im Bett lag, meinte ihre Frauenärztin schließlich: sie müsse sich jetzt entschließen, gesund zu sein. Daraufhin habe sie sich aufgerafft und wurde auch wieder aktiv.

Soweit einige Details aus dem ersten Gespräch.

A. ist mit einem etwa gleichaltrigen, erfolgreichen Künstler verheiratet. Sie selbst ist ebenfalls erfolgreich in ihrem Beruf – als Künstlerin ist sie gefragt. Vielleicht auch deshalb gibt es auf diesem Gebiet keine Konkurrenzprobleme. Sie ist eine äußerst aktive Frau, bewältigt neben ihrem anspruchsvollen Beruf noch den Haushalt, versorgt und erzieht ihre Kinder fast ganz allein und leitet noch den Neubau eines eigenen Hauses, ohne daß das Ehepaar über große finanzielle Mittel verfügt. Noch bevor die Psychoanalyse beginnt, ist sie erneut schwanger und freut sich auf das 4. Kind. Ihr Mann fühlt sich durch diese Schwangerschaft übertölpelt – er habe ja kein weiteres Kind gewollt.

In der 2 Monate später begonnenen psychoanalytischen Therapie kamen immer nur bruchstückweise episodenhafte Erinnerungen an den Abbruch in ihr hoch. Anfänglich erzählt sie von ihren Zwangs*gedanken*: Nach der Geburt der ältesten Tochter hätte sie gedacht, sie aus dem Fenster zu werfen, dann selbst aus dem Hochhaus zu springen, aus dem Eisenbahnzug zu springen oder auf der Autofahrt mit ihren Kindern das Auto nach links oder rechts zu lenken, so daß sie zusammen mit den Kindern umkomme. Es sind stahlharte Gedanken in ihr, sie hat »kein Gefühl«, es ist ihr ganz fremd.

Als sie ihrem damaligen Therapeuten von ihren Mordimpulsen gegen ihre älteste Tochter erzählt, hätte dieser bemerkt: »Seien Sie doch froh, daß die Abtreibung war, vielleicht hätten Sie das Kind aus dem Fenster geworfen!« Nach dieser Kränkung war bei ihr – bezüglich Abtreibung – alles »zu«.

Eine andere Version erlebte sie bei ihren Tanten: Als sie gemütlich beim Glas Wein saßen und über Abtreibung sprachen, fielen diese über sie her mit den Worten: »Du bist ja auch eine Mörderin!«

Bei den zwanghaften Tötungsimpulsen erkennt sie auch eine verlockende, schöne Komponente, spricht deshalb ganz bewußt von »schaurig-schön«.

Ihr Vater war ein starrer, dogmatischer Mensch »mit moralischem Zeigefinger«. Wenn er von der Abtreibung erfahren hätte oder wenn sie mit einem unehelichen Kind nach Hause gekommen wäre, hätte er sie hinausgeworfen.

Das steht im Kontrast zum Angenommensein durch ihre Mutter, die zwar die Abtreibung akzeptierte, ihr aber auch versicherte, sie hätte das Kind noch 10 Jahre lang bei sich aufgezogen.

Der größte Teil der Therapie befaßt sich inhaltlich mit mannigfaltigen Trennungsängsten. Es sind vor allem innere, seelische Trennungen neben zwischenmenschlichen Trennungen, die sie zu vollziehen hat. Am einfachsten ist die Trennung von dem bedrohlichen, moralistischen Vater, der sie als Mörderin betrachtet. Schwieriger ist die Trennung vom inneren Bild der Mutter; es ist eine fürsorgliche bis überfürsorgliche Mutterfigur, deren Forderung nach Leistung, Disziplin und eiserner Kontrolle immer deutlicher wird. Erst ganz spät in der Psychoanalyse taucht im Unterschied zu dieser Mutterfigur das Bild einer warmen, zärtlichen und verführenden Mutter und Frauenfigur auf – es ist die erste Frau ihres Vaters mit dem Kosenamen »Modlina«, was für sie soviel heißt wie Erdmutter. Vor allem aber ist es die Trennung aus der Verkettung (Kollusion) mit ihrem Ehemann: sie ist symbiotisch mit ihm verschmolzen und außerdem durch zwanghafte Kontrollimpulse mit ihm verkettet: sie glaubt, ihn beim Rauchen, Trinken, Geldausgeben und bei der künstlerischen Arbeit kontrollieren zu müssen. Erst als diese Kontrollmechanismen sich lösen – auch mit Hilfe einer 1 1/2jährigen äußeren Trennung: der Mann nimmt sich eine eigene Wohnung und beginnt selbst eine Psychoanalyse, die ihm zu mehr eigener Autonomie verhilft –, ist eine tiefgehende Veränderung möglich. Des weiteren befaßt sich unsere Arbeit mit ihrem Selbstwerterleben; in Kindern (nicht im beruflichen Erfolg) erlebt sie den höchsten Wert. Deshalb war der Schwangerschaftsabbruch für sie die vernichtendste Selbstentwertung. Zudem hatte sie in der ersten Schwangerschaft zum erstenmal ihre Weiblichkeit bewußt erlebt und geachtet; mit dem Abbruch hatte sie auch ihr Frausein abgetrieben.

In einer typischen Phase der Therapie, nämlich bei der Durcharbeitung ihres Trotzes, in der 59. Stunde, 1 1/2 Jahre nach Beginn, »springt die Schale des Trotzes in ihr auf, und ein ganz tiefer Schmerz kann daraus hervorkommen«, wie sie es ausdrückt.

Sie habe eine tiefe Traurigkeit gespürt, habe (obwohl sie keine Kirchenchristin ist) mit dem Ortspfarrer über ihre Abtreibung gesprochen. Er habe gesagt, ihr Kind sei jetzt bei Gott gut aufgehoben – das habe ihr wohlgetan. Sie sei dann noch abends zum Friedhof gegangen, wie wenn sie ihr Kind beerdigen wolle. Sie hätte das Bedürfnis gehabt, ihrem Kind irgendwo einen festen Ort in dieser Welt zu geben. Es ist schmerzlich für sie, daß der Tod des Kindes nicht »gesellschaftlich aufgehoben« sein kann, so wie bei der Taufe oder Beerdigung eines Menschen.

Dann kommen tiefergehende Erinnerungen an die Abtreibung. Ihr langjähriger Freund, den sie innig liebte, hatte sich damals kurz zuvor von ihr getrennt. Oberflächlich ließ sie sich dann mit einem anderen Mann ein, dem sie – unbewußt wie sie sagt – ein Kind abtrotzte: eigentlich hätte sie das Kind mit dem ersten Freund haben wollen. Der Vater des Kindes hätte sie auch heiraten wollen – aber sie konnte sich kein Leben mit ihm vorstellen. Sozial hätte sie das Kind auch durchbringen können – tatkräftig genug wäre sie gewesen. Aber sie war in totaler Verwirrnis und Gespaltenheit ihrer Gefühle. Noch 3 Tage vor der Abtreibung habe sie eine öffentliche (künstlerische) Aufführung gehabt – dort war sie innerlich abwesend, machte viele Fehler, es sei ihr alles egal gewesen.

In der Privatklinik kam niemals ein Arzt zu ihr ins Zimmer. Das Essen wurde ihr fast wortlos gereicht. Als sie die Schwester fragte, ob alles in Ordnung sei, bekam sie die Antwort: »Was soll denn bei Ihnen schon in Ordnung sein!« Dann verstummte sie. Sie erinnerte sich: Im halben Narkoseschlaf sei sie auf den Op.-Stuhl gewuchtet worden, man habe ihr die Kleider vom Leibe gezerrt – mehr weiß sie nicht. Einen Arzt habe sie auch vor der Narkose nie gesehen. Ich teile ihre Empörung, gemischt mit ihrem tränenreichen Schmerz und ihrer Trauer angesichts dieser Entwertungen und Entwürdigungen.

Die für sie schwierigste Trennung vollzieht sie in einer Kur, nämlich die Trennung von ihren Kindern. Ein Jahr nach der Geburt ihres letzten Kindes bringt sie es fertig, sich von allen ihren Aufgaben und Aktivitäten für 4 Wochen zurückzuziehen in eine Kurklinik (ich hatte ihr dazu geraten angesichts einer erheblichen psychovegetativen Erschöpfung). Kurz danach können wir das Ende der Therapie verabreden.

Der Kinderwunsch hat jetzt eine andere Gestalt für sie – sie beginnt fast mit ihm zu spielen: sie möchte nochmals die Entbindung erleben und die »elementare

Schönheit der Empfängnis«, wie sie es ausdrückt. Sie weiß nicht, ob sie sich diesen Genuß anders verschaffen kann (auch der Mann kann inzwischen seine 4 Kinder akzeptieren, und in der Phantasie kann er ein weiteres Kind mit ihr zeugen).

Aber sie weiß, daß sie kein weiteres Kind aufziehen möchte. Zwischendurch kalkuliert sie allerdings ganz konkret, auch nach Telefonaten mit ihrer Steuerberaterin, wie sie ein weiteres Kind finanziell durchbringen könnte.

Ihre Trauer hat sie jetzt konkret umgemünzt. Auf ihre Initiative hin hat der Ortspfarrer im Gemeinderat einen Antrag durchgesetzt: danach wird auf dem Friedhof eine Gedenkstätte errichtet mit einem Gedenkstein für die abwesenden Toten, wozu auch Fehlgeburten, Totgeburten und abgetriebene Kinder gehören – wobei der Pfarrer die Klugheit besaß, die Mitteilung über die abgetriebenen Kinder zunächst für sich zu behalten. Als im Gemeinderat bekannt wurde, wie tote Kinder im Krankenhaus normalerweise behandelt werden, herrschte große Empörung, und das löste viel positives Echo für das Vorhaben aus. Als Nachbargemeinden davon hörten, wurden dort ähnliche Initiativen in Gang gesetzt.

A. selbst möchte auf dieser Gedenkstätte ein Rosenbeet für ihren abgetriebenen Knaben anlegen.

So pflegt sie weiterhin inneren Umgang mit ihrem toten (abgetriebenen) Kind. In einer der letzten Sitzungen sagt sie auf meine Nachfrage, sie spüre das Kind im Abstand von etwa 80 cm vor sich.

Ihr Kinderwunsch hat jetzt keine zwanghafte Züge mehr. Sie nimmt diesen Komplex als Konflikt wahr, den sie mit ihrem Mann teilt. Drei Monate vor Ende der Therapie hatte ich ihr – mehr spielerisch – die Hausaufgabe mitgegeben, sie solle doch jeweils alles aufschreiben, was ihr zu ihrem gewünschten 5. Kind einfiele. Daraufhin begann sie eine Patchworkdecke zu schneidern: ihre Kinder reichten ihr die Flicken zu. Zwei Monate später bringt sie ein 2 x 2 m große Decke mit. Interessant daran sind die geometrischen Gestaltungen, obwohl sie keinen Plan konstruiert hatte, sondern an der Nähmaschine »so darauflosgenäht« habe. Zum Abschied schenkt sie mir einen Kopfkissenbezug, einen Miniausschnitt aus dem großen Flikkenteppich, unter dem die ganze Familie Platz haben kann.

Als wichtigstes Ergebnis der Therapie formuliert sie: »Ich habe gelernt, meine eigenen Bedürfnisse wahrzunehmen und danach zu leben!« Deshalb hat sie seit 6 Monaten ihren (erfolgreichen) Beruf aufgegeben, sie lebt mit ihren Kindern und ihrem Mann. »Ich möchte die sein, die ich bin!«

Als ich ihr von diesem Kongreß erzählte und sie um die Erlaubnis bitte, Ausschnitte aus der Therapiegeschichte vorzutragen, möchte sie auch selbst teilnehmen. Sie ist neugierig, vielleicht ihre künstlerische Ausbildung später therapeutisch umzusetzen. Aber das hätte auch noch viel Zeit.

Diese Therapieepisoden können eine Illustration sein für folgendes:

1) wie Trennungskonflikte in Verbindung mit Schwangerschaftsabbruch verarbeitet werden (Jürgensen);
2) Welche Dimensionen des Erlebens es nach Schwangerschaftsabbruch geben kann (Petersen): desktruktive Abwehr, destruktive Panik und Angst, konstruktive Trauer und Begegnung mit dem toten Kind; schließlich auch: Bedürfnis nach Trauern und nach Todesritualen und einem Ort, wo das tote Kind seine Stätte hat;

3) wie langfristig die Verarbeitung des Schwangerschaftsabbruchs ist, und wie sie behindert ist durch biographische, charakterlich-psychodynamische und zwischenmenschliche Verkrustungen und Verkettungen in Form von Neurose und Kollusion – v. a. durch gesellschaftliche Ächtung der Abtreibung und sich daraus ergebenden Kränkungen;
4) wie lohnend es ist, solche Neurosen, Kollusionen und Kränkungen in geduldiger therapeutischer Arbeit einer Lösung zuzuführen.

Literatur

Jürgensen O (1982) Schwangerschaftsabbruch unter dem Aspekt von unbewältigten Trennungskonflikten – eine tiefenpsychologische Untersuchung. In: Poettgen H (Hrsg) Die ungewollte Schwangerschaft. Köln: Deutscher Ärzteverlag, Köln

Petersen P (1986) Schwangerschaftsabbruch – unser Bewußtsein vom Tod im Leben. Urachhaus, Stuttgart

Umgang mit Fehlgeburt und Totgeburt

Betreuung von Frauen mit Fehlgeburt

Martina Rauchfuß

Im Jahre 1985 begann H. Molinski auf der 14. Fortbildungstagung hier in Köln seinen Vortrag »Schwangerschaft als Konflikt« mit den Worten: »Eine Frau kann schwanger werden, und sie muß dann gebären. Es war daher nur realistisch, wenn die weibliche Befindlichkeit bis in unsere Tage hinein durch das Gefühl der Abhängigkeit von Natur und Schicksal mitbestimmt war.« Dann zählte er moderne Möglichkeiten der Beeinflussung der Fruchtbarkeit auf und fuhr fort: »Der Mensch von heute hat also Macht über Konzeption und Kontrazeption. Er weiß genau, daß seine Willenseinstellung weitgehend alles entscheiden kann« (Molinski 1985). So wird eine Frau, wenn sie von ihrer Schwangerschaft erfährt, davon ausgehen, daß sie in angemessener Zeit ein gesundes Kind bekommen wird. Nicht selten geschieht aber etwas völlig anderes. Der guten Hoffnung folgt ein jähes Ende, wie es Hannah Lothrop im Titel ihres Buches zu Kindsverlusten so treffend zusammenfaßt. Wie gehen wir in unserer ärztlichen Praxis mit diesem jähen Ende um? Was erleben die betroffenen Frauen bzw. Paare bei und nach einer Fehlgeburt? Dazu möchte ich Ihnen einige meiner Gedanken und Erfahrungen (wir betreuen seit ca. 15 Jahren Frauen mit wiederholten Schwangerschaftsverlusten in einer Spezialsprechstunde) im Kontext mit Ergebnissen anderer Autoren vortragen.

Als ich vor einigen Wochen an meinem Schreibtisch saß, um ein Konzept für diesen Vortrag zu entwerfen, klingelte das Telefon. Am Apparat war Herr S., bei dessen Ehefrau ich eine Woche zuvor eine intakte Schwangerschaft in der 7. Woche diagnostiziert hatte. Am Vortag war sie in unserer Infertilitätssprechstunde von einem Kollegen untersucht worden. Dieser hatte ihr im Ultraschall auch die bisher normale Entwicklung des Embryos demonstriert. Da Frau S. bereits 5 jeweils in der 8. Woche fehlgeschlagene Schwangerschaften hinter sich hatte und der Kollege vor der jetzt ungeplanten eingetretenen Gravidität noch eine Vorbehandlung durchführen wollte, war er dem weiteren Verlauf der Schwangerschaft gegenüber jedoch eher skeptisch eingestellt. Als wir uns später über die Konsultation von Frau S. unterhielten, sprach er von diesem Gefühl der Skepsis, war aber überzeugt, der Patientin gegenüber davon nicht gesprochen zu haben.

Am Abend nach der Untersuchung bekam Frau S. Blutungen, die das Ehepaar stark beunruhigten. Den Anruf des Paares erlebte ich als aus Angst geborenen Hilfeschrei nach Zuwendung, Verständnis und Sicherheit.

Ich ließ zunächst einmal Vortrag Vortrag sein und organisierte erneute Untersuchung und Gesprächstermin für die Patientin. Die Ultraschalluntersuchung zeigte eine intakte Gravidität in der 8. Schwangerschaftswoche. Nachdem sie Herzaktionen und Bewegungen ihres Kindes gesehen und über ihre Ängste gesprochen hatte, ging Frau S. etwas erleichterter nach Hause. Die Blutungen nahmen ab und hörten nach 3 Tagen gänzlich auf. In der Schwangerengruppe, die wir seit 3 Jahren allen schwangeren Frauen unserer Infertilitätssprechstunde anbieten, konnte sie, die sonst sehr zurückhaltend und vorsichtig ist, über ihr Erleben in dieser Situation sprechen. Die Solidarität der anderen Frauen gab ihr wohl den Mut dazu. Bei den folgenden wöchentlichen gynäkologischen und Ultraschalluntersuchungen konnten wir uns gemeinsam über die normale Entwicklung der Schwangerschaft von Frau S. freuen. Es trat bisher keine weitere Blutung auf.

Was hier geschah, hat jeder, der Frauen mit mehreren Aborten in der Vorgeschichte in einer neuen Schwangerschaft betreut, wohl auch schon erfahren. Wer eine Fehlgeburt hatte, lebt in der Angst, das könnte sich wiederholen, daß Schwangerschaft gleichbedeutend mit Versagen ist. Eine neue Gravidität kann dann angefüllt sein mit diesem Gefühl der Angst und Unsicherheit. Die Konsultation beim Arzt ihres Vertrauens bezeichnete eine schwangere Patientin unserer Sprechstunde einmal als »Hoffnung tanken«.

Die vertrauensvolle Arzt-Patientin-Beziehung als therapeutische Möglichkeit zu nutzen, beschreibt bereits 1972 M.B. Clyne. Nach seiner Erfahrung können Frauen mit habituellen Aborten auf einmal doch austragen, wenn der Arzt sich mittels »tender loving care« ihnen gegenüber nur so verhält, daß sie Sicherheit und Geborgenheit erfahren können (Clyne 1972).

Bevor wir uns jedoch Frauen bzw. Partnerschaften mit mehreren fehlgeschlagenen Schwangerschaften zuwenden, erscheint es mir wichtig über das, was eine Frau und auch ihr Partner bei einer Fehlgeburt erleben, nachzudenken.

Abort ist ein Ereignis, das zum Alltag fast jedes Gynäkologen gehört. Die Angaben über die Häufigkeit von Spontanaborten differieren zwischen 10 und 30 % aller Schwangerschaften. Bezieht man die von Patientin und Arzt nicht registrierten Frühstaborte mit ein, so soll die Rate sogar bis 60 % betragen. In einer Untersuchung von 46 000 Schwangerschaften wurde für eine in der 7. SSW diagnostizierte Gravidität eine Spontanabortwahrscheinlichkeit von 14,6 % errechnet (Berle 1988).

Bei etwa 800 000 Geburten pro Jahr in Deutschland wird ein solches Ereignis also auch 1992 annähernd 100 000 Frauen betreffen. Für viele von ihnen ist es der Verlust einer gewünschten Schwangerschaft ein ihr Leben stark beeinflussendes Ereignis.

Obwohl die Fehlgeburt die häufigste Art einer fehlgeschlagenen Schwangerschaft ist, wird der damit verbundene Kummer am wenigsten verstanden. Der Abort wird fast immer als ein sehr abgegrenztes, medizinisches Problem betrachtet und in einer überaus sachlichen mechanischen Weise behandelt (Borg u. Lasker 1983).

»Mit der Fehlgeburt hilft die Natur, Sie vor einem nicht lebensfähigen Kind zu bewahren.« »Es ist ja nur zu Ihrem Besten.« »Natürlich können Sie immer wieder und bald ein Kind haben.« Dies sind Kommentare, die Frauen bzw. Paare nach einem Abort von den verschiedensten Seiten zu hören bekommen. Sicher ist vieles an diesen Aussagen richtig. Untersuchungen von Spontanaborten, insbesondere Frühaborten bestätigen eine hohe Rate von Mißbildungen chromosomalen Defekten (Knörr 1977). Eine dänische Untersuchung an über 300 000 Schwangerschaften hat ein Wiederholungsrisiko von nur 16 % nach einem Spontanabort errechnet (Knudsen et al. 1991). Aber wird mit solchen Sätzen nicht auch versucht, die Schwangerschaft quasi ungeschehen zu machen, sie in ihrer Bedeutung für die Frau, das Paar herunterzuspielen? In ihrem Buch *Gute Hoffnung – jähes Ende* zitierte Hannah Lothrop (1991) eine Frau: »Ich war so froh kürzlich, in einer Frauenzeitschrift einen Artikel über Fehlgeburten zu finden. Ich hatte gedacht: Du spinnst doch. Irgendwie bist du nicht ganz normal. Das war doch kein richtiges Kind, das war doch nur ein ›Windei‹, hat der Doktor gesagt. Aber ich heulte mich jeden Abend in den Schlaf.«

Nach Erfahrungen von Hopkins Hutti (1988) kann es bei betroffenen Paaren nach einer Fehlgeburt zu einem großen Spielraum an Reaktionen kommen. Für einige ist dies »no big deal«, für andere dagegen ein sehr signifikanter Verlust. In diesem Fall sind die vorherrschenden Gefühle Kummer, Hoffnungslosigkeit, Ärger und Schuld. »Was habe ich falsch gemacht, was haben wir falsch gemacht?« ist eine Frage, die die Frauen oder Paare noch lange begleiten kann.

Gefühle von Schuld und Scham sind nach Schwangerschaftsabbrüchen wegen genetischer Störungen und/oder fetaler Mißbildungen besonders ausgeprägt. Häufig interagieren in diesen Fällen medizinisches Betreuungspersonal und Patientinnen in einem Verdrängungsprozeß. Auf seiten der Ärzte, Hebammen und Schwestern wird die Abwehr in Aktionismus deutlich, wird das Problem »defektive Schwangerschaft« scheinbar dadurch gelöst, daß der Abbruch ganz schnell angeboten und vollzogen wird. Den betroffenen Eltern, die sich nach der Diagnosestellung ja in einem Schockzustand befinden, wird so nicht Zeit gelassen zur Auseinandersetzung mit einer tiefgreifenden narzißtischen Kränkung. Aus der fehlenden Trauerarbeit, den Schuld- und Schamgefühlen resultieren häufig anhaltende Depressionen, Beziehungsstörungen und Identitätsprobleme nachgeborener Geschwister. Ringler und Langer haben hierzu in letzter Zeit mehrfach publiziert und in ihrem »Wiener Modell« zur Betreuung von werdenden Eltern bei Diagnose »fetale Mißbildung« ein Konzept vorgestellt, das den Weg für eine bessere Bewältigung ebnen kann (Ringler u. Langer 1991).

Doch kehren wir zur »Schuldfrage« zurück. Wenn »etwas« schuld ist am Fehlschlagen der Schwangerschaft, wenn die Paare einen Grund dafür finden, auch wenn er mit eigener Schuld verknüpft ist, so besteht damit die Chance, beim nächsten Mal alles besser zu machen. Frauen, die ein Kind verloren haben, wollen dann auch oft während der nächsten Schwangerschaft »alles richtig machen«. Sie drängen nach einem Abort darauf, etwas über Ursachen und Gründe zu erfahren, möchten ein ausführliches Gespräch und eingehende Beratung. Nicht selten werden sie von ihren behandelnden Ärzten daraufhin jedoch mit globalen oder nichtssagenden Äußerungen abgespeist und auf eine neue Schwangerschaft hin vertröstet. Auseinandersetzungen mit dem Ereignis Fehlgeburt und Trauer um die verlorene »gute Hoffnung« werden so unterdrückt; die Chance, etwas im Vorfeld einer neuen Schwangerschaft zu verändern, wird vertan.

In halbstandardisierten Interviews gaben Patientinnen unserer Infertilitätssprechstunde zu 64 % eigene körperliche, zu 27 % eigene seelische Voraussetzungen und zu 8 % beruflichen Streß als mögliche Ursache für die Fehl- bzw. Totgeburten an (Dreißig 1992). Dementsprechend erwarten sie von ihrem behandelnden Arzt auch Diagnostik und Therapie in diesem Bereich bzw. Hilfestellung bei ggf. erforderlichen Veränderungen ihrer Lebenssituation. 15 % der betroffenen Frauen und fast doppelt soviele ihrer Partner sehen in der Unfähigkeit der betreuenden Ärzte, diese Schwangerschaft zu erhalten, eine Ursache für deren Verlust. Schuldzuweisung nach außen, mag sie zutreffend sein oder nicht, kann das Ertragen einer belastenden Situation zunächst erleichtern, sie verhindert aber langfristig die Auseinandersetzung mit den eigenen Anteilen und die notwendige Trauerarbeit. Frauen, die nach einem Abort keine Gefühlsregungen wie Trauer, Ärger, Wut, Enttäuschung u. ä. zeigen, neigen zu Depressionen, anderen seelischen Störungen oder zur Ausbildung von psychosomatischen Symptomen.

Ich erinnere mich an eine Patientin, deren körperliches Symptom den Wunsch »Zähne zusammenbeißen und durch« geradezu versinnbildlichte. Dennoch dauerte es 3 Jahre, und es gab 2 Aborte, bis dieser Zusammenhang einem ihrer Ärzte auffiel. Frau W. wurde mir aus der Kiefergelenkssprechstunde unserer Zahnklinik von einer Kollegin überwiesen, mit der ich gemeinsam vor Jahren einen Grundkurs in ärztlicher Psychotherapie absolviert hatte. Ihr war das zeitliche Zusammenfallen eines medizinisch indizierten Schwangerschaftsabbruches in der 23. SSW und dem erstmaligen Auftreten der Kieferklemme aufgefallen. Ein Jahr nach dem Abbruch wurde die Patientin wieder schwanger und erlitt in der 7. SSW einen Abort. Ein halbes Jahr später wiederholte sich dies. Überwiesen in unsere Infertilitätssprechstunde wurde sie nicht von ihrer Gynäkologin, sondern von der bereits erwähnten Kollegin aus der Kiefergelenkssprechstunde. Wir suchten nach organischen Ursachen für die Fehlgeburten, fanden aber eigentlich fast erwartungsgemäß nichts Auffälliges. Auffällig waren nur ihre stets verspannte Körperhaltung und die Schwierigkeiten, über ihr Erleben in und nach den Schwangerschaften zu sprechen. Frau W. hatte ihren Gefühlen nach jenem Abbruch nie so richtig Ausdruck verleihen können, war vielmehr stark gewesen und hatte alles »gut verkraftet«. In unseren Gesprächen kristallisierte sich dann aber ein ganz anderes Bild heraus. Der Verlust dieses Wunschkindes hatte sie tief gekränkt, dies um so mehr, da sie, groß von Wuchs und eher etwas maskulin wirkend, schon immer Schwierigkeiten mit ihrer weiblichen Identität hatte. Die folgenden 2 Spontanaborte vertieften Kränkung und Unsicherheit. In der folgenden Schwangerschaft stellte sich die Patientin voller Angst bereits 5 Tage nach Ausbleiben der Regel in unserer Sprechstunde vor. Unter engmaschigen Konsultationsterminen, mit Integration in der Schwangerengruppe und zeitweiliger stationärer Aufnahme (zur Cerclage in der 29. SSW) konnte sie die Schwangerschaft bis zur Geburt eines reifen Kindes austragen. Kritische Zeiten, in denen Frau W. mit Blutungen und Bauchschmerzen reagierte, waren die 7. und die 23. SSW.

Hinter den Schuldgefühlen der betroffenen Frauen kann also auch, wie im gerade geschilderten Fall, eine tiefe Identitätskrise als Frau und Mutter stehen. »Bin ich fähig, eine richtige Mutter zu sein, habe ich hier versagt? Wie wird diese Fehlgeburt, diese enttäuschte Hoffnung mein weiteres Leben als Frau beeinflussen? Werde ich noch mein gesundes Kind im Arm halten?« Diese Fragen stellt sich bewußt oder unbewußt so manche Frau nach einer Fehlgeburt. Wenn auch heute Mutterschaft nicht mehr als der eigentliche Sinn des weiblichen Lebens gilt, vollendet sich in ihr doch, wie Simone de Beauvoir es ausdrückt, ihr physiologisches Schicksal. Schwangerschaft, Geburt und Wochenbett sind nach Pubertät und Partnerfindung ein weiterer Reifungsschritt der weiblichen Identität. Bei Fehl- oder Totgeburten erlebt die Frau bei diesem Schritt mehr oder minder starke Frustrationen, die ihr zukünftiges Leben prägen können.

Eigene Untersuchungen und Studien von Läpple (1989) lassen darauf schließen, daß bei ungewolltem Schwangerschaftsverlust, gleich welcher Ursache, sehr häufig psychische Störungen auftreten. Die Beschwerden stehen in Beziehung zur Gestationsdauer und sind nach einer Totgeburt am ausgeprägtesten. Bei intensivem Kinderwunsch, höherem Alter, Fertilitätsstörungen und nach 2 und mehr Fehlgeburten in der Anamnese hat das Abortgeschehen schwerwiegendere Folgen. Eine Untersuchung an 87 Frauen unserer Infertilitätssprechstunde aus dem Jahre 1985 weisen 3 Gruppen von Frauen als psychisch besonders auffällig auf. Dabei handelt es sich um Frauen mit 3 und mehr Fehlgeburten, Frauen mit Totgeburt und junge Frauen von 18 bis 25 Jahren mit 2 Aborten in der Vorgeschichte. Die diagnostizierte Symptomatik zeichnet sich durch Angst, Ärger und in erster Linie durch depressive Verstimmungen aus. Außerdem werden Schuldgefühle, Nichtakzeptanz des Verlustes, Weinen, Gefühle von Machtlosigkeit und Rückzugstendenzen genauso genannt wie Enttäuschung, Schlafstörungen, Konflikte mit dem Partner und, sicher prognostisch wichtig, Angst vor wiederholter Fehlgeburt. Die Angst vor erneuter Fehlgeburt identifizierte Dreißig (1992) in einer von uns betreuten Promotionsarbeit als ein zentrales Gefühl in der auf die erste Fehl- bzw. Totgeburt folgenden Schwangerschaft.

Diese Ängste, diese Gefühle sind uns, wenn wir darüber nachdenken, einfühlbar und verständlich. Warum gestehen wir sie unseren Patientinnen dann aber so selten zu, dämpfen vielmehr ihre Emotionen nach einem sie berührenden Abort mit Tranquilizern und gehen so schnell wie möglich zur Tagesordnung über? Verlust, Sterben und Tod sind Ereignisse, die wir wohl eher meiden möchten, und als Geburtshelfer haben wir auch viel häufiger und lieber mit dem freudigen Ereignis am Ende einer Schwangerschaft zu tun. Solche Bilder von Schwangeren und Tod oder intrauteriner Bedrohung des Embryos erschrecken uns mehr als andere Darstellungen, die sich auf die Endlichkeit unseres menschlichen Lebens beziehen. Vielleicht dämpft auch die tägliche Routine – wie gesagt, gehört der Abort zu unserem gynäkologischen Alltag – den Blick für die Tragik des individuellen Schicksals. Vielleicht haftet der Fehlgeburt aber auch noch immer ganz tief unten in uns der Geruch von »kriminellem Abort« an. Unterstellen wir eventuell auch, daß ein Kind erst mit der Geburt oder frühestens nach Beginn der Kindsbewegungen für seine Mutter, seine Eltern zu einer realen Person wird, um die man auch trauern kann. Wer von uns hat aber nicht schon Frauen in der ersten Hälfte der Schwangerschaft von Julchen oder Mäxchen, von Paulchen oder Riekchen reden hören? Die Kommunikation zwischen Eltern und Kind beginnt lange vor der Geburt; die moderne Ultraschalltechnik fördert diese Kontaktaufnahme. Und trauern wir nicht auch um verlorene Hoffnung und Chancen? Wie soll da eine Frau nicht um die Chance ihrer verlorenen »guten Hoffnung« trauern?

Wenn wir all das Gesagte bedenken, stellt sich die Frage: Was können wir als betreuende Gynäkologen für Frauen, für Paare nach einer Fehlgeburt tun? Es geht meiner Meinung nach um 2 wesentliche Problemkreise, die jedoch in einem inneren Zusammenhang stehen; einem mehr emotionalen und einem eher sachbezogenen. Auf der einen Seite stehen Fragen wie: Welche Bedeutung hat diese Fehlgeburt für diese betroffene Frau, für ihre Familie, für ihre Lebenssituation? Wie hat sie die Schwangerschaft und den diese beendenden Abort erlebt? Welche ist die ihr angemessene Form, damit umzugehen? Kann sie äußern, was sie bewegt, oder zieht sie sich zurück? Wie wirkt sich der Abort auf die Paarbeziehung aus? Auch wenn wir die Männer in diesem Zusammenhang selten in unserer Sprechstunde sehen, heißt das nicht, daß die Fehlgeburt von ihnen als nicht belastend erlebt wird. In der bereits erwähnten Untersuchung von Dreißig äußerten 95 % der Männer, daß die Fehl- bzw. Totgeburten ihre Frauen stark belasten. Diese Ereignisse bedrücken die Männer selbst zu 86 % stark, zu 14 % gering. Die Sorge um ihre Frauen und sicher auch das gesellschaftlich vorgegebene Klischee vom »starken Mann« veranlaßt sie allerdings meist, eigene Gefühle der Trauer zurückzudrängen. Wie sich ein solches Verhalten auf die Paarbeziehung auswirkt, können wir am Beispiel eines Mannes, dessen Frau eine Fehlgeburt hatte (zit. aus Borg u. Lasker 1983), sehen. »Ich fühlte mich einfach miserabel. Aber ich dachte, wenn meine Frau merkt, wie traurig ich bin, belastet sie das noch mehr. So versuchte ich fröhlich zu sein, damit es ihr besserginge. Schließlich wurde ich es leid, weil es ihr überhaupt nicht zu helfen schien. Zum Schluß explodierte ich und sagte ihr, wie es in mir aussah. Zu meiner Überraschung stellte ich fest, daß sie vorher nur wütend auf mich gewesen war, weil ich zu scherzen versuchte und so tat, als wäre ich überhaupt nicht betroffen. Was für eine Erleichterung! Ich mußte ihr nun endlich nichts mehr vormachen.«

Dieses Sich-und-anderen-etwas-Vormachen sollten wir auch der Patientin ersparen. Wenn sie nach einer Ultraschalluntersuchung erfahren muß, daß ihr Kind intrauterin abgestorben ist, wenn sie in der Klinik nach der Ausschabung aus der Narkose erwacht und voll Verzweiflung weint, muß sie unsere Anteilnahme spüren. Wir dürfen nicht ihre Gefühle wegtrösten, sie ihr ausreden oder mit Medikamenten wegdämpfen. Vielmehr sollten wir Raum für Gespräche schaffen, sei es mit dem Arzt, der Schwester, dem Partner oder anderen nahen Verwandten oder Freunden.

In diesen Gesprächen wird relativ bald auch die Frage nach dem »Warum« kommen. Warum mußte meine Schwangerschaft glücklos enden? Was sind die Ursachen für die Fehlgeburt? Kann man etwas dagegen tun? Diese Fragen müssen wir ernstnehmen, der Patientin, dem Paar in angemessener Weise über die uns bekannten Faktoren Auskunft geben und erforderlichenfalls weitere Untersuchungen veranlassen. Ich bin inzwischen sensibilisiert für den enttäuschten Ausdruck in den Augen der von mir betreuten Frauen, wenn ich ihnen das in der Regel wenig aussagefähige Ergebnis der histologischen Untersuchung mitteile. Hier kann es hilfreich sein, die Patientin auf ihre Vorstellungen und Phantasien im Zusammenhang mit dem Abortgeschehen anzusprechen. So kann ein Dialog in Gang kommen, in dem wir Wichtiges über sie erfahren. Indem sie ihre Vorstellungen und Befürchtungen mit unseren Informationen vergleicht, sich mit ihren Gedanken und Gefühlen von uns ernstgenommen sieht, kann sie Ängste abbauen, Trauer zulassen, das Ereignis langsam verarbeiten. Da die Partner ähnlich wie ihre Frauen leiden, ist es sinnvoll, das Paar auch auf die Möglichkeit eines gemeinsamen Gespräches bei uns hinzuweisen. Für die in unserer Infertilitätssprechstunde nach Wünschen bezüglich der medizinischen Betreuung befragten Männer war eine bessere psychische Betreuung eine der wesentlichsten Forderungen.

Wie oben bereits erwähnt, kann eine Fehlgeburt individuell sehr unterschiedlich verarbeitet werden. Dies hängt meist vom Gestationsalter, aber auch von der Intensität des Kinderwunsches und der Lebenssituation des Paares, z. B. bezüglich bereits vorhandener Kinder, ab. Ein Frühabort kann auch von der betroffenen Frau häufig noch als Regulativ der Natur verstanden und so auch relativ gut verarbeitet werden. Allerdings können wir dies nicht als Regel voraussetzen. So wurde mir vor ca. 1 Jahr eine Schwangere von den Kollegen unserer Schwangerenberatung vorgestellt, die dort fast täglich wegen der verschiedensten Beschwerden (Blutungen, Bauchschmerzen, Kreislaufstörungen, Erbrechen usw.) vorstellig wurde. Sie hatte ein Jahr vor der jetzt bestehenden Schwangerschaft eine Fehlgeburt im 3. Monat gehabt. Die damalige Schwangerschaft war zwar spontan, aber erst nach gut 2 Jahren Kinderwunsch eingetreten. Bereits in unserem ersten Gespräch wurde die große Angst der Patientin deutlich. Nachdem wir wöchentliche Konsultationstermine in unserer Infertilitätssprechstunde und ihre Teilnahme an der Schwangerengruppe vereinbart hatten, erschien sie etwas gelöster. Sie kam nun nur noch zu den abgesprochenen Beratungsterminen, ihre Beschwerden verschwanden. Was blieb, war ihr starker Wunsch nach Betreuung und Zuwendung. Auf den psychodynamischen Hintergrund möchte ich an dieser Stelle nicht eingehen, sondern nur darauf verweisen, daß das sogenannte »tender loving care« und die Integration in eine Gruppe gleichbetroffener schwangerer Frauen es der Patientin ermöglichten, ihre Gravidität zwar nicht angstfrei, aber ohne weitere medizinische Komplikationen auszutragen.

Meist wird unsere Patientin einen Frühabort bei adäquater Betreuung jedoch gut verarbeiten und nach angemessener Zeit eine neue Schwangerschaft ohne eingehendere Diagnostik und Therapie anstreben können. Der Verlauf dieser Gravidität wird sich dann auch in der Regel normal gestalten. Doch bereits 2 Frühaborte in Folge oder 1 Spätabort oder 1 Totgeburt sollten Anlaß für eine intensivere Beratung des betroffenen Paares sein. Das Wiederholungsrisiko für einen Spontanabort steigt von 25 über 45 auf 54 % nach 2, 3 bzw. 4 Fehlgeburten (Knudsen 1991).

An unserer Klinik betreuen wir Partnerschaften mit unerfülltem Kinderwunsch aufgrund von Fehl- und/oder Totgeburten in einer speziellen, biopsychosozial ausgerichteten Sprechstunde. Unmittelbar nach dem Ereignis geht es um die bereits geschilderten Fragen der Verarbeitung. Bei fortbestehendem Kinderwunsch sind später intensive gynäkologische und interdisziplinäre Untersuchungen notwendig, um die Ursachen der Infertilität zu ermitteln und ggf. Behandlungsmaßnahmen einzuleiten. Das Vorgehen ist stufenförmig und individualisiert der Schwere und Spezifität des Geschehens angepaßt.

Obwohl ungewollte Kinderlosigkeit infolge mehrerer fehlgeschlagener Schwangerschaften mindestens so belastend ist wie infolge des Ausbleibens einer gewünschten Gravidität, gibt es für infertile Paare kein gut ausgebautes Netz von Behandlungsmöglichkeiten, wie diese – z. T. hochtechnisiert – für sterile Paare der Fall ist. Über die Gründe kann man nur spekulieren. Bis zur Einführung des Gesetzes über den Schwangerschaftsabbruch 1972 haftete dem Abort in der ehemaligen DDR das Image der gewollten Schwangerschaftsbeendigung an. Im westlichen Teil Deutschlands dürfte es ähnlich gewesen sein. In den folgenden 18 Jahren kristallisierte sich in der DDR eine Unterscheidung in IR = Schwangerschaftsabbruch und Abort = Verlust eines gewollten Kindes heraus, in deren Gefolge dann wohl erst verstärkt Ansprüche auf Kinderwunschbehandlung formuliert werden konnten. Vielleicht suchen infertile Paare Ursachen für die Fehl- und Totgeburten auch zunächst bei der Frau selbst und in ihrem Umfeld, glauben an schuldhaftes Verhalten oder Schicksal, gehen zwar mit Angst, aber auch Hoffnung in immer wieder neue Schwangerschaften hinein, ehe sie kompetente medizinische Hilfe in Anspruch nehmen. Nicht selten werden sie aber auch von Medizinern aufgefordert, sich doch möglichst bald wieder »ein Baby zu bestellen«. Tritt diese neue Schwangerschaft ein, bevor die

Trauer um das verlorene Kind abgeschlossen ist, müssen wir mit negativen Auswirkungen auf den Schwangerschaftsverlauf und auch auf die künftige Mutter-Kind-Beziehung rechnen (Reed 1984).

In der bereits zitierten Untersuchung von Dreißig (1992) wurden die infertilen Paare nach ihren Wünschen und Forderungen bezüglich der medizinischen Betreuung befragt. Eine spezialisierte medizinische Betreuung zu einem angemessenen Zeitpunkt und nicht erst nach einer Mindestzahl (meist werden 3 Aborte genannt) von Fehlgeburten erwartet die Mehrzahl von ihnen von ihren behandelnden Ärzten. Ein weiterer wichtiger Punkt ist die kontinuierliche Betreuung durch einen Arzt ihres Vertrauens, der auch auf die seelischen Hintergründe ihrer ungewollten Kinderlosigkeit eingeht.

Aus dem Gesagten haben wir für das diagnostische und therapeutische Vorgehen im Rahmen der Infertilitätssprechstunde der Charité folgende Konsequenzen gezogen: Neben einer gründlichen somatischen Abklärung, die stufenförmig der Schwere des Geschehens angepaßt ist (wir finden bei etwa der Hälfte unserer Paare nachweisbare organische und/oder funktionelle Ursachen, bei Patientinnen mit Spätaborten etwas häufiger als bei solchen mit Frühaborten), muß dem psychosozialen Bedingungsgefüge verstärkte Aufmerksamkeit gewidmet werden. Dabei ist der individuellen Entwicklung beider Partner und ihrer Beziehung zueinander ebensolche Aufmerksamkeit zu widmen wie den bisherigen Reaktionen auf den Schwangerschaftsverlust, den Einstellungen zu Schwangerschaft und dem sozialen Netz. Eine günstige Gelegenheit für die Erhebung der entsprechenden Daten stellt die ausführliche Anamnese im Rahmen der Erstkonsultation, möglichst mit beiden Partnern, dar. Das Eingehen auf über das Biologische hinausgehende Probleme unterstützt wesentlich den Aufbau einer vertrauensvollen Arzt-Patient-Beziehung, und diese wiederum ist unumgängliche Voraussetzung für die effiziente Betreuung in einer neuen Schwangerschaft. So können wir auch abklären, ob vor einer nächsten Schwangerschaft neben der ggf. erforderlichen somatischen Behandlung – oder anstatt einer solchen – eine Psychotherapie durchgeführt werden sollte. Bereits vor Eintritt einer weiteren Gravidität sollte die Patientin, besser das Paar, bei der Erprobung effizienter Streßbewältigungsstrategien unterstützt werden. Sinnvoll sind unserer Meinung nach sowohl Entspannungstraining als auch Einzel- und Gruppengespräche z. B. im Kreis betroffener Paare. Eine wichtige entängstigende und entlastende Funktion haben Gespräche und Entspannungsübungen nach Eintritt einer neuen Schwangerschaft, in der die Patientinnen in der Regel überängstlich bis depressiv reagieren (Rauchfuß 1984). Bei den häufigen (7- bis 14tägigen) Konsultationen wird der Frau die gesunde Entwicklung der Schwangerschaft durch Ultraschalluntersuchungen, später HT-Kontrollen, demonstriert. Sie hat aber auch die Möglichkeit, über ihre Befürchtungen und Probleme zu sprechen. Besonders ermutigende Erfahrungen haben wir in dieser Hinsicht mit unseren Schwangerengruppen für Infertilitätspatientinnen gemacht. Stray-Pedersen u. Stray-Pedersen (1988) fanden in ihren Untersuchungen einen statistisch signifikanten Unterschied beim Therapieerfolg infertiler Frauen ohne organisch Abnormitäten, die entweder dieses sog. »tender loving care« erfuhren (85 % Erfolgsrate) oder nur in der normalen Schwangerenberatung betreut wurden (36 % Erfolgsrate). Doch selbst wenn für das Abortgeschehen somatische Ursachen anzuschuldigen sind, die vor und/oder während der Gravidität behandelt werden, ist das »tender loving care« auch für diese Frauen eine wichtige Hilfe zum Austragen der Schwangerschaft. Insbesondere in der sog. kritischen Zeit ist eine physische und psychische Entlastung z. B. durch Arbeitsbefreiung, zusätzliche Ruhephase u. ä., aber teilweise auch durch Medikamente und/oder eine stationäre Behandlung erforderlich. Eine Psychotherapie in der Schwangerschaft sollte stützend sein.

Kommt es trotz aller therapeutischen Bemühungen erneut zu einem frustranen Schwangerschaftsausgang, sollten wir als behandelnde Ärzte versuchen, dieses Ereignis gemeinsam mit der Patientin anzunehmen und das betroffene Paar bei der Trauerarbeit zu unterstützen. Bei einem solchen Herangehen wird unserer Erfahrung nach das Vertrauen in uns und die medizinische Betreuung in der Regel nicht erschüttert.

Uns bleibt die Möglichkeit, gemeinsam mit dem Paar nach Lösungsmöglichkeiten, z. B. neuen therapeutischen Wegen, einer Adoption oder auch dem Akzeptieren der Kinderlosigkeit zu suchen.

Literatur

Berle P (1988) Spontanabortrate in der Frühschwangerschaft. Gynäkologe 21: 93-98

Borg S, Lasker J (1983) Glücklose Schwangerschaft. Tomus, München

Canakis J (1990) Ich sehe deine Tränen. Kreuz, Stuttgart

Clyne M B (1972) Der habituelle Abort. Sexualmedizin 1: 93

Dreißig A (1992) Infertilitätsbewältigung – über den Einfluß der Partnerschaft, der medizinischen Betreuung und anderer sozialer Faktoren auf die Verarbeitung und Bewältigung wiederholter Fehl- und Totgeburten durch infertile Paare. Dissertation, Humboldt-Univ. Berlin (noch unveröffentlicht)

Hopkins Hutti M (1988) Miscarriage: the parents' point of view. Nursing 14: 267-268

Knörr K, Knörr-Gärtner H (1977) Das Abortgeschehen unter genetischen Aspekten. Gynäkologe 10: 3-8

Knudsen U B, Hansen V, Juul S, Secher N J (1991) Prognosis of a new pregnancy following previous spontaneous abortions. Eur J Obstet Gynecol Reprod Biol 39: 31-36

Läpple M (1989) Diagnostik, Beratung und Psychotherapie bei Spontanaborten (SA) und rezidivierenden Spontanaborten (RSA) bzw. habituellen Aborten. Z Klin Psychol Psychopath Psychother 37: 227-290

Lothrop H (1991) Gute Hoffnung – jähes Ende. Kösel, München

Molinski H (1985) Schwangerschaft als Konflikt. In: Fervers-Schorre B et al. (Hrsg) Psychosomatische Probleme in der Gynäkologie und Geburtshilfe. 1985. Springer, Berlin Heidelberg New York, S 67-77

Rauchfuß M, Begenau J, Sandring D (1984) Biopsychosoziale Situation der infertilen Ehe. In: Die kinderlose Ehe. 2. Magdeburger Symposium

Reed K S (1984) Involuntary pregnancy loss research and the implications for nursing. Issues Ment Health Nurs 6: 209-217

Ringler M, Langner M (1991) Das Wiener Modell: ein interdisziplinäres Betreuungskonzept für werdende Eltern bei Diagnose fetale Mißbildung. In: Brähler E, Klapp B F, Scheer J W (Hrsg) Jahrbuch der medizinischen Psychologie. Springer, Berlin Heidelberg New York, S 123-137

Stray-Pedersen B, Stray-Pedersen S (1988) Recurrent abortion: the role of psychotherapy. In: Early pregnancy loss. Springer, Berlin Heidelberg New York, pp 430-440

Totgeburt: Erleben, Umgang, Verarbeitungshilfen

Karl-Heinz Wehkamp

Vorbemerkungen:
Eigene empirische Arbeiten über Erleben, Folgen und Verarbeitungshilfen beim perinatalen Kindestod werde ich an dieser Stelle nicht vorstellen. Ich verweise dazu auf meinen Aufsatz im Handbuch *Klinik der Frauenheilkunde und Geburtshilfe*, Bd. VII/2 Urban & Schwarzenberg, 1991. Die »neuen Formen« des Umgangs mit dem perinatalen Kindstod sind inzwischen oft genug veröffentlicht worden und gut bekannt. Die von unserer Arbeitsgruppe an der Frauenklinik St. Jürgenstraße, Bremen, geübte Handhabung sowie die gemachten Erfahrungen stimmen weitgehend überein mit denen anderer Arbeitsgruppen in Deutschland, Schweden, Niederlande, Schottland, Irland, USA, Frankreich, Schweiz. Mit meinem folgenden Beitrag versuche ich, den perinatalen Kindstod im kulturellen Kontext zu sehen und zugleich die Grenzen herkömmlicher wissenschaftlicher Konzepte aufzuzeigen.

Ich möchte mein Thema in einem doppelten Sinne aufnehmen: Totgeburt – Geburt eines toten Kindes, und »Tod – Geburt« – die Verbindung von Tod und Geburt. Letztere kann die Erlebniswirklichkeit der Totgeburt erschließen und verweist auf Möglichkeiten des Trostes und der Hilfen. Es sind die kulturellen Formen unserer Gesellschaft, die bis in die Kreiß- und Operationssäle hinein die Erlebnisweisen der Individuen und die Formen medizinischer und psychologischer Arbeit prägen und herausfordern. Im Umgang mit ihren Toten und mit dem Leid der Hinterbliebenen spiegeln sich neben den elementaren und seelischen Wirklichkeiten auch die kulturellen Muster menschlicher Gemeinschaften.

Mehr noch als die Wissenschaften eröffnet die Kunst Zugänge zu den Tiefenschichten unserer Lebenswelten. Der Kulturphilosoph Ernst Cassirer schreibt dazu 1944: »Nur indem wir die Kunst als eine besondere Ausrichtung, als neue Orientierung unseres Denkens, unserer Phantasie und unserer Gefühle begreifen, erfassen wir ihre wirkliche Bedeutung und ihre eigentliche Funktion. Die bildenden Künste zeigen uns die sinnliche Welt in ihrem ganzen Reichtum und ihrer Mannigfaltigkeit« (Cassirer, Ausg. 1990, S. 259). Dies gilt für Freude und Leid, Lust und Schmerz. Nicht allein die Bilder der Künstlerin Frieda Kahlo unterstreichen diese Aussage für die Fehl- und Totgeburt, sondern auch viele Bilder von Frauen, die unter kunsttherapeutischer Begleitung in unserer Klinik gemalt und plastiziert haben.

Die gegenwärtige Aktualisierung der »Kunst« meint mehr als die Ästhetik spezieller Kunstwerke, nämlich vorwiegend die »postmoderne« Ausgestaltung eigener Lebensformen durch die Individuen, die nicht länger allgemeinen Normen und Instanzen überlassen sind. Nicht allein psychologisch-professionelle Umgangsstrategien mit dem zum konstruierten Objekt geronnenen »Ereignis Kindstod« sind demnach »not-wendig«, sondern Intuition, Selbstverantwortlichkeit, Mut und Bereitschaft aller Beteiligten, einem grausam und sinnlos erscheinenden Ereignis standzuhalten und es in die eigene Lebenslinie bewußt aufzunehmen.

Die Ablehnung von »Anästhetik«, des Nichtempfindens, dieses Grundzuges unserer Kultur, heißt dann auch Ablehnung des verdoppelten Todes: daß nicht zum Tod des Kindes auf seiten der Mutter und des Vaters der Tod des Erlebens von Kind und Schwangerschaft, der Tod der Erinnerung, der Tod des Schmerzes und des Leids sich hinzugesellen. Das Annehmen der ganzen Erfahrungen kann über die Entwicklung von Leidensfähigkeit zur »existentiellen« Bereicherung führen, indem Leben in seiner ganzen Tiefe, Vielgestaltigkeit und auch Unergründbarkeit wahrgenommen wird.

»Umgang mit dem Kindstod« ist dann weit über »psychosomatisch-psychoprophylaktische Arbeit« hinaus ein ethisches Unternehmen, Bestandteil einer »Lebenskunst« im Sinne Foucaults, Teil existentieller Begegnung und Erfahrung. Tolstoi hat die Geburt »das feierlichste Mysterium der Welt« genannt. Bei der Totgeburt sind die Mysterien des Lebens und des Todes auf einem Punkt vereint. Anstelle der Feier der Geburt erscheint der Schrecken des Todes. Ihm verweigert unsere Kultur die Feierlichkeit. Unvorbereitet scheinen wir dem heute nicht (mehr?) standhalten zu können. Es trifft uns oft schutzlos an einer unserer empfindlichsten und verletzbarsten Stellen. Es bedürfte einer besonders sensiblen Kultur des Umgangs mit dem Tod am Lebensanfang, aber noch viel zu oft zerstört die unvorbereitet empfundene Gewalt des Ereignisses alle Möglichkeiten der Annahme. Die Anerkennung des Kindstods als solchen, die Anerkennung der gegenüber dem Tod von Erwachsenen oft härter und nicht – wie viele glauben möchten – geringer empfundenen Schmerzhaftigkeit wäre ein erster Schritt.

Können wir Geburtshelferinnen und Hebammen uns und andere auf den Tod am Lebensanfang vorbereiten? Ich meine ja – aber es sprengt den ohnehin schon obsolet gewordenen Rahmen der »Psychosomatik«, da er unsere Form des Lebens berührt, unsere Art des Seins, unsere Art des Umgangs, unsere Bezogenheit und – wenn man so will – unsere Religion. Die medizinische Sorge um das Wohl der uns anvertrauten Patientin geht hier auf in einer allgemeinen hilfreichen Verbundenheit von Menschen. Mehr noch als spezialisierte Kunst von Ärztinnen, Hebammen, Pflegekräften ist eine »Seelsorge« als kulturelles Vermögen gefordert, wobei »Seele« im Sinne des Aristoteles als eine Seinsweise des Lebendigen, nicht als ein Pseudogegenstand gemeint ist.

Gesellschaftliche Sorge um den Tod am Lebensanfang ist eine große unsere Kultur abverlange Kunst. Sie beträfe nicht nur Geburtsvorbereitung und Kreißsaal, sondern auch die Rituale des Abschieds: das Sehen und Berühren des Kindes, Ausdrucksformen des Schmerzes in Sprache, Ritual und Gebärde, die Namensgebung, Segnung und Taufe, die Beisetzung, das weitere Leben. Noch sind wir unterwegs zu einer solchen Kultur – ob sie wirklich neu ist oder letztendlich uralt, wage ich nicht zu beantworten.

Totgeburt im Kreißsaal

Anruf im OP. Die diensthabende Kreißsaalärztin, eine junge Frau, bittet mich um Beistand beim Beistand. Ein 16jähriges Mädchen ist unter der Geburt. Vor einigen Stunden ist sie in die Klinik gekommen, vom niedergelassenen Arzt eingewiesen, den sie wegen schmerzhafter Wehen aufgesucht hatte. Laut Mutterpaß ist sie in der 38. SSW. Der Kollege hatte keine Herztöne feststellen können, auch keine Kindsbewegungen. Er hatte sich aber nicht zur Diagnose »Infans mortuus« durchgerungen, hatte nur seinen Verdacht aufgeschrieben, dem Mädchen aber nichts gesagt. Natürlich ist sie alarmiert. Mit ihrem 18jährigen Freund und ihrer Mutter ist sie in die Klinik gekommen. Sie liegt jetzt im Kreißbett. Die Aufnahmeärztin hat beim Ultraschall diese unheimliche Stille wahrgenommen, wenn das tote Kind nur durch die Atembewegungen der Mutter gehoben und gesenkt wird. Ein Oberarzt stellt die Diagnose, die Ärztin muß sie mitteilen. Das fällt ihr schwer – sie weiß keinen Trost. Sie bleibt aber stumm bei dem schwangeren Mädchen, das erst heftig weint, dann aber zunehmend ruhiger wird.

Der Muttermund ist schon weit eröffnet, es bleibt wenig Zeit. Rötlichbraunes Fruchtwasser mit weißen Talgbrocken fließt ab. Die Gruppe ist verzweifelt. Die Ärztin hat sich ans Bett gesetzt, ihr in Ruhe alle Schritte des Geburtsablaufes erklärt. Als sie einen Kontakt zwischen beiden wahrnimmt, spricht sie darüber, daß in unserer Klinik die Möglichkeit und auch die Empfehlung besteht, das tote Kind anzusehen. Die Frau hatte dann zustimmend genickt, während ihr die Tränen stumm aus den Augen liefen. Keine Nachfragen nach Sinn und Zweck des Ganzen.

Ich komme in den Kreißsaal mit Beginn der Preßwehen. Das Kind ist recht klein, die Geburt geht schnell voran. Die junge Frau hatte kein Schmerzmittel verlangt – sie war wahrscheinlich gar nicht in der Lage dazu. Die Ärztin hatte zwar an eine PDA gedacht, hielt aber die stille Anwesenheit für wichtiger. Mir bleibt nur die Zeit für ein kurzes Vorstellen. Daß ich auch anwesend sein will, eher zur Sicherheit. Meine Kollegin hatte sich zwar unsicher gefühlt, sie erlebt eine solche Situation zum ersten Mal, aber sie verhält sich sehr sensibel und instinktiv hilfreich. Sie braucht mich offenbar nur zur Beruhigung ihrer eigenen Angst.

Die junge Frau liegt nun ruhig und stumm in halbsitzender Position auf dem Rükken – obwohl 16 Jahre alt und Erstgebärende ohne spezifische Geburtsvorbereitungskurse – preßt sie bei jeder Wehe mit großer, fast feierlicher Gefaßtheit und Ruhe, die sich auf alle im Kreißsaal Anwesenden überträgt. Es zeigt sich kein einziger Schmerzensausdruck. Die Frau ist in gefaßter Weise »außer sich«.

Dann tritt der eigenartig weiße, fast schuppig wirkende Steiß des toten Kindes aus der Vulva aus. Es ist eine Beckenendlage. Die Hebamme blickt fragend zu mir herüber, so als wollte sie sagen: »Dieses Kind hat was Besonderes – es sieht so anders aus – können wir das wirklich zeigen?« Ganz sicher bin ich mir auch nicht, obwohl ich bisher – mit einer Ausnahme – jedes tote Kind seiner Mutter gezeigt habe, wenn diese einverstanden war. Ich nicke ihr aber zu – und mit der nächsten Preßwehe wird dann – durch vorsichtigen Zug der Hebamme unterstützt, der Rumpf und das Köpfchen entwickelt, übergossen von einem Schwall rötlichbraunen und weißen Fruchtwassers.

Das Kind, das offenbar schon seit Tagen tot ist, liegt für einige Sekunden zwischen den Beinen seiner Mutter, die es in ihrer halbsitzenden Lage mit großen Augen aufmerksam ansieht, etwas stöhnt, aber kein Wort sagt. Das Kind hat eine »Ichthyosis«, eine Hauterkrankung, die die Haut fischschuppenartig verändert hat. Große Hautteile haben sich schon in der Gebärmutter abgelöst. Die äußere Gestalt ist jedoch unauffällig.

Die Hebamme nabelt jetzt das Kind ab, trocknet es ab, wischt Fruchtwasser und Käseschmiere aus dem Gesicht, wickelt es in ein Tuch. Früher hätte sie es gewiß zugedeckt und schnell aus dem Raum getragen, geschützt vor den Augen der Mutter. Aber nun hebt sie das Kind hoch – und die Mutter streckt ihm die Arme entgegen! Die Hebamme zögert für einen Sekundenbruchteil – dann legt sie das tote Kind in die Arme seiner Mutter. Im Kreißsaal wird es still.

Die Mutter hält ihr totes Kind in beiden Händen, sieht es für einige Sekunden ruhig an, preßt dann das Bündel an ihre Brust und senkt von oben ihren Kopf auf den des Kindes, so daß dieses fast vollständig von seiner Mutter geborgen ist. Und so sitzen sie beide da – ein Mensch, zwei Menschen? Einige Tränen laufen ihr über das Gesicht – aber sonst rührt sich nichts.

Die Umstehenden sind von der Situation wie gebannt. Keiner rührt sich von der Stelle. Die sonst nach Geburten häufige Betriebsamkeit im Kreißsaal bleibt ganz aus. Es dauert fast 10 Minuten. Dann kommt plötzlich Angst in mir auf – ich fühle mich ja für die Situation verantwortlich und habe schlagartig die Vorstellung, die Mutter würde ihr Kind nicht mehr hergeben wollen. Ich fürchte einen psychotischen Verlauf. Die feierliche Ruhe kommt mir jetzt wie eine Trancesituation vor, fast wie ein böser Traum.

Ich fasse die Frau vorsichtig an, am Arm oder an der Schulter, und als sie reagiert, sage ich ihr, sie müsse sich nun von ihrem Kind verabschieden. Es dauert eine Weile, dann nickt die Frau ganz langsam und stumm. Noch einige Minuten vergehen, die mir sehr lang werden, ich spüre ihr Ringen. Dann holt sie tief Luft, richtet sich etwas auf und reicht das Kind der Hebamme. Diese nimmt es und bringt es aus dem Raum.

Die Kollegin bleibt bei der Frau, inspiziert die Geburtswege auf Verletzungen, setzt eine kleine Naht, kontrolliert die Plazenta auf Vollständigkeit. Sie bleibt auch während der folgenden beiden Tage, in denen die Frau noch in der Klinik ist, mit ihr in Kontakt.

Den Namen der jungen Frau habe ich vergessen – alles sträubt sich in mir, daraus einen wissenschaftlichen Fall zu machen, auch wenn ich sehr gerne später mit ihr über diese Stunde geredet hätte. Für alle, die dabei waren, blieben sie aber unvergeßlich. Wir haben alle mitgelitten, wenn auch anders und sicher weit weniger als die junge Frau. Wir haben aber auch einen Rockzipfel vom Leben wahrgenommen, das durch dieses tote Kind und seine uralte Kindmutter um so intensiver aufgeleuchtet hatte. Ich wünsche mir, daß es dieser Frau ebenso gegangen ist.

Geburt und Tod

Geburtshilfen und Kreißsaal sind High-tech-Bereiche. Ihre Zielsetzung ist die Verhinderung von Schädigungen, Verletzungen und Tod bei Mutter und Kind. Obwohl im Grunde allgegenwärtig, bleibt dieser mögliche Tod sehr gut verborgen und getarnt – hinter den Graphen der CTG und EKG, hinter all dieser diagnostischen Apparatur. Mann kann jahrelang hier arbeiten, ohne zu wissen, was wir tun. *Eigentlich* weiß die Medizin vom Tod am Lebensanfang, sie beruht zum Teil darauf, aber es wird nicht darüber gesprochen. Dies mag seinen Sinn haben.

Mit etwas Abstand betrachtet sind die Zusammenhänge von Geburt und Tod sonnenklar und zugleich unergründlich. Unser Leben kommt aus dem Unbekannten und geht ins Unbekannte. Ein christlicher Mönch beschreibt die Weisheiten tibetischer Medizinphilosophie: » Das durch das Geschlecht erzeugte Leben ist zugleich ein Sterben, und der Tod hat eben schon in jenem Augenblick den Menschen empfangen, in welchem dieser von seiner Mutter empfangen wurde« (Korvion-Krasinski 1953, S. 209).

Die Geburt ist ein geschlechtlicher Vorgang – wie die Zeugung und die Liebe. Die Liebe weiß ein Lied vom Tod zu singen – die Erzählungen der Völker sind reich erfüllt von diesem Wissen, auch viele Friedhöfe zeugen davon. »Alle Lust will Ewigkeit ...« heißt es ihn einem Gedicht von Nietzsche. Und in seinem *Zarathustra* schreibt er: »Lieben und Untergehen, das reimt sich seit Ewigkeiten. Wille zur Liebe: das ist, willig zu sein zum Tode. Also rede ich zu Euch Feiglingen « (Nietzsche, Ausg. 1960, S. 180). Liebe, Geschlecht und Tod sind nahe Verwandte.

Mit der Geburt rückt die Generation der Eltern dem Tod ein großes Stück näher. Das ist kein kontinuierliches Gehen, sondern ein Sprung.

Unter der Geburt erlebt die Frau eine Episode des Ich-Todes, der vorübergehenden Auflösung ihrer sonst weitgehend stabilen Ich-Grenzen. Ein Umwandlungsprozeß ist damit verbunden, und alles das, was wir Reifung nennen, wächst in diesem Vorgang. Es ist eine Form jenes »Stirb und werde«, von dem Goethe erzählt.

Die Totgeburt ist kein »Stirb und werde«, wenn wir an das Kind denken. Das macht dieses Ereignis so unfaßbar – so unverstehbar. Wir haben ja eigentlich kein richtiges Wort dafür. Das macht sie auch so gefährlich. Der Stillstand ist die große Gefahr.

Kunsttherapeutische Begleitung kann gemeinsam mit der Begleitung durch die Geburtshelferinnen beitragen, diesem Stillstand entgegenzuarbeiten. Die Mutter, die ihr totes Kind gesehen hat, behält dieses Bild in einer geradezu körperlichen Form gespeichert. Mit maltherapeutischen Mitteln kann es vergegenwärtigt, »herausgesetzt« und einer tieferen emotionalen und spirituellen Begegnung zugänglich gemacht werden.

Ich schließe meinen Beitrag mit einem Gedicht von Rose Ausländer. Sie hat keine Kinder bekommen, hatte auch keine Fehl- oder Totgeburt. Der Gedanke ihres Gedichts berührt dennoch auch unser Thema:

Ich habe mein Kind
begraben
das ich nicht gebar
Es war
vollkommen

Literatur

Cassirer (Ausg 1990) Versuch über den Menschen (1944). Fischer S, Frankfurt am Main
Korvion-Krasinski P C von (1953) Die Tibetische Medizin-Philosophie. Zürich
Nietzsche F (Ausg 1960) Also sprach Zarathustra (1916). Kröner, Stuttgart

Bewußtes und unbewußtes Erleben von Abort und perinatalem Kindstod

Viola Frick-Bruder

Der 8jährige Bobbie (B.) wird von seinen Eltern zur psychotherapeutischen Beratung gebracht. Er ist ein gescheiter, geistig und körperlich normal entwickelter Junge, der ihnen aber seit Jahren Schwierigkeiten macht. In der Schule ist er unaufmerksam, unkonzentriert, verträumt, zu Hause frech und schwierig. Er neigt zum Lügen und scheint es geradezu provozieren zu wollen, von den Eltern bestraft zu werden. Vor dem Einschlafen fürchtet er sich. Nachts quälen ihn Alpträume, er könnte umgebracht werden oder seine Eltern könnten sterben.

B.s Eltern sorgen sich um seine Neigung zu Unglücksfällen, mehr aber noch sind sie wütend und ärgerlich auf ihn, weil er ihnen das Gefühl gibt, gar nicht ihr Sohn sein zu wollen. Zunehmend ertappen sie sich dabei, daß sie ihn ihrerseits von Familienunternehmungen ausschließen. Dabei leidet besonders die Mutter unter dem bedrückenden Gefühl, ihrem Sohn gegenüber versagt zu haben, eine schlechte Mutter zu sein.

Im ersten Gespräch mit dem Therapeuten taucht ein wichtiges Ereignis in der Familiengeschichte auf. Im Alter von 2 Jahren bekam B. eine Schwester, die kurz nach der Geburt starb. Seine Mutter erinnert sich, daß es eine schwere Zeit für sie war, in der sie sich sehr verlassen fühlte. »Um nicht im Selbstmitleid zu ersticken«, suchte sie Ablenkung, indem sie sich rasch wieder voll in ihrem Beruf stürzte. B.s Eltern gingen davon aus, daß er wohl noch zu klein sei, um das Ereignis richtig mitzubekommen. Also sprachen sie mit ihm darüber nicht. Dennoch hatte es als unbewußte Phantasie einen festen Platz in der Familie, und sie beobachteten in der folgenden Zeit sehr wohl, daß B. sich auffällig benahm. Seine Mutter hatte ihm gesagt, sie werde ein Schwesterchen mit nach Hause bringen, doch statt dessen kam sie allein, traurig und irgendwie fremd, ein schreckliches Geheimnis brütend, zu dem er offenbar keine Fragen stellen durfte. Was war passiert? Hatte die Schwester einen Namen? Wo war sie jetzt? B. machte sich seinen eigenen Vers auf das Geschehen, und an seinem auffälligen, aggressiv-vorwurfsvollen, aber auch von diffusen Schuldgefühlen bestimmten Verhalten und seinen Angstphantasien und Alpträumen wird deutlich, wieviel er tatsächlich miterlebt und in welch innerer Einsamkeit er dieses Erlebnis für sich deutete.

Dieses von Leon (1986) geschilderte Beispiel macht auf eindrucksvolle Weise deutlich, daß der Verlust eines Kindes zu einem Zeitpunkt, da es sich gerade anschickt, in die Gefühlsbeziehung seiner Eltern als nunmehr real vorhandenes Gegenüber einzutreten, ein besonders schmerzliches und grausames Tabu berührt: daß der Beginn des Lebens gleichzeitig auch sein Ende bedeutet – eine Gewißheit, die uns als bange Sorge, uns selbst oder unseren Kindern könnte etwas zustoßen, immer irgendwie begleitet, die wir aber in der Regel erfolgreich verdrängen, bis uns das Überschreiten der Lebensmitte mit aller Macht erneut daran erinnert.

Das verbreitete Argument, der Verlust eines Kindes durch Abort oder perinatalen Tod werde gar nicht so stark empfunden, weil die Eltern ihr Kind real schließlich noch gar nicht kennengelernt hätten, stellt deshalb auch wohl eher eine Abwehrleistung dar, die vor dem schmerzlichen Erleben von Ohnmacht und Sterblichkeit schützen soll.

Gerade die Tatsache, daß das Kind nicht als getrenntes und damit real vorhandenes Wesen mit eigenen Eigenschaften und damit verbundenen Erinnerungen erlebt werden kann, sondern noch ein Teil der Mutter ist, auf den sich die Wünsche, Hoffnungen und Phantasien seiner Eltern richten, die aufgegeben werden müssen, bevor sie Wirklichkeit werden können, macht dieses Ereignis ja zu einem ganz besonders schwierigen. In aller Regel verbindet sich die Trauer mit einer enormen Beschämung, versagt zu haben, keine gute, beschützende Mutter zu sein – eine Phantasie, die auch deshalb so machtvoll Raum fordert, weil meist keine ausreichende medizinische Erklärung der Ursachen möglich ist.

Die Verleugnung dieser narzißtischen Kränkung der Betroffenen und Betreuenden, die ja auch als gute »Medizin-Väter und -Mütter« versagt haben, führt im medizinischen Alltag dann leider gar nicht so selten zu unüberlegten Wiedergutmachungsimpulsen, indem zu einer möglichst raschen, erneuten Schwangerschaft geraten wird, die die erlittene Kränkung ungeschehen machen soll.

Um die Einzigartigkeit dieses Verlusterlebens einer überwiegend nur vorgestellten Person besser zu verstehen, die real zwar im Inneren der Mutter vorhanden ist, die die Eltern – außer im Ultraschall – aber nicht sehen können und zu der sie dennoch eine reale Gefühlsbeziehung entwickeln, wenn auch nur über ihre Phantasie, scheint es sinnvoll, diese Entwicklung über den Verlauf der Schwangerschaft näher zu betrachten.

Bereitschaft und Fähigkeit der Eltern, sich vom Augenblick der Geburt an den Bedürfnissen ihres Kindes primär mütterlich (Winnicott 1976) und primär väterlich (Frick-Bruder u. Schütt 1992) zur Verfügung zu stellen, basieren auf eigenen, überwiegend guten Kindheitserfahrungen und entwickeln sich in einer die ganze Schwangerschaft andauernden Auseinandersetzung mit Mutter- und Vaterschaft. Gelingt dieser Prozeß, so führt er zu der elterlichen Fähigkeit, das Kind zuverlässig zu versorgen und zu befriedigen und seine Bedürfnisse nach Geliebtwerden und Geborgensein, nach Zärtlichkeit und Körper-/Hautkontakt zu erfüllen. Dies beinhaltet auch die Fähigkeit der Eltern, die archaischen Aggressionen ihres Kindes, seine Wut und sein Chaos im »Halten« zu akzeptieren, anstatt diese Gefühle abzulehnen und/ oder durch sofortige Beruhigungsmaßnahmen aufzuheben.

Das Erleben von Schwangerschaft belebt gute, aber auch schlechte Kindheitserfahrungen. Mehr oder weniger bewußt und unterschiedlich stark löst es daher anfänglich immer auch Unsicherheit und Angst aus, bei Frauen möglicherweise mehr oder auch nur anders als bei Männern. Schließlich beginnt für sie ein Prozeß, der als Erfahrung ohnegleichen ist: das Erleben eines anderen Wesens in sich, das Teil ist und doch auch eigenständiges und damit fremdes Wesen. Die Frau darf, ja sie muß sogar für eine begrenzte Zeit eine Symbiose eingehen, sie darf und muß aber zugleich auch ihre eigene Identität bewahren (Molinski 1972). Sie gibt ihrem Kind das Leben, muß sich aber zugleich auch auf die Aufgabe vorbereiten, das Kind ins Leben zu entlassen. In dieser Zeit, d. h. im ersten Trimenon, erfolgt auch die Auseinandersetzung mit dem Anteil des Mannes an der Schwangerschaft, denn durch die Befruchtung wird er zu einer guten und damit akzeptierten und begehrten oder schlechten und deshalb abgelehnten Repräsentanz im Inneren der Frau. Ganz in Abhängigkeit davon, ob er als Vater des Kindes und auch als Liebesobjekt erlebt werden kann und vice versa die Frau dies auch für ihn bedeutet, gelingt während des ersten Trimenons die grundsätzliche Anpassung an Mutter- und Vaterschaft. Dieses sind die Anfänge einer Triangulierung, in der der Vater als dritte Person nicht irgendwann dazu kommt, sondern von Anfang an gleichberechtigte Bedeutung hat und damit die natürlichste Lösung aus dem Abhängigkeits- und Überforderungsdilemma einer zu dieser Zeit noch phantasierten frühen Mutter-Kind-Beziehung verkörpert (Frick-Bruder u. Schütt 1992).

In das direkte Erleben der Schwangerschaft ist der Mann in dieser ersten Zeit allerdings nur sehr bedingt mit einbezogen, da es sich eher um einen narzißtischen, d. h. zunächst ganz auf die Schwangere selbst bezogenen Prozeß handelt, indem sie sich allmählich mit dem in ihr wachsenden Fetus zu identifizieren lernt. Daß dieses Erleben keineswegs nur bereichernd ist, sondern auch äußerst bedrohlich sein kann, machen psychosomatische Beschwerden wie Erbrechen und Konfliktlösungen wie Schwangerschaftsabbruch und Abort deutlich.

Mit dem Erleben von Schwangerschaft und den Phantasien, die um das Kind kreisen, werden ja nicht nur Kindheits*erinnerungen* belebt, sondern auch *Empfindungen*, die aus einer so frühen Zeit stammen, daß sie wegen der entwicklungsbedingten Unreife zwar erlitten, aber noch nicht erlebt und deshalb auch nicht erinnert und zugeordnet werden können. Die sie erneut leidende Person kann sich von diesen Gefühlen derart bedroht fühlen, daß sie sich nur noch durch eine unbewußte Lösung, d. h. durch Sterilität oder Abort gegen sie schützen kann. Hierbei handelt es sich um die machtvollen Gefühle der paranoid-schizoiden Position (Klein 1979) der ersten 3 Lebensmonate, die Zeit der absoluten Abhängigkeit vom primären Objekt, das auf die andrängenden Bedürfnisse des Kindes eben nicht überwiegend haltend oder beruhigend, sondern so stark versagend reagiert, daß es zu einem Überwiegen der inneren und äußeren Verfolger im kleinen Säugling kam und damit zu archaischen Seelenqualen, wie Winnicott (1990) dies genannt hat. Vor diesen Verfolgungskämpfen und Ängsten und der damit verbundenen Gefahr der Zerstörung der guten Anteile im Kind und Objekt schützt es sich durch den Abwehrmechanismus der Spaltung. Sies (1988) nimmt diesen Abwehrmechanismus als psychosomatische Konfliktlösung nicht nur aus ungeklärter Ursache zumindestens potentiell mit dem Versagen der Fähigkeit in Zusammenhang, gute und böse Anteile genügend weit auseinanderzuhalten und dementsprechend von Vernichtungs- und Zerstörungsängsten überflutet zu werden.

Den psychogen bedingten Abort würde dieser Mechanismus der Belebung frühen, nicht bewußtseinsfähigen, bedrohlichen Empfindens und dessen Abwehr durch Spaltung und psychosomatische Konfliktlösung theoretisch schlüssig erklären. Jeder von uns hat dabei vielleicht auch die eine oder andere Patientin mit wiederholtem Abort vor Augen, die bei durchaus bewußt vorgetragenem Kinderwunsch, scheinbar ohne wirklich etwas zu fühlen, immer wieder eine neue Schwangerschaft anstrebt, die real nicht ausgetragen werden darf. Für die Wirkung dieser psychodynamischen Ursachen spräche auch die gehäufte Abortrate bei Schwangerschaften, die nach Sterilitätsbehandlung eintreten (Becker 1980), denn auch für die psychogen bedingte Sterilität ist die fehlende Ambivalenzfähigkeit kennzeichnend, die sich in einer Idealisierung des Kindes bei gleichzeitiger Abspaltung aller bedrohlichen Gefühle äußert und ihre Kompromißlösung im psychosomatischen Symptom findet.

Am Beginn des 2. Trimenons leiten die ersten Bewegungen des Kindes eine Wende ein. Das Kind kann jetzt als eigenes Wesen erlebt werden, zu dem deshalb auch Beziehung möglich wird: es ist eine innere Realität, die nun auch spürbar und sogar nach außen sichtbar wird. Durch die modernen Methoden der Schwangerschaftsüberwachung wird dieser zweite Anpassungsschritt zeitlich vorverlagert – ein Eingriff in den natürlichen Ablauf der Schwangerschaft, der hinsichtlich seiner psychologischen Bedeutung schwer einzuschätzen ist. Dmoch beschreibt 1982 aufgrund einiger Beobachtungen, daß auch die visuelle Wahrnehmung des Bildes auf dem Monitor bei der Mutter in ähnlicher Weise zärtliche Empfindungen auslöst wie das Erleben der ersten Bewegungen im Leib.

Langer et al. (1980) fanden aufgrund von Ultraschalluntersuchungen, die an 60 gesunden Schwangeren vor den ersten Kindsbewegungen am Beginn des 2. Trimenons gemacht wurden, daß bereits ein einziges Ultraschallbild eine enorme Auswirkung auf das Schwangerschaftserleben haben kann. Danach ist das Baby in der Vorstellung schöner, stärker, aktiver und vertrauter, ja selbst die eigene Körperwahrnehmung verändert sich in Richtung vermehrter Entspanntheit und geringerer Ängstlichkeit. Dementsprechend löst sich auch die zuvor in der Regel noch bestehende Ambivalenz gegenüber dem Fetus auf: er wird zum schönen, erwünschten Baby. So hilfreich, wie das im Einzelfall sein kann, so gefährlich kann es auch sein, denn das Ultraschallbild gefährdet damit auch den Ablauf des natürlichen Ambivalenzprozesses, der das 1. Trimenon bestimmt. Die reale Existenz ihres Babys auf diese bildhafte Weise einmal wahrgenommen, fällt es einer Frau nicht mehr leicht, es vorübergehend auch abzulehnen – ein durchaus wichtiges Durchgangsstadium der frühen Schwangerschaft. Die Autoren folgern daraus mit Recht, daß der Ultraschall so früh nicht eingesetzt werden sollte, »nur um einmal zu schauen«. Ebenso vorsichtig sollte man mit dem Ultraschall bei Frauen sein, die auf das Ergebnis einer Amniozentese warten oder frühe Anzeichen einer möglicherweise nicht intakten Schwangerschaft aufweisen, wie die im folgenden zitierte Patientin, die nach einem Abort bei geöffnetem Muttermund in der 16. SSW an ihren Frauenarzt schrieb:

Zunächst sollte ich mich dafür entschuldigen, daß ich meinen letzten Untersuchungstermin nicht wahrgenommen habe. Die Entschuldigung dafür ist, daß ich einige Stunden vorher mein Kind verloren habe. Dieses Schreiben soll keine Anklage sein, es ist der Versuch der Verarbeitung meinerseits und einer Bitte an Sie, einige Ihrer Behandlungsmethoden zu überdenken. Vielleicht ersparen Sie dann anderen Frauen das, was ich durchgemacht habe. Ihre Videotechnik ist beeindruckend, faszinierend und aufregend. Sie stellt eine Verbindung zu dem ungeborenen Leben her, und besonders intensiv wird diese Beziehung, wenn auch schon frühzeitig das Geschlecht bekanntgegeben wird. Eine wunderschöne Sache für eine Schwangerschaft, die mit einer normalen Geburt endet. Für Aborte und Fehlgeburten und durch 36stündige, durch einen Wehentropf provozierte Abgänge der Frucht ist es grauenvoll, nicht nur körperlich, schlimmer noch – eine Qual für die Seele. Machen Sie lieber auf Risiken aufmerksam, wenn sie denn schon da sind, anstatt sie herunterzuspielen, auch darauf, daß Fehlgeburten auch noch während der späten Stadien passieren können.

Das Gefühl, versagt zu haben, das sich in diesen Worten auch projektiv gegen den Arzt richtet, bestimmt in den meisten Fällen zunächst ganz das Erleben der Frau nach einem Abort im 2. Trimenon. In der sich allmählich entwickelnden Beziehung zu ihrem Kind ist die Empfindlichkeit für alles, was dieses oder sie selbst verletzen oder bedrohen könnte, ohnehin gesteigert. Dabei ist die Frau ganz darauf ausgerichtet zu warten, daß das Kind in ihr heranreift, um ein eigenes lebensfähiges Objekt zu werden. So löst der plötzliche Verlust in diesem Sinne relativ bewußtseinsnahe Phantasien aus, keine gute Mutter zu sein, etwas in sich zu haben, was das Kind nicht leben ließ. Dabei fallen Äußerungen wie: »Ich habe nicht genügend auf mich aufgepaßt, mich nicht genügend geschont. Habe ich das am Ende provozieren wollen, habe ich mein Kind damit vielleicht umgebracht?«

Im Unterschied zu den bereits erwähnten, meist unbewußt bleibenden Verfolgungsängsten vor dem *gefürchteten Objekt* und den daraus folgenden Beschädigungsängsten, die aus der paranoid-schizoiden Position stammen und nur Befreiung durch psychosomatische Konfliktlösungen, z.B. im Abort, finden können, fällt in diesen Äußerungen die Bewußtseinsnähe der quälenden Empfindungen auf sowie die Tatsache, daß sie überhaupt zugelassen werden können. Dabei überwiegt im Erleben die Angst vor den zerstörerischen Impulsen in sich selbst, die das *geliebte Objekt* vielleicht gefährdet und beschädigt haben. Damit überwiegen aber auch die Gefühle von Besorgnis und Schuld, die aus der reiferen depressiven Position stammen (Klein 1979), einer Entwicklungsstufe, deren Erreichen für seelische Gesundheit Voraussetzung ist.

Für den Umgang mit den Betroffenen bedeutet dies, daß diese Gefühle von den Eltern – ebenso wie von den Ärzten und den sie betreuenden Schwestern – akzeptiert werden sollten, damit das Leiden um den Verlust des geliebten Objekts schließlich vor den Schuldgefühlen und Versagungsängsten Bedeutung bekommen und verarbeitet werden kann. Dabei tauchen natürlicherweise auch Wiedergutmachungsimpulse auf, doch schon das Wort macht deutlich, daß es sich hierbei um eine Illusion handelt, denn Geschehenes kann nicht rückgängig gemacht, kann allenfalls akzeptiert werden.

Der Wunsch nach oder die Empfehlung zu einer möglichst raschen neuen Schwangerschaft dient deshalb meist der Vermeidung des Erlebens, auf das das letzte Schwangerschaftsdrittel vorbereitet: die Trennung, die mit der Geburt des Kindes vollzogen werden muß, in der Förderung seiner Autonomie fortgesetzt wird und die im Abort und perinatalen Kindstod auf so abrupte und grausam endgültige Weise vorzeitig abverlangt wird.

In einer empirischen Studie untersuchte Cullberg (1972) die Reaktionen, die der perinatale Kindstod bei Müttern, aber auch bei den sie betreuenden Ärzten und Schwestern auslöst. Danach sind auch die Helfer von diesem Ereignis emotional zwar sehr betroffen, ohne dies allerdings richtig zuzulassen. Entsetzen und Hilflosigkeit werden verleugnet oder aktivistisch abgewehrt. Cullberg beschreibt 3 typische Reaktionsweisen, von denen wenigstens eine in der Regel zu beobachte sei (zit. nach Grossmann 1988):

1) Das traurige Ereignis soll so rasch wie möglich ungeschehen gemacht werden. Demnach wird der Umgang mit der Mutter so weit wie möglich vermieden, das Zimmer seltener als bei anderen Patienten besucht.
2) Die Helfer identifizieren sich mit dem Kind, das nicht leben darf/kann, und fühlen sich selbst als gescheitert, wenden diese Gefühle aber als Vorwurf gegen die Mutter.
3) Trauer über den Verlust und Ärger über die Ohnmachts- und Hilfslosigkeitsgefühle werden verleugnet und mit narzißtischen Allmachtsphantasien ausgeglichen. Wiedergutmachungsillusionen bestimmen dann den Umgang mit dem Ereignis, und es wird dann zum Trost und Vergessen eine möglichst schnelle Schwangerschaft empfohlen oder angestrebt.

Wird der Verlust in dieser Weise geleugnet, so ist das Ersatzkind von vornherein mit einer schweren Hypothek belastet (Becker 1980, Cain u. Cain 1964). An dem idealisierten, weil niemals real verabschiedeten toten Kind gemessen, kann es immer nur spärlich ausfallen, »the pure second« sein, wie es in der angloamerikanischen Literatur so treffend heißt. Stendhal, Dalí und van Gogh traf z.B. dieses Schicksal. Die Identitäts- und Selbstwertstörungen, die die Folge sein können, hat jeder von ihnen auf seine Weise eindrucksvoll geschildert (Wilson 1988).

Zusammenfassung

Die seelische Anpassung der Eltern, insbesondere der Mutter an die Schwangerschaft dient der Entwicklung einer Beziehung zu ihrem Kind, die auf »Halten« und »Loslassen« angelegt ist. Dabei werden in der Regel gute und schlechte Erfahrungen der eigenen Kindheit belebt. Wenn in den unbewußten Empfindungen der frühesten Kindheit die Angst überwiegt und feindselige, zerstörerische Impulse eine zu große Bedrohung darstellen, kann die Abspaltung dieser Gefühle durch die psychosomatische Konfliktlösung des Abortes hierfür die Rettung sein.

Abort und perinataler Kindstod bedeuten realen Verlust eines über die Phantasie erlebten Kindes. Dieses macht das Erleben nicht leichter, sondern vielleicht besonders schwer. Gefühle, als Mutter versagt und das Kind nicht ausreichend geschützt, vielleicht sogar geschädigt zu haben, sind eine normale erste Reaktion, die aus dem Empfinden von Besorgnis um das geliebte Objekt folgt; sie sollten als solche akzeptiert werden, damit die Trauer um den Verlust ihre eigentliche Bedeutung gewinnen kann. Ein solcher Prozeß braucht seine Zeit. Ein späteres Kind muß dann aber nichts ersetzen. Es darf von seinen Eltern erneut um seiner selbst willen geliebt werden und ein Eigenleben haben.

Literatur

Becker R (1980) Schwangerschaftsverlauf, Geburt und postpartale Entwicklung bei Sterilitätspatientinnen mit schließlich erfülltem Kinderwunsch. Med. Dissertation, FU Berlin

Cain AC, Cain B S (1964) On replacing a child. J Acad Child Psychiatry 3: 443 – 456

Cullberg J (1972) Mental reactions of women to perinatal death. In: Psychosomatic Medicine in obstetrics and gynecology. 3rd Int Congr, London 1971. Karger, Basel, pp 326 – 329

Dmoch W (1982) Einige Bemerkungen zur pränatalen Psychologie und aus psychosomatischer Sicht. In: Hau T F, Schindler s (Hrsg) Pränatale und postnatale Psychosomatik. Hippokrates, Stuttgart

Frick-Bruder V, Schütt E (1992) Zur Psychologie des männlichen und weiblichen Kinderwunsches. Z Psychother Psychosom Med Psychol 42: 221 – 260

Grossmann K (1988) Trauerarbeit nach Verlust des Kindes: Biologie und Psychologie der Trauer um ein Ungeborenes oder Neugeborenes und ärztliche Hilfe für die verwaisten Eltern. In: Prill M, Stauber M, Teichmann A (Hrsg) Psychosomatische Gynäkologie und Geburtshilfe 1987. Springer, Berlin Heidelberg New York, S 32 – 47

Klein M (1979) Die Psychoanalyse des Kindes. Reinhardt, München Basel

Langer M, Ringler M, Reinhold E (1988) Psychological effects of ultrasound examinations changes of body perception and child image on pregnancy. J Psychosom Obstet Gynecol 8: 199 – 208

Leon IG (1986) The invisible loss: the impact of perinatal death on siblings. J Psychosom Obstet Gynecol 5: 1 – 14

Molinski H (1972) Die unbewußte Angst vor dem Kind. Kindler, München

Sties C (1988) Dehumanisierungsprozesse in der ödipalen Situation. Psyche 10: 873 – 895

Wilson E (1988) Stendhal as a replacement child: the theme of the death child in Stendhals writings. Psychoanal Inquiry 8/1: 108 – 133

Winnicot DW (1976) Von der Kinderheilkunde zur Psychoanalyse. Kindler, München

Winnicot DW (1990) Die Angst vor dem Zusammenbruch. Psyche 12: 1116 – 1126

Eine Schwangerschaft und Geburt mit Anenzephalus

Mura Kastendieck

In der Schwangerenvorsorge, insbesondere in der Ultraschalluntersuchungssituation hören wir täglich den Satz: »Hauptsache gesund!« Die werdenden Eltern konfrontieren uns mit der Forderung, eine weitestgehende Aussage darüber zu machen, ob das zu erwartende Kind gesund sei. Wir spüren Erwartungen der Eltern an das Kind sowie an uns als Untersucher.

Wir unsererseits haben in der derzeitigen Entwicklung der Pränataldiagnostik erheblichen Anteil daran, diese Erwartungen zu schüren, indem wir immer mehr Angebote einer technischen Schwangerschaftsüberwachung machen.

So kommt es immer häufiger vor, daß junge Frauen eine Amniozentese wünschen, ohne daß ein erhöhtes Risiko vorliegt. Ebenso ist es häufiger geworden, daß Ärzte generelle Empfehlungen zur pränatalen Diagnostik geben, sei es Amniozentese oder Choriozottenbiopsie.

In einigen gynäkologischen Praxen wird sogar die höchst umstrittene Triplediagnostik bei allen Schwangeren durchgeführt.

Bedenken wir vor der Durchführung dieser Untersuchungen, welche Konsequenzen dann auf die Familie zukommen?

Was geschieht, wenn das ungeborene Kind nicht gesund ist, wenn es lebensbedrohlich erkrankt oder gar lebensunfähig ist?

Mit der folgenden Darstellung der Situation einer jungen Familie möchte ich exemplarisch dazu anregen, über die Frage nachzudenken, ob es unter solchen Gegebenheiten andere Perspektiven als den eugenischen Abbruch geben kann.

Die junge Frau (im folgenden »Inka« genannt) kam in unsere Praxis mit dem Entschluß, ihr Kind mit einem diagnostizierten Anenzephalus auszutragen.

Inka ist 26 Jahre alt und hat 2 Kinder. In ihrer 3. Schwangerschaft wurde bei dem ersten Ultraschallscreening in der 20. SSW von ihrem Frauenarzt eine Auffälligkeit gesehen. Er überwies Inka am gleichen Tag zur Ultraschallambulanz der Klinik.

Zitat:

»Im Krankenhaus wurde ein Ultraschall von 2 Ärzten gemacht, das Bild schien überaus interessant zu sein, aber ich konnte es nicht sehen, weil der Bildschirm weggedreht war, außerdem hatte ich Birk (1 1/2 Jahre) dabei, mit dem ich ständig herumalberte, um ihn bei Geduld und Laune zu halten. Die Ärzte holten noch einen Arzt und noch einen; keiner erklärte mir, was los ist, und schließlich mußte der Professor der Frauenklinik kommen. Sie tuschelten und schienen sich einig. Dann erklärte der Professor mir, mein Baby hätte einen Kopf, der mißgebildet sei, und es wäre so nicht lebensfähig. Ich könnte zur Abtreibung gleich dableiben, und es täte ihm leid. Ich wurde nicht über die Art der Mißbildung aufgeklärt, noch darüber, woher so etwas kommt, und eine Wahl hatte ich scheinbar auch nicht.«

Von seiten der Ärzte erlebte Inka, daß keine andere Lösung als der Abbruch der Schwangerschaft angeboten wurde. Die Hebamme, die Inka während der 2. Entbindung betreut hatte, bot ihr an, sie zu begleiten – zur Abtreibung, aber ebenso, wenn sie die Schwangerschaft austrüge.

Zitat:

»Ich kam ins Grübeln, die Entscheidung war so schwer. Mein Kind töten lassen – das erschien mir unmöglich, aber wie sollte ich dann ein Kind bekommen, das stirbt? Eine schreckliche Vorstellung, mein Verstand konnte mit diesem Problem nicht fertigwerden, und so entschied mein Gefühl. Ich liebte mein Baby, es fühlte sich wohl in meinem Bauch, und so sollte es bleiben, bis es nicht mehr ging. Die Hebamme hatte gesagt, sie würde dabeisein, ich war also nicht mehr allein. Mein Mann konnte meine Entscheidung anfangs nicht mittragen, aber er akzeptierte sie. Im Laufe der Monate war er eine wichtige Stütze für mich, nachdem er aufgehört hatte, diese Sache zu verdrängen, und sich mit mir auf diese Situation einließ.«

Nach diesem Entscheidungsprozeß kam die Frau mit ihrem Ehemann gemeinsam zu uns in die Betreuung. Bei ihrem Entschluß zum Austragen der Schwangerschaft überwogen die Gefühle zum Kind: »Es soll leben und es gut haben, solange es geht.« Der Ehemann, der zunächst für den Abbruch der Schwangerschaft gewesen war, stützte seine Motivation mit religiösem Hintergrund: »Nicht wir entscheiden über Leben und Tod.«

Als die beiden nun mit diesen Beweggründen auf mich zukamen, löste das unterschiedliche Gefühle in mir aus. Ich war tief beeindruckt von der Liebe zum Kind, die nicht an eine Bedingung geknüpft war, nicht einmal an die, gesund zu sein. Ich empfand eine große Achtung, daß Inka mit dieser bedingungslosen Liebe eine große Belastung auf sich nehmen wollte.

Es löste auch Gefühle der Überforderung aus, da ich die Frage nach dem Aussehen des Kindes nur mit pathologischen Abbildungen von abortierten Kindern beantworten konnte und Fragen zum Geburtsverlauf, selbst nach Einholen von Informationen, nicht zu zu beantworten waren, da es kaum noch spontane Geburten bei Anenzephalus gibt. Ich spürte Gefühle der Angst, selber mit Fehlbildung und Tod konfrontiert zu werden. Diese Angstgefühle wurden durch den Wunsch des Paares, das Kind in einer Hausgeburt zur Welt zu bringen, noch gesteigert. Ich entwickelte Monsterphantasien und hoffte immer wieder, mich durch irgendein Ereignis noch vor dem Erlebnis der Geburt drücken zu können. Den Wunsch der Hausgeburt möchte ich mit einem Zitat erläutern:

Zitat:

»So langsam entstand bei mir ein Bild, wie ich mein Baby zur Welt bringen wollte. Es mußte sterben, kein Arzt konnte helfen, also konnte ich es auch zu Hause bekommen – es sollte in meinem Arm sterben, zu keiner Zeit sollte es Ängsten ausgeliefert sein, die nicht sein mußten. Die Geburt ist durchaus beängstigend genug, ich wollte es meinem Baby so leicht wie möglich machen, das war alles, was ich tun konnte.«

In den Monaten der Schwangerschaft versuchte Inka, eine intensive Beziehung zu ihrem Baby zu entwickeln. Wie sie selbst sagte: »Ein Zusammensein auf Zeit.«

Wir sprachen über die Ängste vor der Geburt und der Begegnung mit der Fehlbildung und die Ängste vor dem Sterben des Kindes. Um sich auf das Aussehen des Kindes vorzubereiten, bat sie um weiteren Ultraschall und um alles verfügbare Bildmaterial. Wir sprachen über die Kontaktaufnahme zum Kind und wie sie die Bewegungen des Kindes erlebte. Es fand sich eine Geburtsvorbereiterin, die Einzelgeburtsvorbereitung mit Körperübungen zu Hause durchführte und die gleichzeitig bereit war, Inka wie eine Haushaltshilfe im häuslichen Umfeld zu unterstützen. Der Ehemann, der zunächst mit Rückzug reagierte und sich in seine berufliche Tätigkeit als Tischler stürzte, fand Unterstützung in seiner Christengemeinschaft. Es gelang ihm, im Verlauf der Schwangerschaft sich seiner Frau stärker unterstützend zuzuwenden und ihre Entscheidung aktiv mitzutragen.

Zum errechneten Geburtstermin zeigten sich noch keinerlei Zeichen des Geburtsbeginns. Bei Überschreiten des Termins um 5 Tage, ohne daß irgendein zusätzliches Risiko hinzugekommen war, wollte die Hebamme Inka in die Klinik einweisen, aber sie selbst entschied sich mit großer Zuversicht und innerer Überzeugung, 2 weitere Tage zu Hause abzuwarten. Tatsächlich kam es eine Woche nach dem errechneten Termin zum spontanen Wehenbeginn.

Obwohl ich bereits gesagt hatte, daß ich ab jetzt keine Verantwortung mehr übernehmen könne, rief Inka mich an und sagte, ich dürfte dabei sein, weil sie fühlte, daß sich etwas ganz Wichtiges ereignen würde. Nach anstrengendem, aber gut fortschreitendem Geburtsverlauf, den Inka selbst als endlos empfand, wurde der kleine Sohn geboren.

Zitat:

»Eine endlose Geburt, ich brauchte über 10 Preßwehen, war selbst völlig am Ende und fürchtete, er würde es nicht schaffen. Dann war er mit einer letzten Anstrengung draußen, ich hörte einen lauten Schrei von ihm. Geschafft!! Zunächst war alles dunkel, ich hielt die Augen geschlossen, die Schmerzen und die Anstrengung hatten mich halb betäubt. Ich war sicher, mein Baby lebte, aber ich selber wollte nichts hören und sehen, niemand durfte mich anfassen, ich wollte gar nichts mehr. Dann sah ich ihn, den kleinen Bengel, aber er war ziemlich groß und kräftig, ich staunte nicht schlecht. Über den Augen und den Ohren fehlte der Kopf, in der Mitte lagen die Nerven und Gewebe sichtbar offen. Immanuel guckte um sich.

Für mich war er ein sehr niedliches Baby, obwohl er keinem von uns ähnelte. Ein Problem war sein offener Kopf. Immanuel zuckte tüchtig zusammen bei der Berührung, offensichtlich tat es ihm weh, aber er erschrak auch heftig, wenn man unvermittelt seinen Körper berührte. Es wurde dick in wollene Sachen eingepackt und hatte eine wollene Mütze auf. Er sah aus wie ein kleiner Eskimo. Ich nahm ihn zu mir ins Bett und dann konnten wir endlich schlafen gehen.«

Morgens legte Inka ihn an die Brust.

Zitat:

»Nach anfänglichen Schwierigkeiten fing er gleichmäßig und kräftig an zu saugen, als hätte er nie etwas anderes getan. Wie froh war ich, daß er auch schlucken konnte. Dieser Tag verlief ruhig und normal. In der nächsten Nacht erwachte er plötzlich. Emanuel hatte erzählt. Ich nahm ihn hoch und versuchte zu stillen. Er saugte nicht, ich gab ihm ein Fläschchen mit Tee, er brauchte Flüssigkeit, er trank ein wenig und dann verschluckte er sich. Plötzlich krampfte er sich zusammen und übergab sich. Ich nahm ihn auf den Arm und streichelte ihn und redete mit ihm. Er war ganz ruhig. Nach einer Weile öffnete er ein Auge, das andere war von der Geburt zugeschwollen, dann hat er mich angelächelt, einen Augenblick später hörte er auf zu atmen. Er starb in völligem Frieden in meinem Arm. Der Abschied war endgültig und voller Schmerz, obwohl es weh tat, war doch alles so geschehen, wie ich es mir gewünscht hatte. Ich hatte alles in meiner Macht stehende für mein Kind getan. Nun ist fast 1 Jahr vergangen. Trauer und Schmerz sind verflogen. Die Erfahrung mit Immanuel hat mich reich gemacht. Ich würde es wieder so versuchen, sollte mich dieses noch einmal treffen.«

Gewiß ist dies ein ungewöhnliches Einzelbeispiel, aber vielleicht können wir darüber nachdenken, andere Möglichkeiten der Lebensentscheidungen anzunehmen, indem wir sie bei uns selbst zulassen und sie aushalten können. Wenn wir in der Pränataldiagnostik beratend tätig sind, müssen wir uns mit unseren eigenen Euthanasiegedanken auseinandersetzen.

»Die Würde des Kindes« – Anmerkungen von P. Petersen zum Beitrag von Mura Kastendieck

Diese eindrucksvolle Geschichte demonstriert uns ein anderes Bewußtsein als unser durchschnittliches Bewußtsein; unser durchschnittliches Bewußtsein ist auf Nützlichkeit, Brauchbarkeit, Vollkommenheit und »Schönheit« bei Dingen und beim Menschen ausgerichtet. Diese Frau hat offenbar in ihrem Lebenskonzept ernstgemacht mit der bedingungslosen Akzeptanz ihres Kindes. Der Respekt vor der Person und vor dem Leben ihres Kindes, auch wenn es ein kurzes Leben zum Tode ist, kann uns zum Nachdenken anregen. Das Nachdenken kann mit der Feststellung beginnen, daß die Mutter vermutlich von einem unausgesprochenen Gefühl durchdrungen ist, das sich explizit etwa so ausdrücken ließe: Welchen Sinn ein Menschenleben hat, mag es auch schwerstbehindert sein und nur 2 Tage nach der Geburt währen, können wir als Außenstehende nicht bestimmen. Wenn der Satz richtig ist: Der Sinn und Zweck jedes Menschenlebens liegt immer nur in ihm selbst, in seiner eigenen Verwirklichung, er ist von außen nie bestimmbar –, so wäre es anmaßend zu behaupten, das Leben dieses Kindes sei sinnlos und zwecklos gewesen. Ganz abgesehen davon, daß das Leben dieser Mutter ungemein bereichert wurde: über den Sinn der 9monatigen intrauterinen und 2tägigen postpartalen Existenz eines Kindes können wir als Außenstehende genausoviel und genausowenig Aussagen machen wie über den Sinn des Lebens schwerst geistig behinderter, pflegebedürftiger Menschen, die sich die Behinderung infolge einer Erkrankung oder eines Unfalls zugezogen haben.

Gelegentlich gibt es Zweifel, ob ein anenzephaler Mensch als Person anzusprechen sei. Die hier vorliegende Schilderung der Mutter-Kind-Beziehung während der beiden Lebenstage des Kindes Emanuel dürfte diese Zweifel eher zurücktreten lassen: Zweifellos stellte sich bei der Mutter eine personale Beziehung zu ihrem Sohn ein. Ist es denkbar, daß diese personale Beziehung ausschließlich einseitig von der Mutter her entstand? Vielfältige psychologische Erfahrungen über zwischenmenschliche Resonanzphänomene (die jenseits der tiefenpsychologischen Übertragungslehre liegen) deuten darauf hin, daß eine tiefgehende personale Beziehung auf Gegenseitigkeit beruht. Wenn dieses Kind als Person anzusprechen ist, so gilt es um so mehr, seine Würde zu wahren.

Diese Aspekte sind für den Gynäkologen eine Herausforderung. Gynäkologen bedenken heute – zu Recht – geburtshilfliche Probleme und die frühe Mutter-Kind-Beziehung vor allem vom Standpunkt der Mutter her. Der in dieser Geschichte deutlich werdende Aspekt denkt überwiegend vom Kind her: von einem *unbedingten* Existenzrecht, das respektvoll zu wahren ist.

Literatur

Petersen P (1979). Fruchtbarkeit und die Freiheit zum Kinde. Familiendynamik 4: 255–267

Die Wiederbelebung der Sinne in der Medizin

Musiktherapie: Hören und verstehen

Rosemarie Tüpker

In der Musiktherapie spielt das Hören naturgemäß eine wichtige Rolle. Musik läßt sich *auch* verstehen als die Erkenntnisweise des Hörens. Im Hören von Musik erkennen wir, wie sich aus Wiederholung und Variation eines Motivs eine Gestalt entwickelt, wie Spannungen sich aufbauen und lösen, wie Stimmungen ineinander übergehen, wie Differentes harmonisch miteinander verbunden werden kann oder wie aus zwei kontrastierenden Themen etwas Drittes entsteht.

Diese Aussagen zur Musik lassen sich aber auch auf seelische Vorgänge allgemein beziehen: auch im Leben sind wir vor die Aufgabe gestellt, Differentes miteinander zu verbinden, auch hier spielt es eine Rolle, wie wir aus einer Stimmung wieder herausfinden. Auch im Alltag müssen wir uns darin üben, Spannungen sinnvoll aufzubauen und zu lösen, müssen in Wiederholung und Variation unsere Tage, Wochen und Monate gestalten. Und das Heranwachsen eines Kindes hat wesentlich damit zu tun, wie die Differenz, der Kontrast von Mutter und Vater dem Kind die Entwicklung eines »Dritten«, einer eigenen Individualität ermöglicht, ob diese Differenz das Kind fördert oder behindert.

Musik ist also nicht nur etwas für den Konzertsaal, fernab von unseren Lebensaufgaben und unserem Alltag, sondern sie befaßt sich quasi mit denselben Gestaltungs-, Verwandlungs- und Entwicklungsaufgaben, vor die wir – im großen und im kleinen – auch sonst gestellt sind.

Dieser Zusammenhang ist die Grundlage der Musiktherapie. Musik dient hier nicht der Erbauung, Entspannung oder Beruhigung. Sie ist kein Medikament. Was wir in der Musiktherapie hören, wenn wir mit unseren Patient(inn)en improvisieren, und was wir zu verstehen suchen, sind die seelischen Strukturen, in denen und mit denen die Patient(inn)en ihren Alltag und ihr Leben gestalten, mit denen sie – jetzt in dieser Form – an eine Grenze gekommen sind, durch die sie krank wurden, an denen sie leiden und die es durch die Behandlung zu verändern gilt.

Nach Erwin Strauss (1978) kommt »jedem Sinn eine spezifische Weise der Kommunikation von Ich und Welt« zu. Das hörende Verhältnis zur Welt, zum anderen Menschen – wie es in der Musiktherapie besonders ausgeprägt ist – betont das Ineinander, die Ungetrenntheit, die Möglichkeit der Einfühlung, die eher der Bereitschaft des Empfangens bedarf als daß sie eine aktive Bemächtigung ist, wie Strauss dies für das Sehen charakterisiert:

»Von der Farbe z. B. ist zu sagen, daß sie uns stets gegenüber erscheint, dort, auf eine Stelle beschränkt, den Raum in Teilräume begrenzend und gliedernd, in einem Neben- und Hintereinander sich entfaltend. Von dem Ton dagegen, daß er zu einem Eigendasein gelangt, auf uns zukommt, uns erreicht und erfaßt, vorbeischwebt, den Raum erfüllt und durcheilt, sich in einem zeitlichen Nacheinander gliedert. »Während der Ton zu uns herandrängt, bleibt die Farbe auf ihren Platz gebannt, sie fordert von dem Erlebenden, daß er sich ihr zuwende, daß er hinsehe und daß er sich aktiv ihrer bemächtige« (Cousin). Alle die genannten Momente gehören nicht dem Gegenstand als Objekt allein an und erst recht nicht dem Subjekt allein, sondern gehören eben zu dem perspektivischen Erleben im Empfinden, d. h. zu der Kommunikation von Ich und Welt, welche im Empfinden erlebt wird« (S. 212 f.).

Dennoch ist auch das Hören ein aktiver Vorgang, ein Vorgang, bei dem unsere innere seelische Verfassung und Struktur eine wichtige Rolle spielt: Eine Psychotherapeutin wird in derselben Erzählung etwas anderes hören als ein Jurist, ein Kaufmann etwas anderes als eine Dichterin.

Nun ist das Hören ja zunächst eine weitgehende Gemeinsamkeit ärztlichen und psychotherapeutischen Handelns, indem wir alle uns zunächst die Klagen und Beschwerden der Patient(inn)en anhören. Dann aber trennen sich die Wege der weiteren Untersuchung und Behandlung. Zunächst die zwischen ärztlicher und psychotherapeutischem Handeln: Sucht das ärztliche eher nach einer *Erklärung* der geklagten Beschwerden, der dann die Indikation für eine Behandlung folgt, so geht es im psychotherapeutischen Vorgehen eher um ein *Verstehen*, welches auch schon ein wichtiger Teil der Behandlung selbst ist. (Zur Auseinandersetzung des eher naturwissenschaftlichen Begriffs des Erklärens und dem eher geisteswissenschaftlichen des Verstehens vgl. Literaturangaben bei Körner 1985 und Riedel 1978)

Dieser Unterschied zwischen Erklären und Verstehen markiert zugleich einen wichtigen Unterschied in der Art und Bedeutung der *Beziehung* zwischen den an diesem Prozeß Beteiligten. Die Medizin – insofern sie sich als Naturwissenschaft versteht – fragt nach »objektiv« erklärenden Befunden und folgt dem Ideal einer daraus »objektiv« ableitbaren Indikation für eine Behandlung.

In der Psychotherapie steht dem das geisteswissenschaftlich-hermeneutische – also sinndeutende – Verstehen gegenüber. Die Patientin wird bei jedem Schritt in diesem Prozeß als Erlebende, Handelnde, Verstehende einbezogen, was im ärztlichen Bereich nicht in derselben Art notwendig ist. Psychosomatiker bewegen sich in beiden Bereichen bzw. im Schnittfeld dieser beiden Bereiche.

Das psychotherapeutische Verstehen kann sich nur *in* und *an* der Beziehung entwickeln. Es ist nicht objektiv und will es auch nicht sein. Auch im Hinblick auf die Kriterien kunsttherapeutischer Forschung muß daher die Forderung nach Objektivität durch die Forderung nach kontrollierter Subjektivität in der Behandlung und intersubjektiver Verstehbarkeit in der Darstellung ersetzt werden. Ich habe dies und andere Fragen der Wissenschaftlichkeit kunsttherapeutischer Forschung in dem von Petersen herausgegebenen Buch *Ansätze kunsttherapeutischer Forschung* ausführlicher dargestellt (Tüpker 1990).

An dieser Stelle möchte ich nur darauf hinweisen, daß das spezifische Hören und Verstehen in der Musiktherapie immer auch daran zu messen ist, wie es die therapeutische Beziehung gestaltet: ob es der Patientin hilft, sich selbst etwas mehr zu verstehen, und ob sie sich verstanden fühlt. Mit Verstehen ist hier also durchaus ein Doppeltes gemeint: Verstehen als emotionale Teilhabe und zugleich Einfühlung und Verstehen als ein Herstellen sinnhafter Bezüge, welches dann z. B. – auch in der

Musiktherapie – in Deutungen im psychoanalytischen Sinne mündet. In der Musiktherapie bezieht sich nun das Hören und Verstehen auch auf den nichtsprachlichen Bereich. Wir untersuchen die seelischen Gründe des Leidens und der Erkrankung, indem wir mit den Patient(inn)en gemeinsam improvisieren und dann versuchen, in der Musik der Patient(inn)en etwas über die Störungen und Mängel ihrer seelischen Grundstrukturen zu hören und zu verstehen. Um das näher zu erläutern, erscheint es mir zunächst einmal notwendig, etwas über das Setting und die Arbeitsweise der Musiktherapie zu berichten.

Setting und Arbeitsweise der Musiktherapie

Ich verstehe hier Musiktherapie als ein psychotherapeutisches Verfahren, welches die rein sprachlichen Therapieformen um die Möglichkeit der gemeinsamen musikalischen Improvisation zwischen Therapeutin und Patientin erweitert.

Was heißt das konkret? Im Musiktherapieraum findet sich eine Auswahl von Instrumenten, die zum einen von jedem Laien ohne weitere Vorübungen spielbar sind. Zum anderen ist ihre Zusammenstellung so gewählt, daß sie eine Breite an Spiel- und Ausdrucksmöglichkeiten bietet, um so den verschiedenen seelischen Empfindungen, Stimmungen und Verhältnissen Raum zu geben: Die Patient(inn)en sollen nicht nur ihre zarten und »wohlklingenden« Empfindungen in den Instrumenten wiederfinden können, sondern auch Schmerz und Wut, Schräges und »Unpassendes«.

Die Instrumente bieten eine Vielfalt durch ihr Material – etwa Holz, Fell, Metall, Saiten etc. – und durch die Spielweise: Schlag-, Blas-, Streich- und Zupfinstrumente usw. Es gibt Instrumente, die man nah zu sich herannehmen, und solche, von denen oder mit denen man sich distanzieren kann. Instrumente, mit denen man sich differenziert artikulieren, aber auch solche, mit denen man »einfach Krach machen« kann. Rhythmisches Spiel muß ebenso möglich sein wie melodisches, harmonisches oder rein klangliches.

Die Vielfalt ist begrenzt durch den Gedanken, daß eine Überfülle auch verwirrend und lähmend sein kann, daß Grenzen auch im Alltag zum Erleben gehören und schöpferisch-anregend sein können.

Der Beginn einer Musiktherapie ist nun zunächst einmal nicht wesentlich anders, als wir es von anderen Psychotherapieformen gewohnt sind. Der Patient oder die Patientin berichtet vielleicht von seinen/ihren Beschwerden, Nöten und Sorgen, dem Anlaß für die Behandlung usw. Wir fragen vielleicht nach den näheren Lebensumständen, nach Grundzügen der Lebensgeschichte, nach Vorlieben und Ängsten und klären die Formen der Zusammenarbeit.

Wenn uns der richtige Zeitpunkt gekommen scheint, fordern wir die Patientin auf, sich zunächst einmal umzuschauen, die Instrumente auszuprobieren und sich dann etwas auszusuchen für ein erstes gemeinsames Spiel. Für dieses Spiel gibt es keine Vorgaben, keine Regeln, keine weiteren Bestimmungen. Wir bitten die Patientin nur – falls dies nicht von selbst entsteht –, daß sie anfangen möge, und sagen ihr, daß wir dann nach einer Weile mitspielen werden.

Das, was in diesem ersten Zusammenspiel entsteht, ist in keiner Weise – wie Patient(inn)en dies zunächst oft befürchten – ein unstrukturiertes Durcheinander. In der wissenschaftlichen Analyse solcher Erstimprovisationen[1] zeigte sich vielmehr, daß in diesem Spiel eine individuelle Ausdrucksgestalt entsteht, die immer einen seelischen Sinnzusammenhang zeigt.

Auch die Patient(inn)en selbst merken bald, daß das, was sie spielen, etwas *mit ihnen* zu tun hat. Sie finden ihre momentane Verfassung in der Musik wieder, ein sonst nicht wahrgenommenes Gefühl oder einen lange nicht mehr verspürten Wunsch. Oder es erklingt in der Musik gerade das, was man an sich selbst nicht *leiden* mag, was man in sich zu verdrängen suchte. Manchem widerfährt mit den Instrumenten genau das, was ihn sonst im Leben auch schon immer so ärgert.

Über all dies kann man nach dem Spiel sprechen. Die Gesprächssituation nach der gemeinsamen Improvisation ist offen für die Einfälle der Patientin. Deshalb läßt sich auch wenig Allgemeines darüber sagen, wie es nach einem Spiel konkret weitergeht. Manche Patient(inn)en sprechen über die Musik, manche über ihr Empfinden während des Spielens oder über Gedanken, die dabei auftauchen. Manche gehen auch gar nicht auf das Gespielte ein, knüpfen vielleicht an etwas an, worüber vorher gesprochen wurde, oder sie erzählen etwas ganz anderes, was zunächst gar keinen Zusammenhang zu haben scheint – oder sie schweigen.

All das darf sein. Auch hier gibt es keine Regeln, keine Forderungen, keine Anweisungen. Vielmehr ist es die Aufgabe der Therapeutin, den seelischen »Gedanken«, den psychologischen Zusammenhang in dem zu finden, was sich im Wechsel von Sprechen – Spielen – Sprechen zum Ausdruck zu bringen sucht – oder anders formuliert: was hier gehört und verstanden werden will.

Auch wenn vielleicht erst wesentlich später eine Deutung grundlegender Zusammenhänge sinnvoll ist, so ist es zur Etablierung eines Arbeitsbündnisses doch meist wichtig, schon relativ früh auch für die Patientin spürbar zu machen, daß das, was sie spielt, etwas mit dem zu tun hat, was sie erzählt, worunter sie leidet, weshalb sie gekommen ist.

Dazu kann es manchmal gut sein, sich gemeinsam mit der Patientin die gespielte Musik noch einmal vom Tonband, welches während des Spiels mitläuft und dann abgeschaltet wird, anzuhören. In manchen Behandlungen schafft diese Möglichkeit noch eine zusätzliche wichtige Ebene, die dann zu einem festen Bestandteil des Settings wird.

Die äußere Form, das Setting, ist damit umrissen. In Abwandlung der analytischen Grundregel ließe sich für die Musiktherapie formulieren: »Sagen Sie, was Ihnen durch den Kopf geht, und spielen Sie, was Ihnen in die Finger kommt.«

Die weitere Behandlung entwickelt sich so im Austausch von Musik und Sprache, im Wechsel von Sprechen, Spielen, Sprechen, vielleicht Hören, wieder Sprechen und natürlich auch im Schweigen.

---

[1] Diese von der psychologischen Morphologie aus entwickelte wissenschaftliche Methode ist dargestellt in: Tüpker R (1988) *Ich singe, was ich nicht sagen kann. Zu einer morphologischen Grundlegung der Musiktherapie.* Bosse, Regensburg.
Zahlreiche Anwendungsbeispiele liegen mit den Abschlußarbeiten der morphologischen Weiterbildung des »Instituts für Musiktherapie und Morphologie« sowie Diplomarbeiten der musiktherapeutischen Studiengänge an der Hochschule für Musik und darstellende Kunst Hamburg und an der Westfälischen Wilhelms-Universität Münster vor.

Beispiel aus einer musiktherapeutischen Behandlung

Ich möchte nun abschließend anhand eines Beispieles einen sinnlichen Eindruck vermitteln, wie sich so etwas anhören kann, und aufzeigen, was sich wie in solchen Austauschprozessen entwickelt. Ich bitte dabei, das Besondere nicht für das Allgemeine zu nehmen und den sehr kurzen Ausschnitt aus einer Behandlung nicht für das Ganze. Denn das ist natürlich stets die Gefahr, wenn man eine Therapiemethode an einem einzigen Beispiel kennenlernt. Aber ich befürchte auch, daß das bisher Ausgeführte ohne Beispiel zu unkonkret bliebe.

Die Patientin, Mitte 30, u. a. mit Colon irritabile, depressiven Verstimmungen und einer zunehmenden sozialen Isolierung, klagte in dieser Stunde über Schmerzen in der Schulter. Es fühle sich an, sagte sie, als sei die Schulter »zertrümmert«. Einen organischen Befund gab es nicht. Die Patientin wirkte verärgert, unzufrieden und »genervt«: über sich selbst insgesamt, über die Schmerzen, über den Arzt, der »nichts fand«, und wieder über sich selbst, darüber, daß sie solch »unbegründete Schmerzen« hat. Denn »so eine« will sie nun ganz und gar nicht sein: »eine, die sich anstellt«.

Nach einer Weile schlug ich ihr ein Spiel vor – die Schulterschmerzen zum Anlaß nehmend – mit der Überlegung, vielleicht könne uns das weiterführen. Nicht gerade lustvoll, aber ohne viel Verwunderung oder Fragen, was denn das eine mit dem anderen zu tun haben könne, schaute sie sich kurz um und griff ziemlich gezielt zu einem Saiteninstrument, einem Psalter, und es entstand dieses Spiel.

Das im Vortrag an dieser Stelle zu Gehör gebrachte Bandbeispiel aus der zweiten Behandlungsstunde soll hier durch eine Beschreibung der Musik und – für die notationskundigen Leser(innen) – durch eine Transkription ersetzt werden:
Die Patientin beginnt auf einem Psalter[2] mit einer Melodie, die sich nach oben öffnet. Die Melodiebildung schafft Raum, läßt den Eindruck von Zartheit und Weite entstehen. In dem recht langsamen Tempo sind die ausgewählt wirkenden Töne klar und zögernd. An keine Tonalität und keinen Grundton gebunden, wirkt das Ganze eher schwebend. Die Therapeutin am Klavier gleicht sich diesem Charakter an mit recht hohen, nicht tonalen offenen Akkorden, die ebenfalls sehr zart angeschlagen sind. Das Ganze dauert nur 36 Sekunden.
Einige Beschreibungen des Erlebens der Musik durch eine Gruppe von Musiktherapeut(inn)en, die das Band ohne weitere Vorinformationen über die Patientin hörten, lauteten einmal: »Eine Knospe beginnt sich zu öffnen, wie im Zeitraffer, aber nur einen kleinen Spalt und hält inne. Erstarrt.« »Ein

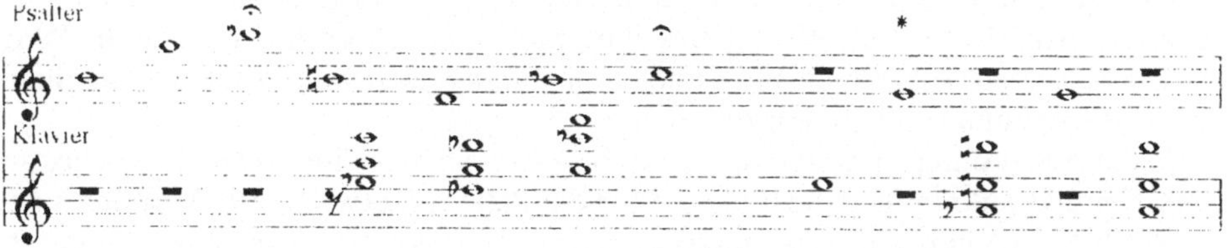

[2] Der Psalter ist ein Saiteninstrument in der Form eines spitzen Dreiecks. Die vorgegebenen Töne, die also nicht wie bei einer Geige gegriffen werden müssen, entsprechen der üblichen chromatischen Stimmung (dem Klavier vergleichbar angeordnet). Das Instrument, welches gestrichen oder gezupft werden kann, ist daher für Laien wesentlich leichter zu spielen als etwa eine Geige. In unserem Beispiel werden die Saiten gezupft. Der Tonbereich ist recht hoch und der Klang eher zart.

japanischer Garten wird verzaubert, in dem alles festgefügt und doch sehr offen scheint.« »Vorsichtig gehend durch eine ruhige, fast leblose Landschaft. Blicke schweifen weit, ohne etwas Konkretes zu fassen.« »Eine Musik, die nur so kurz erklingt, daß ich mir gar nicht sicher bin, ob sie überhaupt war. Es besteht die Gefahr, daß der Eindruck auf ewig verschwindet, so wie ein Grabstein, der das letzte Zeichen einer langen Geschichte war.« »Das erinnert mich an Stimmungen, wo ich etwas nicht begreife. Nachdenklich hängenbleiben. In Gedanken hängenbleiben.«

Der Leser wird vielleicht über die Kürze des Spiels erstaunt sein. Das war ich auch. Ich war es so sehr, daß ich unsicher war, ob es denn hier tatsächlich schon zu Ende sein sollte. Für die Patientin hingegen war das völlig klar: »Ja, es war zu Ende«, sagt sie. Sie begründet es auch: »Weil Sie mir geantwortet haben.« »Geantwortet«, so erläutert sie im weiteren Gesprächsverlauf, »nicht auf eine *bestimmte* Frage«, sondern eher allgemeiner: so etwa wie »die richtige Antwort überhaupt, auf eine Frage, die nicht in Worte gefaßt werden kann«. Als wir die Musik noch einmal vom Band anhören, kann sie sogar genau die Stelle angeben, die für sie diese Antwort war. (Im Notentext mit * markiert. Es ist die Stelle, bei der ich ihre Einzeltöne nicht mehr mit Akkorden, sondern ebenfalls mit einem Einzelton »beantworte«.)

Fragen wir jetzt nach dem Zusammenhang bis hierhin, so bleibt das Ganze einigermaßen unverständlich: Die Musik erlaubt keinen direkt nachempfindbaren Bezug: sie klingt nicht gerade so, wie wir uns vielleicht den Schmerz einer »zertrümmerten Schulter« vorstellen, sie ist nicht schrill, laut und dramatisch, sondern zart und versonnen, es entsteht etwas Weites, Offenes, ein In-Gedanken-Hängenbleiben. Die nähere musikalisch-psychologische Analyse vergleicht die entstandene Gestalt mit der Form des Fragmentes in der Literatur der Romantik, welches gerade in seiner Verdichtung über sich hinaus weist.

Diese Analyse, die nicht innerhalb der Therapiesituation geschieht, sondern ein eigenes wissenschaftliches Verfahren darstellt, betonte, daß die Töne ausgewählt wirken, die formale Gestalt »wie komponiert« erscheint. Die Analyse zeigte, daß im Hinblick auf die musikalische Sinndeutung eine Mehrdeutigkeit vorliegt, d.h., man kann die Einteilung der Musik in Phrasen auf mehrfache Weise hören, wodurch auch im Erleben der Beziehung der beiden Instrumente oder Spielerinnen unterschiedliche Bedeutungen entstehen.

Aber gerade in dieser Offenheit der musikalischen Form, die für die Hörer(inn)en der Musik nicht eindeutig bestimmt werden kann, gelingt der Patientin *ihre* persönliche Sinndeutung, indem sie sagt: »*Dieser* Ton* war die Antwort.«

Aber auch die Einfälle der Patientin nach dem Spiel erklären nicht, sondern geben eher neue Rätsel auf. Was hat das alles mit den Schulterschmerzen zu tun? Wir müssen also das Ganze hier und in der Behandlung noch weiterdrehen, um einen Sinnzusammenhang herstellen zu können.

In der Behandlung kommt es an dieser Stelle zu einem weiteren Spiel, welches an den Konflikt anknüpft, daß zu klagen für die Patientin etwas heftig Verpöntes ist, weshalb ein solcher (»unbegründeter«) Schmerz sozusagen »doppelt schlimm« ist. Über das von mir angebotene Bild der »Klagemauer« entsteht die etwas entlastende Idee einer ritualisierten (und damit nicht verpönten, nicht tabuisierten) Möglichkeit des Klagens.

Die zweite Improvisation nimmt diesen Gedanken zum Titel: »Klagemauer«. Wieder beginnt die Patientin ohne zu zögern. Das wirkt, als wisse etwas in ihr, was jetzt erklingen solle.

Das zweite Beispiel dauert in seiner gesamten Länge etwa 6 Minuten. Im Vortrag wird daraus ein Ausschnitt vorgespielt. Die Patientin beginnt diesmal auf einem Metallophon[3], die Therapeutin spielt nach einer kurzen Phase wieder auf dem Klavier mit. Das Spiel ist nicht nur hinsichtlich der Länge stark von der ersten Improvisation unterschieden, sondern auch in Tempo, Dichte und nahezu allen anderen musikalischen Formkriterien. Eine Erlebensbeschreibung eines musiktherapeutischen Kollegen, der beide Beispiele vom Band hörte, kann m. E. in diesem Beispiel den Leser(inn)en noch am ehesten einen Eindruck der Musik verschaffen, da eine detaillierte Beschreibung des musikalischen Ablaufs hier zu komplex würde:

»Gespannte Nähe, wird immer dichter, droht zu versinken. Unten ein Stampfen: loskommen – wovon? Das bleibt und klebt und kommt nicht weiter. Ich habe das Bild von etwas ganz Dichtem, in dem aber auch eine ganz große Spannung ist. Ganz nah, wie in einer Symbiose, einer Zweieinheit, die noch nicht auseinander ist. Die Nähe und Undifferenziertheit des Ganzen macht diese ungeheure Dichte aus. – Dann fing es an, immer tiefer zu sinken, mit einer unglaublichen Schwere – durch die allmähliche Baßbewegung des Metallophons – mit einer unheimlichen Macht, der nichts entgegenzusetzen ist. Durch die Impulse vom Klavier kommt dann aber doch eine Gegenkraft, die aus dem Rhythmischen kommt. Sie verhindert ein völliges Versinken und hält das Ganze in der Schwebe. Seltsamerweise ist da zugleich ein Schweben und eine Schwere. Die Gegenkraft aus dem Klavier verhindert ein Versinken im Unergründlichen. Da ist auch Beharrlichkeit, aber es ist kein Vor, kein Zurück und kein Wohin zu sehen. Die Unendlichkeit (aus der ersten Improvisation) tritt wieder auf, jetzt geht sie aber in die Ausbreitung. Während sie in der ersten Musik ins unendlich Konzentrierte ging, in die Unendlichkeit der Eins, des Punktes, dehnt sie sich jetzt ins unendlich Weite aus. Dadurch ist kein Rand, keine Grenze, nichts Zweites möglich. In völlig anderer, in mancher Beziehung polar gegensätzlicher Gestaltung findet sich darin doch das Nichtgreifen-, Nichtfassenkönnen wieder.«

Hier breitet sich jetzt etwas aus. Die Musik ist redundanter, flächenhafter. In der Behandlung ist nach dem Spiel eine andere Stimmung zu spüren. Sagen kann die Patientin zunächst nur, daß sie die Musik passend zum Titel fand. Eine ruhige Stille ist im Raum, ein In-Gedanken-sein.

Wieder hören die Patientin und ich – diese Stimmung bewahrend – die Musik vom Band. Zögernd, suchend, fast fragend erzählt sie von einem Bild, welches ihr beim Hören entstanden ist: »Ein Mann – vor einem Bücherregal. – Die Bücher zeigen, daß er viel zu erzählen hat. – Er kann viele Geschichten und überhaupt viel von der Welt erzählen. – Es könnte sein, daß das mein Großvater ist.«

In solchen zwischenzeitlich eher rätselhaften Drehungen von Sprechen – Spielen – Sprechen – Hören – wieder Sprechen usw. entwickelt sich der seelische Gedankengang. Beginnend bei einem unverständlichen Schmerz führte er hier schließlich zur Ambivalenz der Gefühle zum Großvater: zu dem Schmerz, daß dieser Mann, der der einzige überhaupt war, zu dem eine positive Beziehung möglich war, dem kleinen Mädchen zugleich die grausamsten Folterszenen aus dem 1. und 2. Weltkrieg erzählte. Er war für sie der einzige, bei dem sie Wärme und Nähe erlebte. Zugleich war er ein Mensch, der dem noch nicht zur Abgrenzung fähigen Kind den eigenen unverarbeiteten Schmerz und die Grausamkeit zweier Weltkriege einpflanzte.

Ich muß den weiteren Behandlungsverlauf und den psychologischen Gesamtzusammenhang dieses Falles hier vorenthalten. Nur soviel: Das Seelische zeigte sich hier zum einen in einer Verfassung seelisch-körperlicher Ungetrenntheit und in einer Form, die zum Ausdruck seelischen Erlebens in Sprache kaum fähig war. Dadurch entstanden immer wieder körperliche Symptome anstelle seelischen Aus-

[3] Das hier von der Patientin gewählte Metallophon ist ein Stabspiel mit recht tiefen und voll klingenden Metallplatten, deren Klänge – durch die Spielweise der Patientin verstärkt – sehr stark ineinanderklingen. Auch hier steht eine chromatische Tonauswahl zur Verfügung.

drucks, anstelle seelischer Mitteilungen, die gehört – vielleicht auch einmal erhört werden können.

Die Musik kann in *solchen* Fällen als Zwischenstück, als Übersetzungshilfe dienen und so das seelische Geschehen allmählich in eine verstehbare Form überführen. Ziel ist es dabei letztlich, daß der seelische Ausdruck – etwa des Schmerzes und der Trauer – sich nicht mehr körperlich krankmachende Bahnen suchen muß. (In anderen Fällen kann die Musik/das Improvisieren aber auch ganz andere Bedeutungen für die Behandlung gewinnen.)

Zum anderen handelte es sich hier um eine seelische Entwicklung, in der auch das »Eigene« und das »Fremde« sich in einer seltsamen »Verklumpung« befanden. Es war oft so, daß die Patientin die widersprüchlichsten Ansichten und seltsamsten Empfindungen äußerte, deren Sinn nur verständlich wurde, wenn man hörte und zu verstehen begann, daß mal sie selbst, mal ihr Großvater, mal ihre Mutter es waren, die sich da – quasi wie mit einer Zunge – zu Wort meldeten.

Hier half das Improvisieren und Hören der Musik, daß sie ihre eigenen Empfindungen besser spüren konnte und sich so allmählich *das Eigene als Eigenes* – unterschieden vom Leben und Empfinden anderer – ausbreiten und etablieren konnte. Hierzu war aber auch die Sprache notwendig – denn allein in der Musik wäre diese »Verklumpung« zwar hörbar, aber nicht verstehbar geworden – auch nicht für die Patientin selbst.

Musiktherapie versteht sich deshalb auch nicht – wie oft mißverständlich formuliert wird – als »nonverbales Verfahren«. Sie ist vielmehr angewiesen auf den Austausch von Musik und Sprache. Sie arbeitet mit dem fortlaufenden Wechsel von Spielen und Sprechen. Darin – in diesem Austausch – sucht sie den seelischen Strukturen auf die Spur zu kommen, von da aus versucht sie die zugrundeliegende Problematik zu behandeln.

Musiktherapie ist deshalb auch nie eine symptomatische Behandlung. Weder ein Magengeschwür noch einen Ehekonflikt können wir durch Musik direkt vermindern. Musik ist keine Wunderdroge. Wohl aber ist es möglich – in mühsamer Kleinarbeit wie in allen Psychotherapien –, die Musik zum Aufspüren, zum Verstehen und zum Verändern derjenigen seelischen Strukturen mit zu nutzen, die Menschen krank machen – oder die sie an den ihnen begegnenden Aufgaben scheitern lassen.

Literatur

Körner J (1988) Vom Erklären zum Verstehen in der Psychoanalyse. Untersuchung zur psychoanalytischen Methode. Vandenhoeck & Ruprecht, Göttingen

Riedel M (1978) Verstehen oder Erklären? Zur Theorie und Geschichte der hermeneutischen Wissenschaft. Klett-Cotta, Stuttgart

Strauss E (1978) Vom Sinn der Sinne. Ein Beitrag zur Grundlegung der Psychologie. Reprint der 2. Auflage 1936. Springer, Berlin Heidelberg New York

Tüpker R (1990) Auf der Suche nach angemessenen Formen wissenschaftlichen Vorgehens in kunsttherapeutischer Forschung. In: Petersen P (Hrsg) Ansätze kunsttherapeutischer Forschung. Springer, Berlin Heidelberg New York

Bilder im seelischen Prozeß, ihr Verstehen und ihre Wirkung

Die Wirkung der Psychotherapie mit bildnerischen Medien anhand eines Fallbeispiels

Gertraud Schottenloher

Jeder Mensch wird im Laufe seines Lebens mit vielen schwierigen Situationen und Krisen, mit harten Nüssen, konfrontiert. Ihm wurde aber auch die Fähigkeit in die Wiege gelegt, diese Nüsse zu knacken. Diese Fähigkeit wird oft als innere Führung empfunden. Häufig sind die Nüsse jedoch so hart, daß man den Kontakt zu dieser inneren Führung verliert. Gefühle von Oberflächlichkeit und Leere oder Angst und Verzweiflung begleiten diesen Verlust. Es stellt sich die Frage: Wie ist dieser Kontakt wiederzufinden? Das Wissen um die eigene Entwicklung, das eigene Wesen, die Werdegestalt, wie man sagen könnte, scheint wie ein Samenkorn im Unbewußten zu liegen, das Wasser braucht, um sich zu entfalten. Eine Quelle, mit der es sich erschließt, ist das, was ich das kreative Potential oder das kreative System nennen möchte. Man könnte auch sagen, die Vernunft des Herzens – oder das Wissen der Sinne, der »Sinn der Sinne«.

Das kreative System scheint über dieses innere Wissen, diese innere Führung zu verfügen. Es hat den Anschein, daß es frei sein kann von Störungen, die das Ich betreffen. Wie das diplomatische Corps scheint es das Privileg der Immunität zu genießen und dadurch in der Lage zu sein, relativ unabhängig vom Ich wichtige Aufgaben zu übernehmen, selbst dann noch, wenn dieses dazu nicht mehr in der Lage ist. Es bearbeitet im künstlerischen Prozeß Konflikte, sucht und findet Lösungen und greift auf Ressourcen zurück. Diese kreativen Konfliktbearbeitungen und Lösungen, z. B. im Bild, können später vom Ich übernommen werden.

Auf diese Fähigkeiten bauen die sogenannten kreativen Therapien. Man könnte diesen Ansatz auch so formulieren: Kreative Therapie, hier im engeren Sinn Kunsttherapie mit bildnerischen Medien, setzt nicht am Mangel, nicht an den Störungen an, nicht an dem, was dem Menschen fehlt, sondern an dem, was er kann, an seinen schöpferischen Fähigkeiten, die selbst in tiefsten Krisen und existentiellen Bedrohungen noch wirken. Beeindruckende Beispiele dafür sind Zeichnungen von KZ-Häftlingen, besonders von Kindern, die Schmetterlinge, Symbole für Transformation und Wandel, an die Wände malten, während sie auf ihren Tod in den Gaskammern warteten.

Die Rolle des Therapeuten im bildnerisch-therapeutischen Prozeß ist es, eine Atmosphäre zu schaffen, in der sich das schöpferische Potential entfalten kann. Die so entstandenen Bilder oder Plastiken sieht er gemeinsam mit seinem Patienten an, entdeckt mit ihm zusammen die Geschichte, die dazu gehört, erkennt und verstärkt seine kreativen, positiven Möglichkeiten. Über die Bilder entwickelt sich eine besondere Art der Beziehung. Zwischen beiden entsteht ein gemeinsames Unbewußtes, aus dem heraus sich die Bilder entfalten. An einem eindrucksvollen Beispiel möchte ich zeigen, wie stark dieses gemeinsame Unbewußte arbeitet. Elisabeth Wellendorf berichtete in einem Seminar von einer jugendlichen Patientin, die sich so autistisch verhielt, daß sie keinen Kontakt zu ihr herstellen konnte. Während des langen Schweigens der Patientin entstand in ihr ein merkwürdiges Bild: sie sah einen Pantoffel, in dem die Patientin saß und auf einer Schiene hin- und herfuhr. Dieses Bild war ihr ein Rätsel. Sie ging das Risiko ein, es zu zeichnen und der Patientin zu zeigen. Da sagte diese: »Genau so ist es: Ich sitze im Pantoffel meines Vaters und fahre seine Schiene.« Damit war der Bann gebrochen und sie begann ebenfalls zu malen und zu sprechen.

Ich möchte Ihnen nun an einem Fallbeispiel zeigen, wie sich der Prozeß einer solchen Selbstgestaltung oder Selbstentfaltung im Malen über einen längeren Zeitraum hinweg entwickeln kann.

Die schmerzliche Gegenwart

Die Vergangenheit war unwürdig,
die Gegenwart ist schmerzlich,
die Zukunft nicht existent (S.M.).

Mit diesem Empfinden kam K., 27 Jahre alt, in die Therapie. Sie fand sich zu dick und haßte sich und die Welt. Sie jammerte, klagte und bockte. Sie fraß und fraß und haßte sich wieder dafür.

Sie hatte keinen Freund und keine Arbeit. Eine verständige Frauenärztin riet ihr zur Psychotherapie wegen mehrerer Zysten an den Eierstöcken, von denen sie annahm, sie seien psychosomatischer Natur.

Sehen wir nun eine Auswahl von spontanen Bildern an, die K. während der 3 ½jährigen psychotherapeutischen Behandlung zeichnete und malte. Die Bilder sind keine Illustrationen ihres Zustands, wie man vielleicht meinen könnte, sondern durch sie wurde ihr Zustand zum einen erst verständlich, zum anderen setzten sie einen seelischen Entwicklungsprozeß in Bewegung, der den Verlauf der Therapie bestimmt.

Regression oder die Rückkehr ins Paradies

Am meisten fälllt bei den Bildern der ersten Phase ihr regressiver Charakter auf. Dieser ist an den abstrakten, runden, weichen, wellenartigen Formen zu erkennen,

▷
Abb. 1. Warme Farben und wellige Formen: Regression ins ozeanische Lebensgefühl
Abb. 5. Das Schwarz grenzt den »Embryo« aus
Abb. 6. Das Schwarz wird zur Schlange, die Gift spritzt
Abb. 7. Die Schlange wird zu einem bösen Gesicht mit Krallen
Abb. 8. Das Gesicht wird zu einem Fisch. Täter und Opfer zugleich
Abb. 11. Das Böse
Abb. 16. Die Geburt des Drachen
Abb. 17. Der schwarze Drache und die rote Hexe
Abb. 18. Der rote und der schwarze Drache
Abb. 19. Menschwerdung

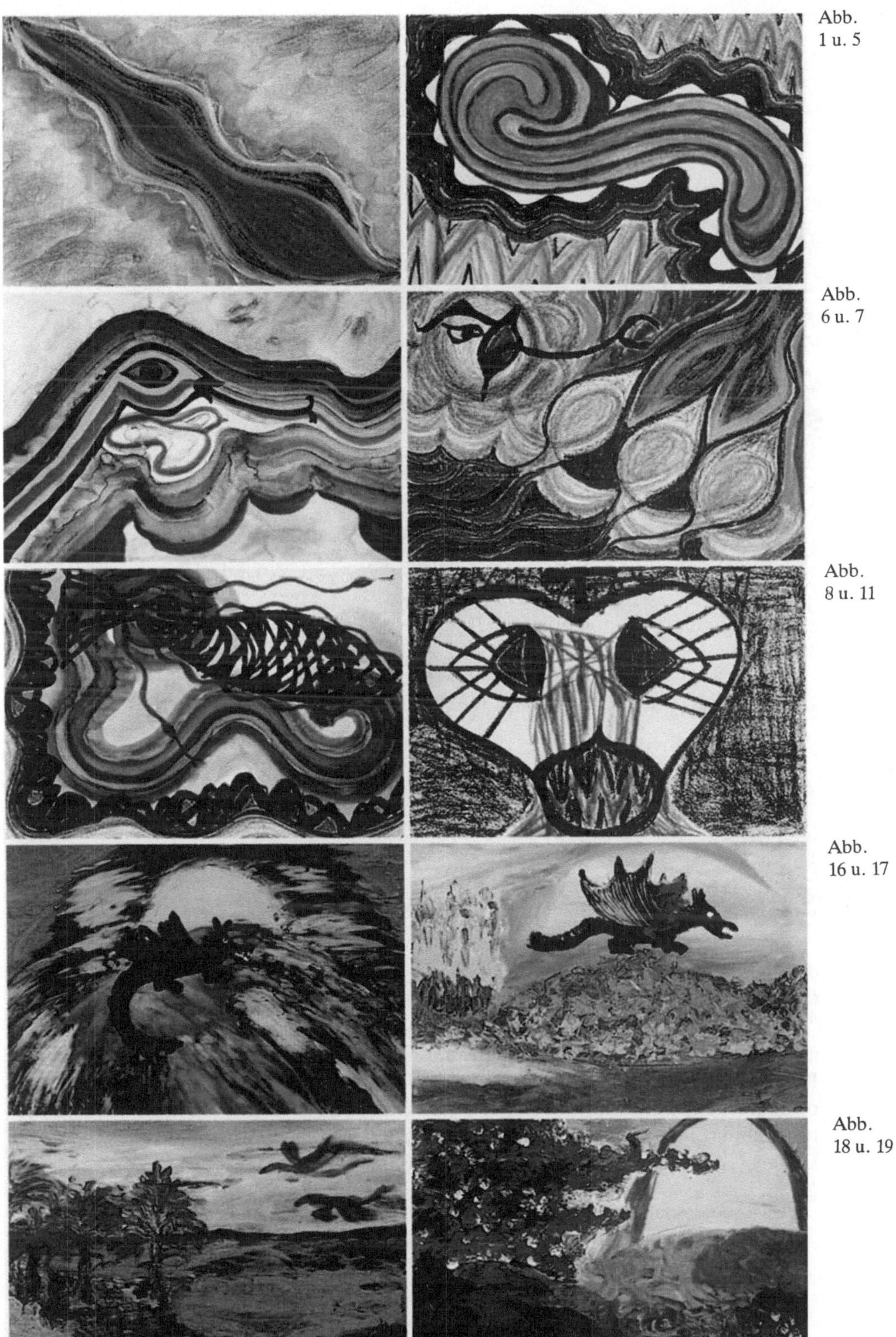

Abb. 1 u. 5

Abb. 6 u. 7

Abb. 8 u. 11

Abb. 16 u. 17

Abb. 18 u. 19

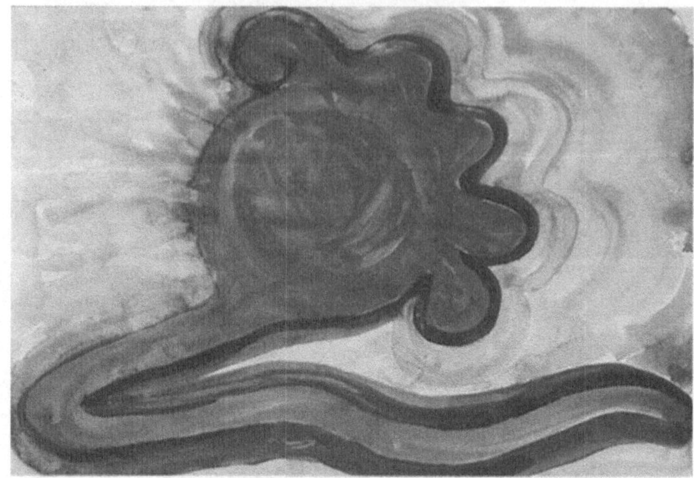

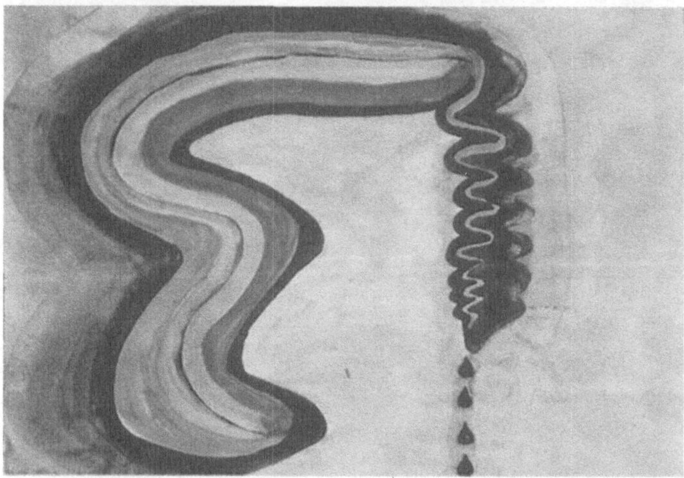

Abb. 2 und 3. Warme Farben und wellige Formen: Regression ins ozeanische Lebensgefühl

die in eine freundliche, fließende, warm, orange-rote Atmosphäre eingebettet sind (Abb. 1–3).[1]

Die beschriebenen Formen und Farben entsprechen einem Zustand wohliger Regression, einer Rückkehr in die intrauterinäre Einheit oder ins Paradies, in der Kunst oft als Garten Eden dargestellt. Die Formen sind eingebettet in einen sanften, pastellfarbenen Hintergrund, der sie hält und trägt. Die Umwelt ist undifferenziertes Medium, ohne ein personales Gegenüber. Die Beziehung bewegt sich auf der Ebene der Dualunion (Mutter und Kind fühlen sich eins).

[1] *Hinweis:* Aus technischen Gründen konnte nur eine Farbseite reproduziert werden. Auf dieser sind möglichst viele Abbildungen versammelt, um dem Leser zu ermöglichen, den sich in der Farb- und Formgebung spiegelnden Entwicklungsprozeß nachzuvollziehen. Der Leser möge die Farbbeispiele als Anregung nehmen, um die Farbanmutung und die Farbentwicklung auf die Schwarzweißabbildungen zu übertragen, bei denen im Text ebenfalls auf die Farbe eingegangen wird. Die Farbtafel befindet sich auf S. 115 des Textes. Abbildungen, die nicht im Text stehen, sind dort zu finden.

Die Bilder zeigen, daß K. in der positiven Übertragung zu ihrer Therapeutin frühe gute Beziehungserfahrungen aktiviert, was prognostisch günstig ist.

Gleichzeitig spiegeln die Bilder auf der Subjektstufe, d.h. als Spiegel ihrer selbst, ihre Krankheit und ihre Problematik. Die Formen und Farben lassen sexuelle Assoziationen zu und erinnern in ihrem brennenden Rot und in ihren Formen an Unterleib und an die diagnostizierten Eierstockszysten.

Dualität als Wurzel des Bösen oder die Vertreibung aus dem Paradies

Fast unmerklich schleicht sich in die noch weichen Formen des Rot und Orange Schwarz als trennender Faktor. Noch schwingt es mit ihnen und legt sich über ihre Umrisse (Abb. 4).

K. weiß nicht, was sie malt, doch zielsicher bewegen sich die Bilder einem für sie traumatischen Bereich zu.

Das Schwarz bewirkt Trennung: Die rot-gelbe Form wird ausgegrenzt, ausgestoßen. Gleichzeitig verliert das Umfeld seinen weichen Charakter. Es erhält Spitzen und Zacken (Abb. 5, Farbtafel S. 115).

Die paradiesische Symbiose ist bedroht. Das seelisch noch unentwickelte, embryonale Wesen erlebt diese Trennung als Gefahr und Aggression. Das eindringende, trennende Schwarz symbolisiert den Vater. Die Gefahr der Trennung geht von ihm aus, da er in die Symbiose von Mutter und Kind eindringt und deren Einheit gefährdet. Die Trennung wird als zu früh und als böse erlebt, das embryonale Wesen kann ihr noch nichts entgegensetzen.

In den nächsten Bildern spitzt sich die Trennungsproblematik zu. Das Drama der Vertreibung aus dem Paradies entwickelt sich aus der bildnerisch assoziativen Weiterentwicklung der schwarzen Linie. Das Schwarz nimmt die Gestalt einer Schlange an, die zielgerichtet Gift spritzt (Abb. 6, Farbtafel S. 115).

Das Schwarz der Schlange verkörpert zum einen den Aggressor, zum anderen die eigenen Aggressionen, das eigene Gift. Die Dualität, das *Nein*, zu dem die Schlange verführt, wird als böse erlebt. Der eigene Wille ist Sünde, der fremde Vergewaltigung.

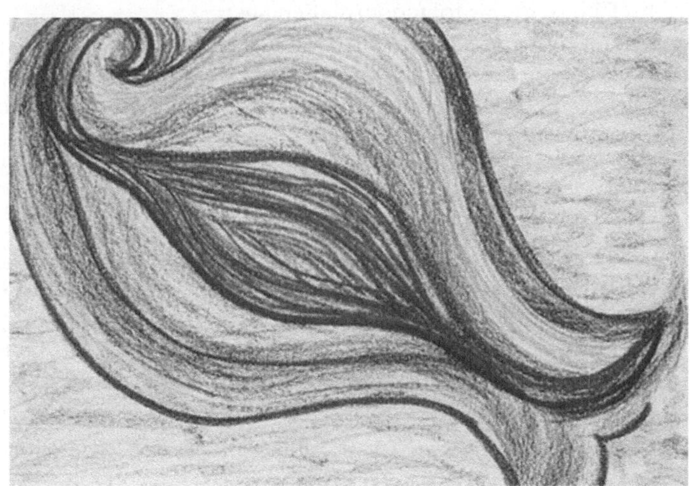

Abb. 4. Das Schwarz der Trennung schleicht sich ins Paradies

Eine schwarze Klammerhand wächst aus einem Mund inmitten eines grimmig schauenden Gesichts, das sich aus dem Schlangenkopf entwickelt, und greift gierig nach weiblichen Teilen (lila), die aus dem Wasser steigen (Abb. 7, Farbtafel S. 115).

Dieses Bild läßt vermuten, daß die Trennungsproblematik mit einer oralen Thematik verbunden ist und in eine psychische Phase fällt, die nicht auf Trennung angelegt ist.

Auf die Unterleibsdarstellungen (K. nennt die Bilder selbst so) legt sich ein schwarzer Fisch (Abb. 8, Farbtafel S. 115).

Der Fisch entwickelt sich aus dem Gesicht im vorhergehenden Bild: Das drohende Auge bleibt, aus der Stelle des Mundes wächst der schwarz geschuppte Fisch. Auch Schlangen finden sich wieder im Bild. Der Aspekt des Bösen, des Trennenden, des Schwarzen steuert einem dramatischen Höhepunkt zu. Das Bild löst in K. äußerste Erregung aus, obwohl sie es nicht versteht. Sie kann mit dem Fisch nichts anfangen. Er wiederholt sich mehrere Male. Da taucht plötzlich während eines tranceartigen Zustands ein Bild der Realität aus der Kinderzeit auf: »Mein Vater (ein Hobbyangler) schlitzt Fischen den Bauch auf und nimmt ihnen die Eingeweide heraus. Ich fühle mich wie ein Fisch. Ich bin ein Fisch. Das Eindringen des Penis ist für mich wie ein Messer. Nachher habe ich das Gefühl, mein ganzer Bauch blutet. Ich fühle mich verletzt.«

Der Fisch, das Opfer, steht für den Täter, den Vater. Die Vertreibung aus dem Paradies ist vollzogen. Gleichzeitig identifiziert sich K. mit dem Täter, dem Vater. Die Eierstockzysten haben selbstzerstörerisch die Rolle des Messers übernommen. Fremd- und Selbstzerstörung sind nicht getrennt. Das Gift im Medium trifft alles, was in ihm schwimmt.

In den Fängen des Schattens: Hexen und Dämonen

Die Mutter wird ebenfalls als böse erlebt. Der Grund dafür erscheint auf den ersten Blick paradox: Sie versucht, die Trennung zu verhindern. Doch für die Ich-Entwicklung, die Individuation, ist die Trennung unerläßlich. Die Mutter versucht, K. in den weiblichen Ursumpf zurückzuziehen.

Im Bild sieht das folgendermaßen aus:

Eine weiße und eine schwarze Frau bedrängen K., die in der Mitte zwischen beiden als längliches spiralförmiges Gebilde steht, ohne menschliche Gestalt, d.h. ohne Eigenleben und ohne Eigenart, ohne Individualität und ohne Extremitäten, um sich zu wehren (Abb. 9).

Ihre Worte: »Ich bin gefangen und bedrängt von der weißen und der schwarzen Frau. Die weiße Frau, der Tod, versucht mich zu verführen. Zuerst lockt sie mich; als ich nicht folge, wird sie sehr fordernd und grapschend.« Der Tod lockt in die Verschmelzung, in den ichlosen Ursumpf. Parallel dazu wächst bei K. wieder der Wunsch, unmäßig zu essen. Die weiße Frau verfolgt sie. »Am Abend vor meiner Periode versucht eine weiße Frau, eine weiße Hexe, mir Fleischstückchen aus meiner Gebärmutter zu reißen. Sie reißt mir Stücke aus und ißt sie dann. Sie nährt sich daran und ich verblute, hab keine Gebärmutter mehr.« Das heißt auch: bin keine eigenständige Frau mehr.

Die kannibalistischen Phantasien signalisieren, wie sehr sie prägenital mit der Mutter fusioniert ist.

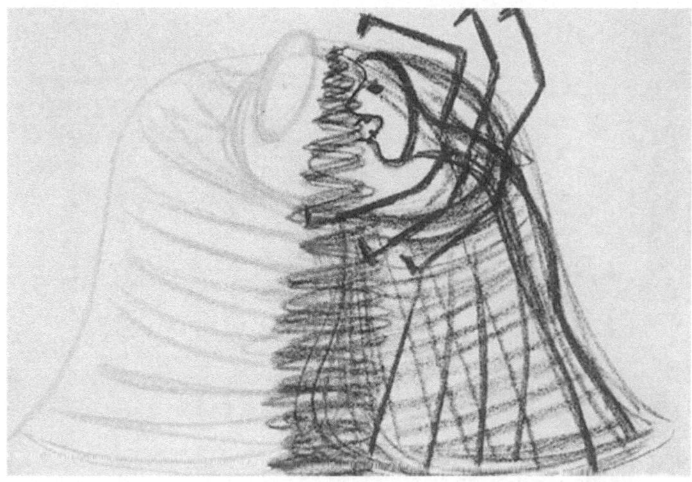

Abb. 9. Die weiße und die schwarze Frau

Möglicherweise symbolisiert – wie in den vorhergehenden Bildern – die schwarze Gestalt wieder den Vater. Wäre das Ich zur Trennung bereit und wäre dieser Schritt von der Umwelt getragen und akzeptiert, könnte er als »Retter« vor der verschlingenden Mutter seine väterliche Funktion übernehmen.

Doch dies kann, warum auch immer, nicht geschehen. So wird der Vater zunehmend dämonisiert. Dieser Vorgang ist nun nicht mehr getragen durch die sanften Wellen und Farben des Paradieses. Die Möglichkeit, dorthin zurückzukehren, ist abgeschnitten. Die archaisch anmutenden Dämonen stehen für sich allein, meist in der bedrohlichen Farbkombination Rot/Schwarz.

Der Dämon tritt in Gestalt einer Spinne auf (Abb. 10).

Mit furchterregenden Augen und gefährlich bezahntem Maul droht ein weiterer Dämon, K. zu vernichten. Er wirkt wie eine unpersönliche, unmenschliche Maske (Abb. 11, Farbtafel S. 115).

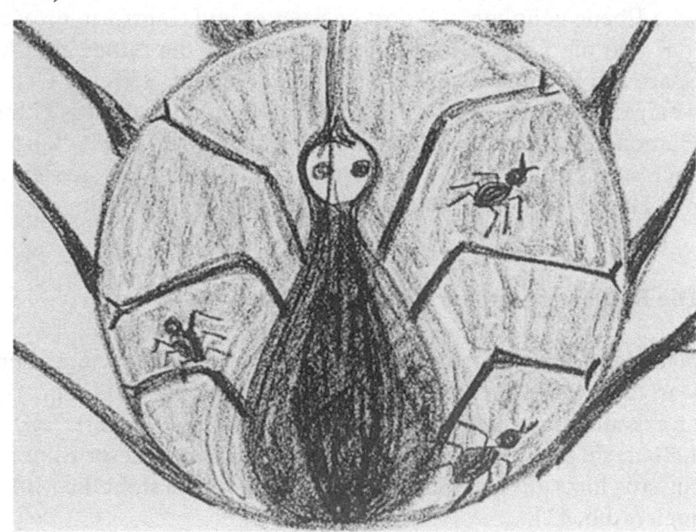

Abb. 10. Der Dämon als Spinne (Farben: Die Spinne ist schwarz, der Kreis im Hintergrund ist rot ausgemalt)

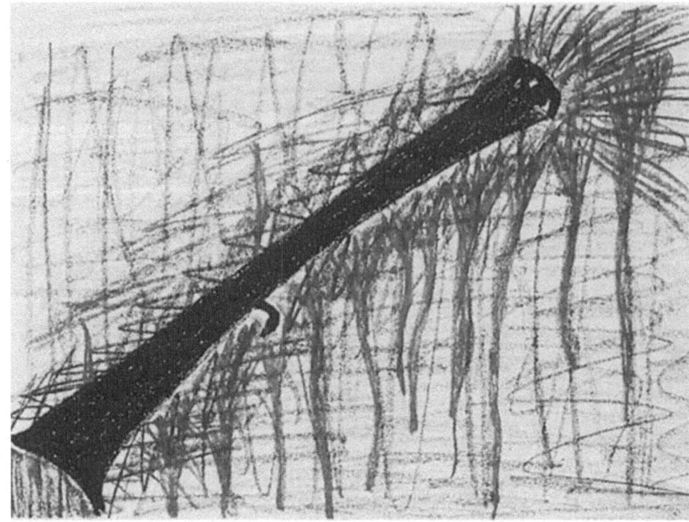

Abb. 12. Schwarzes Gewehr vor flammendem Rot

K. hat das Malmaterial gewechselt. Die fließenden Farben der Paradieswellen (oft mit Aquarellfarben gemalt) weichen harten Wachsmalkreiden.

Ein schwarzes Gewehr in flammendem Rot signalisiert bedrohliche Aggressivität, gleichzeitig auch Überwachung und Kontrolle. An der Stelle der Kugel sitzt ein wachsames Auge (Abb. 12).

In dieser Behandlungsphase spielen die Bilder eine wichtige Rolle: Durch die Projektion auf das Papier konkretisieren sich die ursprünglich diffus ängstigenden und die verdrängten Inhalte. Das Unfaßbare wird faßbar. Die heilsame Distanz, die mit der Objektivierung im Bild verbunden ist, erlaubt eine neutralere Betrachtung ohne Identifizierung, ohne Überwältigung und Vereinnahmung durch die Inhalte. »Weder bin ich der Dämon, noch ist er in mir. Er steht außerhalb von mir und ich kann ihm mit Hilfe der Therapeutin begegnen.« So erhält das Böse, das bisher auf der Körperebene als Krankheit wirkte, eine symbolische Form, kann auf die psychische Ebene gehoben und dort bearbeitet und transformiert werden.

K. hat die Freude am Malen gepackt und die Arbeit mit den Bildern macht ihr Spaß. Ein Bild fließt aus dem anderen. Sie sagt: » Meine Dämonen ängstigen mich weniger auf Papier eingefangen. Es ist schön, meine Entwicklung anzugucken!« Die Dämonen beherrschen sie nicht mehr, sie ist ihnen nicht länger hilflos ausgeliefert. Im Malen gestaltet und verändert sie sie, kontrolliert sie sie. Sie wird Herr im eigenen Haus. Die neu gewonnene Autonomie beflügelt sie.

Die Befreiung: Auf der Erde landen

Nachdem eine Gegenüberstellung mit den furchterregenden Dämonen möglich war, taucht K. aus der abstrakten und archaischen Welt auf. Dies ist an den Bildern zu erkennen: sie haben ihre magische Ausstrahlung verloren, werden alltäglich und faßbar; sie gehören einer anderen Welt an. Eines dieser Bilder stellt K.s Familie dar. Sie sitzt links auf dem Schoß ihres Vaters, rechts steht die Mutter mit geöffneten Armen (Abb. 13).

Abb. 13. Auf dem Schoß des Vaters

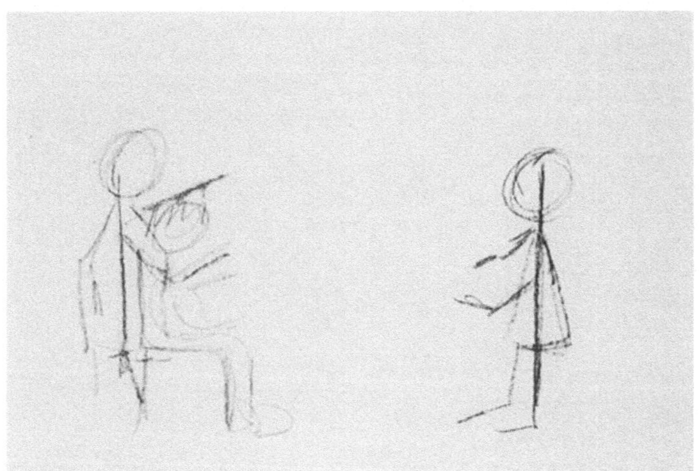

Der Malstil hat sich radikal verändert. Er ist persönlicher geworden, auch wenn die Strichmännchen zunächst nicht so wirken. Sie stellen – wenn auch unbeholfen und schematisiert – die ersten Menschen in einer sehr persönlichen Situation dar. Die Figuren entsprechen Personen aus der Realität und haben die archaisch-magische Dimension der vorherigen Bilder verloren. Die Personen nehmen klar aufeinander Bezug. Der atmosphärische Hintergrund ist verschwunden. Sie hängen in der Luft.

Die bisher besprochenen Bilder bewegten sich auf der Ebene der Dualunion, der Zweierbeziehung, in die das Dritte, der Vater, zwar eindrang, jedoch ohne Wechsel der Ebenen. Bildnerisch gesehen legte sich das Schwarz auf und zwischen die bunten, paradiesischen Farben und Formen, ohne deren Zweidimensionalität zu durchbrechen. Die Störung blieb in Darstellung und Erleben anonym und bezog die individuelle Persönlichkeit des Vaters nicht mit ein. Damit verbunden war der archaische Stil. Jetzt tritt der Vater als Person in Erscheinung, gleichzeitig deutet sich im Bild eine Perspektive an, auch wenn diese noch nicht durchgestaltet ist. Nachdem die »Dämonisierung« des Vaters auf dem Papier ausgelebt und durchgearbeitet werden konnte, holte K. sich nun von ihm, was sie sich offensichtlich in der ödipalen Phase nicht holen konnte oder was sie nicht bekam: sie setzt sich auf seinen Schoß. Die Mutter steht vergeblich lockend gegenüber.

Allerdings ist die Freiheit auf diesem Schoß nur bedingt: K. wirkt eingeklemmt, der Arm des Vaters liegt wie ein Balken über ihrem Kopf, so daß er sie am Wachsen hindert. Eine Barriere über dem Kopf wird oft gemalt, wenn sehr unterdrückende, leistungsfordernde Beziehungen bestanden oder bestehen.

Nachdem eine Differenzierung des elterlichen Gebenübers gelang, sind die Voraussetzungen für K.s Eigenständigkeit geschaffen. Jetzt befreit sie sich aus dem Schoß des Vaters. Sie steht allein, noch ein wacklige, dünne Strichfrau, auf einem nicht minder wackligen Boden. Doch es gibt ihn, und sie steht mit beiden Beinen auf der Erde (Abb. 14).

Die schwächliche Gestalt ruft ihren ganzen Trotz hervor, doch diesmal zu ihrem Wohle. Das soll der aus mir gemacht haben? Nein, niemals, damit ist Schluß!

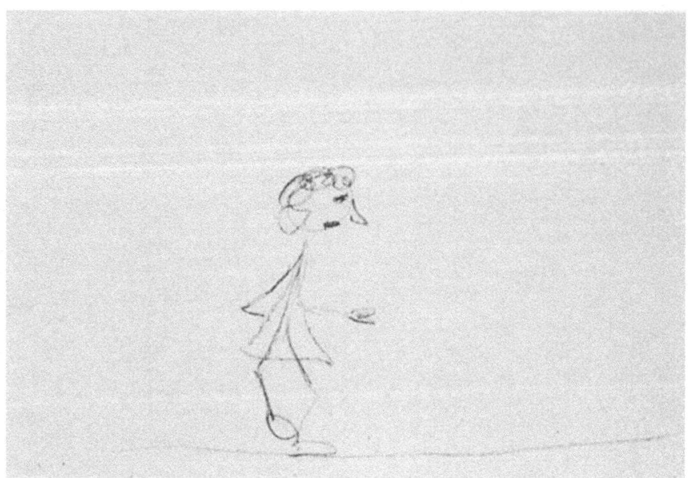

Abb. 14. Befreiung: auf eigenen Füßen stehen

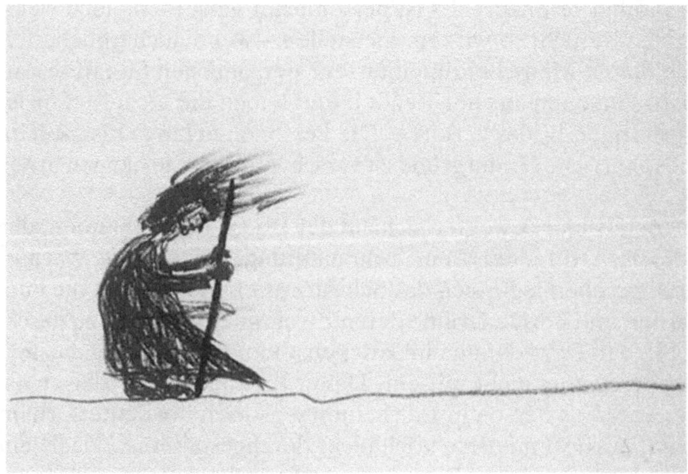

Abb. 15. Die rote Hexe

Sie malt, in Rot, eine kräftige Gestalt, eine Hexe, die die Lebenskraft verkörpert. Das Schwarz ist verschwunden. So entdeckt sie die Ressource ihrer vitalen Antriebe, noch ambivalent, wie die Haltung der Hexe verrät (Abb. 15).

Die Hexe scheint gegen den Wind zu kämpfen. Doch der Wind kommt von hinten. Paradox gemalt. Der Wind würde ihren Schritt beschleunigen. Doch eher scheint sie sich, in sich zusammengekrümmt, zu weigern, sich dem Antrieb des Windes zu überlassen.

Ein weiteres Paradox weist die Hexe auf: Zwar ist sie von weiblicher Gestalt, doch trägt sie einen Penis. Diese männliche Identifikation, die ihrer Identifizierung mit dem Vater entspricht, setzt sich im nächsten Bild fort: Die Hexe verwandelt sich in einen jungen Mann, der nun aufrecht, auf festem Boden geht (ohne Abbildung).

Integration der Gegensätze: Der Drachenmythos

Ein neuer Bilderzyklus beginnt: Die Geburt des Drachen. Der Gegensatz zwischen der freundlichen, weichen Farbigkeit der ersten Bilder und den dämonischen schwarzen Gestalten der folgenden Bilder ist nun harmonisch integriert, Gut und Böse können miteinander leben, befruchten sich gegenseitig. Die farbigen, ornamentalen Muster der frühen Bilder sind zur Landschaft geworden, die Dämonen zum schwarzen Drachen (Abb. 16, Farbtafel S. 115).

K. findet zu einem neuen malerischen Stil. Er ist ausdrucksvoll und persönlich. Die Farbigkeit und die weichen Formen der ersten Bilder werden wieder aufgegriffen. Doch diesmal gewinnt das Bild Perspektive und damit auch die Malerin. Der schwarze Drache, Symbol des Vaters, wirkt im Gegensatz zu seinen dämonischen Vorgängern in Ausdruck und Haltung geradezu lebendig und menschlich. Er ist in die Landschaft eingebettet und bewegt sich nicht als Fremdkörper auf ihr, so wie noch der Fisch (Abb. 8). K. gelingt es, das Schwarz, den Vater in ihr, gleichzeitig auch Aspekt des Schattens, ins Bild zu integrieren und damit auch zunehmend in ihr Leben.

Der schwarze Drache gibt seine Einsamkeit auf. Er findet sein Gegenstück, die rote Hexe. Er verbündet sich mit ihr, und sie ziehen gemeinsam durch die Lüfte (Abb. 17, Farbtafel S. 115).

Jeder nimmt etwas vom anderen auf: der Drache die Farbe, die Hexe die Form. Beide ziehen als rote Drachen weiter (Abb. 18, Farbtafel S. 115).

Der Teil des Vaters in K. (schwarz) vereint sich mit dem weiblichen Aspekt (Mutter – Hexe). K. kann ihre krasse Schwarzweißmalerei bzw. Schwarzrotmalerei aufgeben. Die starren Grenzen zwischen Gut und Böse verlieren sich. Das unnachgiebige Schwarz der Kontrolle und Vergewaltigung verbindet sich mit dem Rot des Lebens. Diese Verbindung der Gegensätze ermöglicht erst die Menschwerdung im eigentlichen Sinne.

Gleichzeitig zeigt sich im Bild, daß eine Trennung und Differenzierung stattgefunden hat. Die Gestalt, der Drache, ist weder mit dem Hintergrund verschmolzen, noch liegt er auf ihr. Vielmehr fliegt er als eigenständiges Wesen über eine individuell ausgestaltete Landschaft. Während die Eltern als Drachen am Himmel weiterziehen, kann sich K. nun versöhnt und aus freien Stücken von ihnen trennen.

Sie landet allein als Mensch auf der Erde, am Rande eines Sees, dem Wasser des Lebens, vor dem Tor des Lichts, das für den weiteren Weg eine spirituelle Transformation andeutet (Abb. 19, Farbtafel S. 115).

K. ging in ihren Bildern den weiblichen Weg der Drachenzähmung. Entsprechend fasziniert sie die Legende der hl. Martha. Martha zähmte den menschenfressenden Drachen statt ihn zu töten. Dadurch wird seine urtümlich archaische Kraft differenziert und in die Persönlichkeit integriert. Abgespalten führt er ein zerstörerisches, böses, menschenfressendes Dasein. Die Bilder zeigen diesen Differenzierungsprozeß. Die liebevolle Ausgestaltung des Drachen verleiht ihm Persönlichkeit und Individualität.

Individuation: In der Welt sein

Wieder beginnt ein neuer Bilderzyklus, wiederum mit neuen Stilelementen. K. verläßt die Märchenwelt und setzt die Auseinandersetzung mit ihren Eltern, besonders dem Vater, auf realistischer Ebene fort. Diesmal sind die Personen aus dem realen Alltagsleben individuell ausgestaltet. K. malt sich und ihren Vater. Diesmal steht sie herausfordernd vor ihm, er sitzt wieder, wie in Abb. 13, auf einem Stuhl, die Hand abweisend erhoben (Abb. 20).

Sie hat das Kinn trotzig und entschieden vorgestreckt, als wollte sie sagen: »Komm nur her, dann werden wir sehen.« Sie wirkt kämpferisch und gleichzeitig – der ödipalen Phase entsprechend – verführerisch, zum ersten Mal mit angedeutetem Busen. Sie testet ihre sexuellen Reize. Der Vater weist sie zurück. Sie reagiert nicht als Opfer mit abhängiger Unterwürfigkeit, sondern grenzt sich zornig ab. Ihre mit Rot auffallend betonten Hände pressen den Unterleib, als würde sie mit ihrem phallisch wehenden Kleiderzipfel die alte Wut, alle getöteten und mißbrauchten Fische und damit auch ihre Krankheit aus dem Bauch drücken und ihrem Vater entgegen schleudern. Noch ist das trotzige Mädchen nicht voll weiblich identifiziert.

Sie malt den Vater außerhalb ihres Reviers, das in Grün gehalten ist. Sein Revier ist blau. Die geheimnisvolle grüne Linie zwischen ihr und ihrem Vater verstärkt den Eindruck ihrer zornigen Abgrenzung und stellt gleichzeitig wieder eine Verbindung zu ihm her. Auch sonst sind die beiden nicht verbindungslos: sie trägt blaue und er grüne Schuhe, jeweils die Farben des anderen Reviers. Bleibt jeder bei sich und dringt nicht in den anderen ein, können beide in gutem Kontakt miteinander leben.

Das nächste Bild zeigt K. mit ihrem neuen Selbstgefühl: selbstbewußt und herausfordernd blickt sie in die Welt (Abb. 21).

Gesicht und Haltung sind weicher, die Bewegung spielerischer, tänzerischer geworden. Als autonome Person akzeptiert sie sich und den anderen in der jeweiligen Eigenart. Die Alternative: entweder sind wir eins oder wir vernichten uns, existiert nicht mehr. Mit ihrem *Nein* behauptet sie sich jetzt aktiv, ohne sich oder den anderen

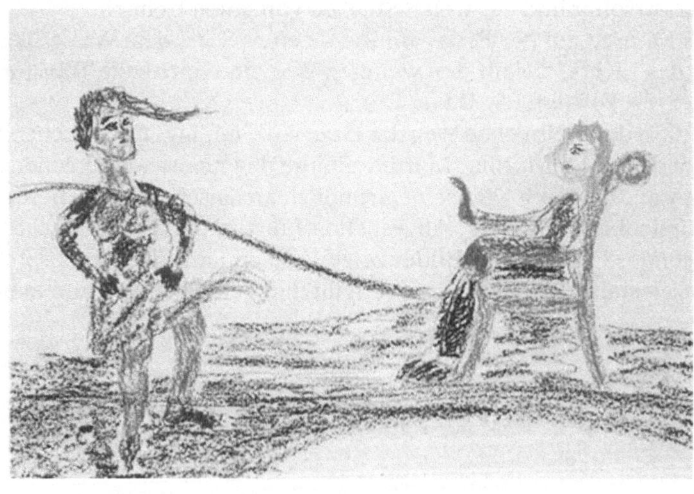

Abb. 20. K. und ihr Vater

Abb. 21. Das neue Selbstbild

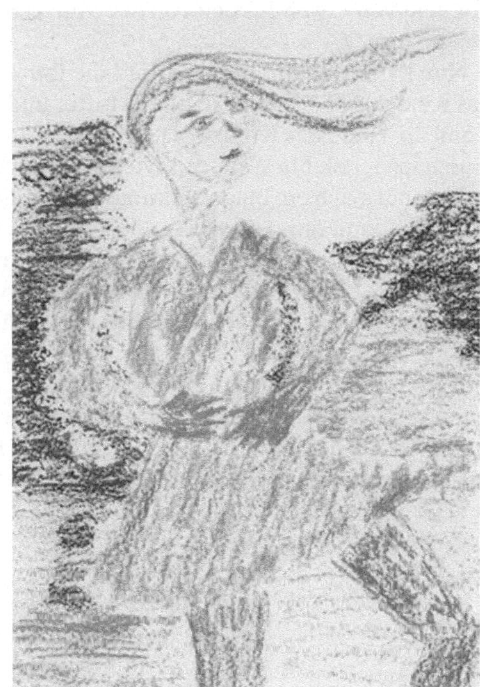

zerstören zu wollen. Mit den Eltern kann sie sich innerlich versöhnen. Ihre Hände liegen auf dem Bauch, dem Bereich, der nun heilen kann. Die phallische Identifizierung, angedeutet im wehenden Rock, ist noch geblieben.

Parallel zur Entwicklung des Selbstbildes ändert sich das Bild der Eltern (Abb. 22).

Das innere Bild der Mutter hat sich radikal gewandelt. Sie ist als üppig blühende Frau dargestellt. Die erste Trennung, die von der Mutter, hat K. vollzogen. Sie geht

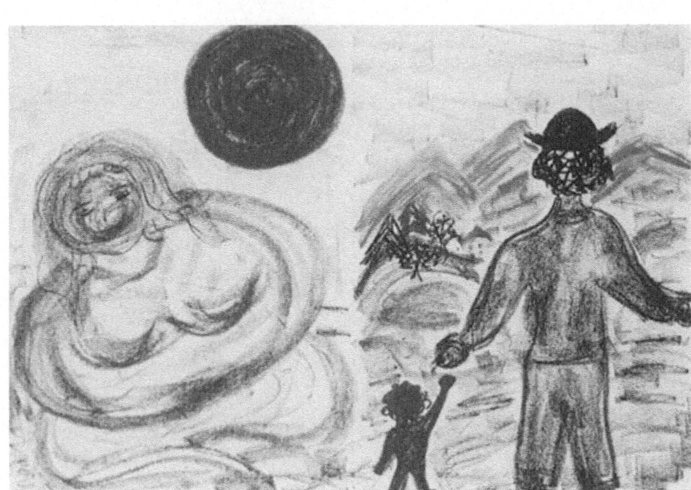

Abb. 22. Die Elternbilder nach der Versöhnung

mit dem Vater, wendet sich von der Mutter ab und läßt das Symptom der Leibesfülle bei ihr zurück.

Nun kann K.s inneres Vaterbild die ihm zugedachte Rolle übernehmen. Er führt das Kind aus dem Bannkreis der Mutter und stellt die Verbindung zur Welt her. Auch wenn die Hand des Kindes die seine noch nicht berühren kann, so führt er es doch in eine reiche, belebte Welt, mit Wiesen, Bäumen, einem Dorf, einem Bach und Gebirge, über das sich ein blauer Himmel wölbt. Die Welt hat eine Perspektive gewonnen, die bis in den Himmel reicht.

Die zweite Trennung, die vom Vater, ist in diesem Bild noch nicht vollzogen. Sie deutet sich jedoch in späteren Bildern an, in denen das Ich wie eine Insel in der Mitte liegt, abgegrenzt von 2 Farbflächen rechts und links, die für die Eltern stehen (ohne Abbildung).

K. hat sich auch äußerlich sehr verändert. Sie trägt eine aparte Frisur, hat ihre verhüllenden Schlappersachen gegen reizvolle Kleidung eingetauscht und ist eine attraktive Frau geworden, die ihre Molligkeit figurbewußt trägt. Eierstockzysten sind nie mehr aufgetreten. Sie übt einen zufriedenstellenden Beruf aus, in dem sie erfolgreich ist und sich entfalten kann.

K.s Leben hat sich so sehr verändert wie die Bilder. Jetzt gilt für sie:

Die Vergangenheit war schmerzlich,
die Gegenwart ist Leben,
die Zukunft fordert mich heraus.

Literatur

Klee P (1990) Das bildnerische Denken. Schwabe, Basel

Schottenloher G (1984) Kunst- und Gestaltungstherapie. Eine praktische Einführung. Kösel, München

Schottenloher G (1989) Das therapeutische Potential spontanen bildnerischen Gestaltens unter besonderer Berücksichtigung körpertherapeutischer Methoden. Hartung & Gorre, Konstanz

Aus Forschung und Praxis

Die Kindesankunft: Erlebnisweisen von Frauen zur Zeit der Konzeption

Jörg Schlichting und Peter Petersen

Wie erfahren Arzt / Ärztin und Patientin von einer beginnenden Schwangerschaft?

Im Regelfall kommen die Frauen in die Praxis, um von den unsicheren Schwangerschaftszeichen zu berichten: Amenorrhö, Spannungsgefühl in den Brüsten, Übelkeit etc. Eine Vielzahl der Frauen hat zuvor bereits selbst einen chemischen Schwangerschaftsnachweis durchgeführt. Spätestens dann, wenn dem Arzt eine eigene HCG-Bestimmung mit positivem Ergebnis vorliegt, wird er von einer eingetretenen Schwangerschaft ausgehen.

Was kann sich seelisch-geistig bei Frauen ereignen, wenn sie ein Kind empfangen? Dieser Frage ist der Verfasser in seiner Dissertation (1991) nachgegangen, einer qualitativ-deskriptiven Studie. Das empirische Material besteht aus 8 Intensivinterviews mit ausgewählten Frauen, auf die ich mich im folgenden stütze. Diese Frauen berichten von ganz spezifischen Erlebnisweisen zur Zeit der Konzeption ihres Kindes.

In diesen Berichten nimmt der Bewußtwerdungsprozeß (mit dem Ergebnis: »Ich bin schwanger«) einen gänzlich anderen Weg als im alltäglichen »Normalfall«. Die Erfahrungen ragen weit aus dem Alltagsstrom des Erlebens heraus und treffen die Frauen in tiefer und existentieller Weise. Das zeigt sich auch daran, daß sie noch nach Jahren mit erstaunlicher Detailfülle von diesen Erlebnissen berichten.

Für uns außenstehende und unbeteiligte Beobachter bedarf es einer außerordentlichen Anstrengung, um den hier auftretenden Phänomenen gerecht zu werden. Das Bewußtsein, das hierzu nötig ist, geht über unser alltägliches Denken und auch über unser wissenschaftlich rational-kausales Denken hinaus.

Aus den Erfahrungsberichten lassen sich 7 Phänomene erkennen, die für das Erleben von Frauen zur Zeit der Konzeption kennzeichnend sind:

1) Das Bewußtsein vom Eintritt einer Schwangerschaft als Ahnung, Intuition und Wahrnehmung,
2) gehobene Stimmung und außerordentliches Glücksgefühl,
3) besondere Leiberlebnisse,
4) personale Begegnung,
5) Sinnerlebnisse und Seinserfahrungen,
6) Zeitfreiheit,
7) Wortlosigkeit.

Einige dieser Phänomene können für sich genommen auch für andere Bereiche allgemeinmenschlichen Erlebens gelten. Ihre Spezifität für die Zeit der Konzeption erhalten sie im gemeinsamen Auftreten und ihrem Verwobensein.

Das Bewußtsein vom Eintritt einer Schwangerschaft als Ahnung, Intuition und Wahrnehmung

Eine Frau berichtet: »Es war so, daß ich mitten in der Nacht aufwachte, das mag so gegen ein, zwei Uhr nachts gewesen sein, aus tiefem, festem Schlaf und ganz plötzlich wußte: So, jetzt bist du schwanger geworden. Ich bin aus ganz tiefem und auch erholsamem Schlaf aufgewacht, ganz plötzlich. Ich war hellwach dadurch.«

Und eine andere Frau: »Ja und an dem Tag, da war das so, da durchzuckte mich, ich wußte genau, an dem Tag ist es eben dazu gekommen. Wir haben miteinander gechlafen, und ich dachte sofort: ›Jetzt kriegst du ein Kind.‹ Ich war mir beide Male hundertprozentig sicher. Ich habe daran auch nicht gezweifelt.«

Der Bewußtwerdungsprozeß ist hier gekennzeichnet durch punkthafte Plötzlichkeit im Zeitgeschehen, und zwar bezogen auf einen ganz bestimmten Liebesakt. Noch währenddessen oder Stunden bis höchstens zwei Tage danach erleben die Frauen den Beginn der Schwangerschaft. Die Gewißheit »Ich bin schwanger geworden« tritt unmittelbar und unvermittelt in ihr Bewußtsein. Die Frauen erfahren weder durch die Beobachtung ihres Menstruationszyklus oder anderer Körperveränderungen noch durch einen biochemischen Test von der beginnenden Schwangerschaft. Wichtig ist, daß es sich nicht etwa um eine zunächst vage Vermutung oder Spekulation handelt, die sich dann langsam verdichtet. Vielmehr wissen die Frauen moment- und blitzhaft vom Entstehen eines Kindes, und zwar mit zweifelsfreier Gewißheit. Der Modus dieses Bewußtwerdungsprozesses kann als Ahnung oder Intuition bezeichnet werden. Wegen seiner Spezifität, seiner Evidenz und Gewißheit sowie seiner Plötzlichkeit kann er aber auch als Wahrnehmung aufgefaßt werden. Es handelt sich nicht um eine äußerlich-materielle, sondern um eine innere, nicht sinnliche Wahrnehmung. Naheliegend scheinende Begriffe wie Vorstellung oder Spekulation treffen das Erleben der Frauen nicht. Den Erlebnissen fehlt das manipulative Element des Mutwillens, das für die Vorstellung und die Spekulation als aktive Verstandesleistungen typisch ist. Hier wird jedoch etwas eher passiv erfahren: das Erleben ist Geschehnis.

Gehobene Stimmung und Glücksgefühl

Die Mehrzahl der Frauen durchlebt im unmittelbaren Gewahrwerden des Beginns einer Schwangerschaft Zustände außerordentlich beglückenden Wohlbefindens. Dieses Glücksgefühl ist ganzheitlich, es umfaßt ein entspanntes und gelassenes Körperwohlgefühl ebenso wie eine seelisch-geistige gehobene Grundstimmung, die alle anderen Phänomene mitprägt. Ein besonderes Schwergewicht erhält bei einigen Frauen die Begegnung mit dem Partner während des Liebesaktes, der als Zeugungsakt erlebt wird. Ein gesteigertes Verbundenheits- und Verschmelzungsgefühl sowie eine gesteigerte Zärtlichkeit sind hier kennzeichnend. Im Erleben der Frauen (und auch einiger ihrer Partner) wird ihm eine besondere, einmalige beglückende Qualität zugeschrieben, eine »andere innere Verbundenheit« mit bis dahin nicht gekannter Innigkeit und Harmonie. Von außerordentlicher Wichtigkeit ist hierbei, daß die Frauen diese besondere Qualität ausdrücklich und dezidiert vom psychosomatischen Orgasmuserleben abgrenzen.

Das Glücksgefühl und die gehobene Stimmung sind ebenso wie die nachfolgenden Leiberlebnisse und die Sinnerlebnisse und Seinserfahrungen zeitlich begrenzt: sie dauern einige Stunden bis maximal einen Tag lang an.

Besondere Leiberlebnisse

Mehrere Frauen berichten von besonderen Körper- bzw. Leiberlebnissen. Charakteristisch ist ein Durchströmtwerden von Wärme oder Energie.

Eine Frau berichtet: »In dem Moment hat mich das unheimlich warm durchströmt. Das ging von den Schultern los, sogar bis in die Fußspitzen hinein. Ein unheimlich tolles Gefühl.«

Mehrere Frauen spüren besondere Leibempfindungen wie ein Energie- oder Schwellungsgefühl, die sie im Unterleib lokalisieren. Auch Erfahrungen von einer Ausweitung des Leiberlebens werden berichtet. Einigen Frauen gelingt die sprachliche Beschreibung ihres Leiberlebens nicht; trotzdem sprechen sie von einem rational nicht weiter definierbaren, aber gleichwohl spezifischem Anderssein des Körpergefühls gegenüber ihrem Normalbefinden.

Personale Begegnung

Dieses Phänomen liegt am weitesten von unserer Alltagserfahrung entfernt. Es klingen hier Dimensionen menschlichen Erlebens an, die sich einer rationalen Erfaßbarkeit und Erklärbarkeit zunächst vollständig zu entziehen scheinen. Es ist zugleich das zentrale Phänomen; nur deshalb ist auch die Bezeichnung »Kindesankunft« gerechtfertigt.

Einige Frauen berichten von Begegnungs- und Beziehungserfahrungen mit einem von ihnen als Gegenüber erlebten »Wesen«.

Eine Frau beschreibt: »Das war wie so ein Herantreten von außerhalb an mich. Ich merkte diese Gegenwart eines Wesens, das irgendwie zu mir wollte. Das war unheimlich toll. Und nicht, daß es zu mir redete, das nicht, das hatte ich nie empfunden, aber einfach, daß es da war. Ich hatte das Gefühl, es wäre jemand bei mir, jemand Außerkörperliches.«

Die Frauen nehmen ein unmittelbar gegenwärtig erlebtes »Wesen« wahr. Dieses Wesen wird als auf die Frauen ausgerichtet erlebt. Es ist ohne Leiblichkeit und mit unseren Kategorien des dreidimensionalen Raumes nicht erfaßbar. Ebenso entzieht es sich der sprachlichen und begrifflichen Faßbarkeit. Es ist im nichtartikulierten, wortlosen Vernehmen erlebbar, jedoch nicht vorstellbar. Seine Sphäre ist am ehesten geistig zu nennen. Eine mögliche Deutung lautet, daß in dieser Erfahrung das ankommende Kind als ein Wesen von geistiger Existenz mit personalen Zügen erlebbar ist. Zwischen der Mutter und dem ankommenden Kind als diesem »Wesen« ereignet sich Begegnung (im Sinne M. Bubers). So läßt sich an dieser Stelle von der erstmalig erfahrenen Personalität des werdenden Menschen sprechen.

Sinnerlebnisse und Seinserfahrungen

Die Frauen erkennen im Zuge der Erlebnisse einen Sinn für ihre persönliche Existenz. Die Geschehnisse und Dinge werden ihnen transparent auf den höchstpersönlichen Sinn ihres Lebens hin. Sie erfahren ein verstärktes Fühlen ihrer selbst mit einem Insichruhen, mit Ausgeglichenheit und unerschütterlicher Selbst- und Weltsicherheit. Sie fühlen sich eingeordnet in ein größeres Ganzes. Aus der Großartigkeit und Gewaltigkeit des Erlebens, das auch ein Moment des Erschreckens in sich birgt, resultiert ein tiefes und existentielles Betroffensein der Frauen. Sie sagen: »Das hat mich ganz und gar ergriffen«, oder: »Das war so, daß ich das bestimmt nie vergessen werde.«

Zeitfreiheit

Die Frauen sprechen in ihrem Erleben vom »Kind« zu einem Zeitpunkt, wo aus der biologisch-physikalischen Sicht heraus bestenfalls ein Vierzellstadium, zumeist jedoch höchstens verschmolzene Keimzellen vorliegen können. Das Sprechen vom »Kind« bedeutet hier die Vorwegnahme einer quasi fertigen Gestalt. Damit wird Zukünftiges gegenwärtig, die strikte Trennung der Zeit in Vergangenheit, Gegenwart und Zukunft durchbrochen. Es scheint, als ob im Erleben der Frauen – im Bild gesprochen – Samen, Blüte und Frucht zugleich gegenwärtig werden.

Der lineare Fluß der Uhrenzeit kann ein solches Erleben nicht erfassen. Trotzdem ist dieser Fluß der Uhrenzeit nicht aufgehoben, die Frauen können innerhalb dieser Zeitvorstellung einen exakten Punkt benennen, an dem sich das Geschehen ereignet.

Zeitfreiheit (Gebser, siehe unten) entsteht dann, wenn diese beiden skizzierten Zeitvorstellungen, zum einen die Zeitlosigkeit der Erlebniswirklichkeit, in der das »war« und »wird« verschwindet, zum anderen die Uhrenzeit mit ihrer mechanischen Kausalität, nebeneinander vergegenwärtigt werden.

Wortlosigkeit

Sämtliche Frauen haben übereinstimmend große Mühe, das Erlebte in Worte zu fassen. Weder können sie angeben, wie ihre Empfindungen zustande gekommen sind, noch können sie Näheres über die Art und Weise des Wahrnehmens aussagen. Es herrscht hier Wortlosigkeit. Diese Wortlosigkeit kann verstanden werden, wenn man die Wahrnehmung der Frauen mit einer Sinneswahrnehmung gleichsetzt. Wir können nicht sagen, warum wir einen Gegenstand als rot erleben und wie wir ihn rot sehen. Rot bedeutet nicht weiter ableitbar rot und parallel dazu bedeutet schwanger eben schwanger.

Eine andere Erklärungsmöglichkeit könnte die Wahrnehmung der Frauen einer vorsprachlichen Bewußtseinsstruktur zuordnen, deren Erlebnissphäre unserer rationalen Sprache nicht oder nur schwer zugänglich ist.

Der hier verwendete Begriff der Bewußtseinsstrukturen ist dem Hauptwerk von J. Gebser (1988) entnommen, einem zuletzt in der Schweiz lehrenden Kulturphilosophen. Unter Einbeziehung von Hinweisen aus Kunst, Literatur, Philosophie und Wissenschaftsgeschichte zeigt er eine »Evolutionsgeschichte« des menschlichen Bewußtseins auf. Im Zuge der Entwicklung unterscheidet er archaische, magische, mythische, mentale und integrale Bewußtseinsstrukturen. Dabei habe sich jede Struktur aus der jeweilig vorherigen (in der genannten Reihenfolge) entwickelt. Zugleich bestehen aber immer nachweisbar Reste aus bewußtseinsgeschichtlich älteren Manifestationen fort. Gebsers Ausführungen eröffnen einen Raum, die Phänomene der Kindesankunft verstehbar zu machen und zu bewahren. In unserem Zusammenhang sind v. a. eine archaisch-magische und die mentale Bewußtseinsstruktur bedeutsam. Beide sollen daher in aller Kürze in ihren hier wesentlichen Anteilen charakterisiert werden.

Das mentale Bewußtsein sieht Gebser als in unserer Zeit vorherrschend; es ist gleichzusetzen mit dem allseits verbreiteten rationalen Weltverständnis mit seiner kausal-mechanischen Folgerichtigkeit im dreidimensionalen Raum. Es herrscht der abstrakte Zeitbegriff der physikalisch-objektiven Zeit, die nicht anders als räumlich verstanden wird. Abstraktion, Reflexion, gerichtete Ratio und materielle Bezugnahme sind kennzeichnend. Dagegen hat die archaisch-magische Bewußtseinsstruktur raum- und zeitlosen Charakter; räumliche Grenzen und zeitliche Fristen fehlen, weil die Zeit noch nicht Bewußtseinsinhalt ist. Auch das Raumbewußtsein fehlt, es herrscht ein richtungsloses, einheitliches Verflochtensein mit der Umgebung. Obwohl sich diese Erlebnisweisen fern der Raum- und Zeithaftigkeit abspielen, können sie einen sichtbaren Niederschlag im raum-zeit-gebundenen Körper finden. Ahnung und intuitive Erlebnisweisen sind ebenfalls kennzeichnend für das archaisch-magische Bewußtsein.

Charakteristisch erscheint die Unerklärbarkeit der Herkunft des Erlebens. Es ist in seinem Inhalt klar und deutlich und doch unerreichbar für eine sprachlich-rationale Erklärung. Über das emotionale Erlebnis kann keine Rechenschaft abgelegt werden, es ist sprachlos.

Die Erlebnisse der Frauen können innerhalb dieses Deutungsansatzes als Ausdruck einer archaisch-magischen Bewußtseinsstruktur verstanden werden. Ein neues, ein integrales Bewußtsein wäre nach Gebser dann erreicht, wenn diese Erlebnisweisen neben und zusammen mit der uns heute überwiegend prägenden mentalen Bewußtseinsstruktur vergegenwärtigt werden können.

Diese Ergebnisse beruhen auf den Berichten von 8 Frauen. In der mir bekannt gewordenen wissenschaftlichen Literatur finden sich weitere 29 genauer beschriebene Fälle derartigen Erlebens (Petersen 1986a; Verbrugh 1982, Schusser et al. 1989). Insgesamt liegen somit mittlerweile 37 Berichte vor, die sich in ihrem Phänomengehalt soweit decken, daß wir von einer allgemeinmenschlichen Möglichkeit solchen Erlebens zu Beginn einer Schwangerschaft ausgehen müssen. Aus dieser Möglichkeit des Erlebens von Frauen können neue Argumente in der Diskussion um den Beginn personalen menschlichen Lebens gewonnen werden. Diese Argumente sollten von allen medizinischen Bereichen, in denen es um frühes Menschenleben geht (In-vitro-Fertilisation, Embryonenforschung, Schwangerschaftsabbruch) zumindest zur Kenntnis genommen werden.

Literatur

Buber M (1984) Das dialogische Prinzip. Lambert Schneider, Heidelberg

Gebser J (1988) Ursprung und Gegenwart. DTV, München

Petersen P (1986 a) Empfängnis und Zeugung: Phänomene der Kindesankunft. Z Klin Psychol Psychopathol Psychother 34: 19 – 31

Petersen P (1986 b) Unsere Verantwortung zum ankommenden Kind hin – moderne Fertilitätstechnologien fordern das Paradigma der Kindesankunft heraus. Vortrag 8. Int Kongr Int Studiengemeinschaft Pränatale Psychologie (ISPP), Bad Gastein. Erschienen als: Von der Familienplanung zur Kindesankunft. Ein Paradigmawechsel ist notwendig.
In: Wagner F (Hrsg) Medizin – Momente der Veränderung. Springer, Berlin Heidelberg New York Tokyo, S. 249 – 262

Petersen (1988) Retortenbefruchtung und Verantwortung – Anthropologische, ethische und medizinische Aspekte neuer Fruchtbarkeitstechnologien. Fischer, Frankfurt am Main

Schlichting J (1991) Die Kindesankunft: Erlebnisweisen von Frauen zur Zeit der Konzeption. Eine kasuistisch-deskriptive Studie mit Aspekten aus gynäkologischer Psychosomatik, philosophischer Anthropologie, Psychologie und Religionswissenschaften. Dissertation, Med Hochschule Hannover

Schusser G, Ferie F, Nurna D (1989) Kann die Konzeption bewußt erlebt werden? Unveröffentlichtes Manuskript, Universität Osnabrück

Verbrugh HS (1982) ... Wiederkommen. Erfahrungen des Vorgeburtlichen und der Reinkarnationsgedanke. Freies Geistesleben, Stuttgart

Westmüller H (Hrsg) (1983) Dimensionen vorgeburtlichen Lebens. Loccumer Protokolle 7/82. Evangelische Akademie, Loccum

Zur präoperativen Beratung bei Sterilisationswunsch

Werner Neuhaus

Wie in vielen anderen Bereichen unserer Tätigkeit müssen wir uns auch angesichts des Sterilisationswunsches einer Patientin die Frage stellen, welche Rolle wir als Arzt in diesem Zusammenhang einnehmen. Einerseits wissen wir aus Erfahrung sowie aus zahlreichen Studien zu diesem Thema, daß ein Teil der sterilisierten Frauen ihren Entschluß zur Sterilisation später bereuen wird. Andererseits bedürfen unsere Patientinnen als erwachsene, selbstverantwortliche Menschen eigentlich keiner ärztlichen Bevormundung. Wo also ist unsere Position zwischen den Extremen der kategorischen Verweigerung auf der einen und der kritiklosen Wunscherfüllung auf der anderen Seite?

Nähern wir uns dem Problem mit einer Art Selbstreflexion, also mit der Frage: »Wie verhalten wir uns, wenn sich eine Patientin mit dem Wunsch nach definitiv sterilisierenden Maßnahmen an uns wendet?«

Als Klinikärzte setzen wir einen ausreichend langen Entscheidungsprozeß sowie wiederholte Beratungsgespräche beim niedergelassenen Frauenarzt voraus, ohne dies jedoch im Einzelfall immer nachvollziehen zu können. Es erfolgt dann die übliche präpoerative Aufklärung bezüglich Endgültigkeit des Eingriffs, Versagerquote und Operationsrisiken, ein Akt, der jedoch vorwiegend aus forensischen Gründen zu unserer eigenen Absicherung stattfindet, und ich habe noch nicht eine Patientin erlebt, die nach dieser formal-juristischen Aufklärung ihren Entschluß zur Sterilisation revidiert hätte.

Viele Kliniken legen darüber hinaus einen Indikationskatalog, bestehend aus den Faktoren Alter und Kinderzahl, zugrunde.

Tabelle 1: Indikationskatalog zur Sterilisation

Alter der Patientin	Kinderzahl
25–30 Jahre	≥3 Kinder
30–35 Jahre	≥2 Kinder
35–38 Jahre	≥1 Kind
> 38 Jahre	unabhängig

Trotz dieser Maßnahmen wird der Anteil der mit der Sterilisation im nachhinein unzufriedenen Frauen in der Literatur mit 5–25 % angegeben, wiederum ein Teil dieser Patientinnen, gewissermaßen die Spitze des Eisbergs, stellt den Antrag auf Refertilisierung.

Trotz zunehmender Erfolge der Mikrochirurgie erscheint es nicht sinnvoll, das im eigentlichen Sinne psychologische Problem des Refertilisierungswunsches ausschließlich operationstechnisch zu wollen. Wir haben uns daher die Frage gestellt, inwieweit bei detaillierter Analysierung eines Kollektivs sterilisierter Frauen mit Refertilisierungswunsch Prognosefaktoren erkennbar werden, die im Rahmen einer psychosozial orientierten Beratung bei Sterilisationswunsch zugrunde gelegt werden können.

Patientengut und Methode

Befragt wurden 51 sterilisierte Frauen, die sich mit der Bitte um Refertilisierung an der Universitätsfrauenklinik Köln vorstellten. Die vorausgegangene Tubensterilisation erfolgte entweder laparoskopisch durch bipolare bzw. Endothermkoagulation oder chirurgisch modifiziert nach Irving im Rahmen einer abdominalen Schnittentbindung.

Der Altersdurchschnitt zum Zeitpunkt der Sterilisation beträgt 27,8 Jahre, über 33 % der Frauen waren zum Zeitpunkt des Eingriffs unter 25 Jahre alt, 3 Frauen sogar unter 20 Jahre. Die durchschnittliche Kinderzahl liegt demgegenüber mit im Mittel 2,6 Kinder über dem Bundesdurchschnitt.

Zur Datenerhebung wurde ein Fragebogen (Wellmann-Barth 1989) erstellt, der geschlossene Antwortmöglichkeiten aufweist und folgende Schwerpunktthemen beinhaltet:

1) Alter und Kinderzahl zum Zeitpunkt der Sterilisation;
2) Sterilisationsindikation und Motiv zur Refertilisierung;
3) Zeitpunkt der Sterilisation in bezug auf vorausgegangene Schwangerschaften;
4) Beeinflussung der Entscheidung zur Sterilisation;
5) postoperatives psychisches Befinden nach Sterilisation.

Insgesamt konnten 37 Fragebögen ausgewertet werden, was einer Antwortquote von 72,5 % entspricht.

Sterilisationsindikation und Motiv zur Refertilisierung

Aus einer Liste mit 20 Antwortmöglichkeiten konnten die jeweils zutreffenden Gründe für die Sterilisation angekreuzt werden. Hierbei waren Mehrfachangaben möglich, zusätzlich wurde nach dem Hauptgrund für die definitive Entscheidungsfindung gefragt.

Zusammenfassend klassifizieren wir die genannten Motive in folgende 4 Kategorien:

- Soziale Indikation
- Medizinische Indikation
- Abgeschlossene Familienplanung
- Partnerschaftskonflikte

Es sei in diesem Zusammenhang darauf hingewiesen, daß sowohl die soziale als auch die medizinische Indikation zur Sterilisation einen noch latent oder auch manifest vorhandenen Kinderwunsch keineswegs ausschließt, erfolgt die Sterilisation hier doch gewissermaßen durch »höheren Zwang«. Mit abgeschlossener Familienplanung ist die positive Übereinkunft beider Partner gemeint, die ideale Kinderzahl erreicht zu haben. Die Kategorie »Partnerschaftskonflikte« als Sterilisationsmotiv mag auf den ersten Blick verwundern, innerhalb unseres Kollektivs stellt sie jedoch die größte Gruppe dar (Abb. 1).

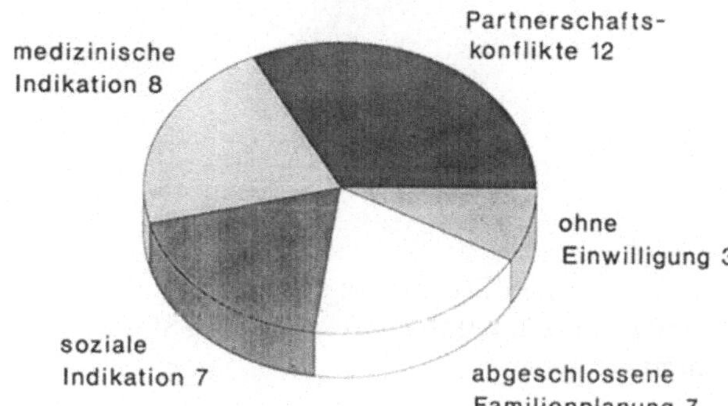

Abb. 1. Motivation zur Sterilisation (n = 37)

Diese 12 Frauen trafen ihren Entschluß zur Sterilisation in einer Partnerschaftssituation, in der ein Kind verständlicherweise völlig unerwünscht war. Nicht beachtet wurde offensichtlich die Möglichkeit, daß in einer neuen Partnerschaft unter Umständen wieder ein Kinderwunsch auftreten könnte.

15 Frauen wurden aus überwiedend medizinischen und sozialen Gründen sterilisiert, weitere 3 ohne ihre Einwilligung, eine unvorstellbare Situation, die aber offensichtlich in Einzelfällen immer noch möglich ist.

Auffällig ist, daß nur etwa jede 5. Sterilisation aufgrund einer im positiven Sinne abgeschlossenen Familienplanung vorgenommen wurde. Bei Untersuchungen an unselektierten Kollektiven wird die »ideale Kinderzahl« als Hauptgrund zur Sterilisation demgegenüber in mehr als 50 % der Fälle angegeben (Wille 1976, 1978).

Imponierte schon bei den Motiven zur Sterilisation die hohe Prävalenz von Partnerschaftskonflikten, so zeigt die Anzahl von 20 neuen Partnerschaften als Hauptgrund zur Refertilisierung eindrucksvoll die Bedeutung einer instabilen Partnerschaft zum Zeitpunkt der Sterilisation. Bei 5 Frauen war es nach dem tragischen Tod eines Kindes – also schicksalsbedingt – zum Refertilisierungswunsch gekommen; 9 Frauen hatten aufgrund veränderter Lebensumstände erneuten Kinderwunsch in der gleichen Partnerschaft; 3 Frauen lebten getrennt, wünschten sich jedoch im Falle einer erneuten Partnerschaft ein Kind und stellten somit den Antrag auf Refertilisierung (Abb. 2).

Untersucht man die Erwartungen, die die Patientinnen an die Durchführung der Refertilisierung knüpfen, so zeigt sich, daß es hierbei offensichtlich nicht nur um den realen Wunsch nach einem weiteren Kind geht:

16 Frauen versprachen sich eine größere psychische Ausgeglichenheit nach der Refertilisierung, 10 Frauen glaubten an ein verbessertes postoperatives körperliches Wohlbefinden, 14 Frauen meinten, sich postoperativ wieder als Frau fühlen zu können, und 4 Frauen erhofften sich eine verbesserte sexuelle Beziehung zu ihrem Partner nach einer Refertilisierung. Hier wird unter anderem das Problem der Differen-

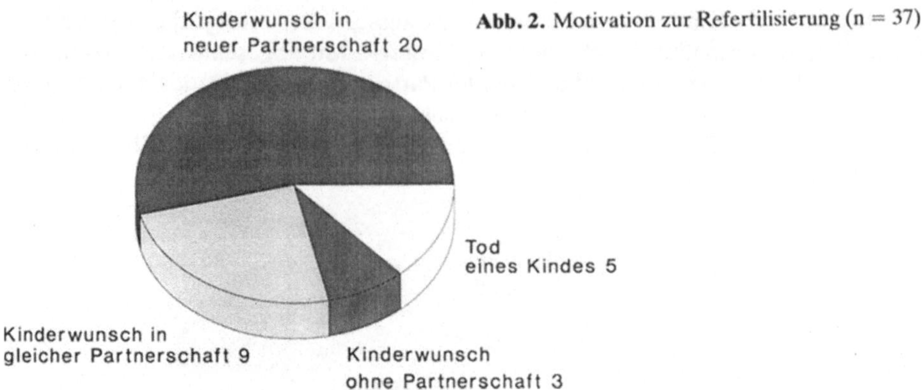

Abb. 2. Motivation zur Refertilisierung (n = 37)

zierung zwischen Fruchtbarkeit und Sexualität angesprochen, ein Thema, das im Rahmen der präoperativen Beratung bei Sterilisationswunsch in aller Regel zu kurz kommt.

Zeitpunkt des Eingriffs in bezug auf vorausgegangene Schwangerschaften

Von entscheidender Relevanz für die psychiche Verarbeitung der Sterilisation erweist sich der Zeitpunkt, zu dem der Eingriff vorgenommen wurde. In unserem Kollektiv wurden 23 der 37 Frauen nach Sectio, Interruptio oder unmittelbar post partum sterilisiert, lediglich 14 Frauen (38 %) ließen den Eingriff im Intervall vornehmen. Befragt nach dem Erleben der letzten Schwangerschaft vor der Sterilisation gaben 10 der 37 Frauen an, diese als extrem belastend empfunden zu haben. 13 Frauen gaben psychosomatische Beschwerden an, weitere 13 mußten wegen der Gefahr einer Frühgeburt vorwiegend Bettruhe einhalten. Ausgesprochen erwünscht war das letzte Kind vor der Sterilisation bei lediglich 11 der 37 Frauen, in 8 Fällen war die letzte Gravidität vor dem Eingriff völlig unerwünscht und ließ passager den Gedanken an einen Schwangerschaftsabbruch aufkommen. Dennoch entwickelten diese Frauen zu einem späteren Zeitpunkt einen erneuten Kinderwunsch und stellten den Antrag auf Refertilisierung.

In Übereinstimmung mit anderen Autoren stehen wir der Sterilisation im Wochenbett ablehnend gegenüber, da die Eindrücke der unmittelbar vorausgegangenen Schwangerschaft und Geburt zu diesem Zeitpunkt nicht ausreichend verarbeitet sind, um einen derart weitreichenden Entschluß fassen zu können (Grosspietzsch und Grosspietzsch 1980, Kunz et al. 1976; Murray 1989; Winston 1977).

Beeinflussung der Entscheidung zur Sterilisation

65 % der Frauen suchten gezielt einen Arzt in der Praxis auf, um Informationen über die Sterilisation zu erhalten. Fast ein Drittel gab dem Arzt in der Klinik bei einem letzten präoperativen Gespräch noch entscheidungsgebenden Einfluß, wobei die Beurteilung der Sterilisation als Kontrazeptionsverfahren nach Angaben der Pa-

tientin in 90 % der Fälle überwiegend positiv ausfiel. Beeinflussende Information zur Sterilisation – ebenfalls mit überwiegend positivem Echo – erhielten die Patientinnen darüber hinaus aus den Medien sowie aus Gesprächen mit Freunden und Verwandten.

Die Meinung der Partner zur Sterilisation war bei etwa 40 % überwiegend positiv. Ebenso viele rieten ihrer Partnerin, sich den Entschluß noch einmal zu überlegen, schlecht fanden etwa 10 % die Entscheidung zur Sterilisation, die restlichen 10 % entwickelten keine eigene Meinung zu diesem Thema. In ca. 60 % der Fälle erfolgte die Sterilisation also ohne eindeutige Zustimmung des Partners.

Retrospektiv beurteilt fühlten sich 16 der 37 Frauen in ihrer Entscheidung zur Sterilisation fremdbestimmt. Als drängender Faktor wurde in 7 Fällen der Arzt, bei weiteren 7 Patientinnen der Partner und 2mal die Mutter der Patientin genannt. Auffälligerweise ergab sich das Gefühl der Manipulation durch Dritte deutlich häufiger bei Sterilisationen nach Sectio, Geburt oder Interruptio als nach Eingriffen, die im Intervall vorgenommen wurden.

Postoperatives psychisches Befinden nach Sterilisation

15 der 37 Frauen gaben an, nach der Sterilisation unter Depressionen gelitten zu haben, die eine medikamentöse Therapie erforderlich machten. Darüber hinaus fand sich eine überzufällige Häufung körperlicher Symptome mit psychosomatischer Komponente, wie Unterbauchschmerzen, Kreuzschmerzen und vaginaler Fluor. Einen kausalen Zusammenhang zwischen Sterilisation und negativem postoperativem psychischem Befinden hielten 18 der 37 Patientinnen für gegeben. Diese Zusammenhänge ergaben sich insbesondere dann, wenn der Eingriff nach Interruptio, Sectio oder post partum vorgenommen wurde. Eine ähnliche Korrelation ergab sich bei Patientinnen, die sich bei der Entscheidung zur Sterilisation fremdbestimmt fühlten.

Die positiven und negativen Auswirkungen der Sterilisation auf Partnerbeziehung und Sexualität halten sich in unserem Kollektiv in etwa die Waage. Positive Tendenzen ergaben sich insbesondere nach Sterilisationen aus sozialer Indikation, wodurch den Frauen die unter Umständen existentielle Belastung einer erneuten Schwangerschaft genommen wurde. Zur Frage der sexuellen Zufriedenheit nach Sterilisation empfanden 16 Patientinnen unseres Kollektivs keine Änderung, 12 gaben eine eher negative Tendenz an, 9 beurteilten die Veränderung in sexueller Hinsicht als positiv. Bei Objektivierung dieser Angaben mittels Erhebung der Koitus- und Orgasmusfrequenz ergaben sich eher positive Auswirkungen der Sterilisation auf die Vita sexualis. Diese Daten sind jedoch insofern nur schwer objektivierbar, als aufgrund der hohen Trennungsrate die Angaben »vor und nach der Sterilisation« teilweise auf einen neuen Partner zu beziehen sind und somit der direkte Einfluß der Sterilisation nicht ersichtlich werden kann.

Schlußfolgerungen

Wie lassen sich die Charakteristika unseres Kollektivs sterilisierter Frauen mit Refertilisierungswunsch auf die Beratungspraxis und Indikationsstellung bei Sterilisationsbegehren übertragen?

Grundsätzlich erfordert jeder einzelne Antrag auf Tubensterilisation eine individualisierte ärztliche Beratung der Patientin unter Einbeziehung ihres Partners. In wiederholten präoperativen Beratungsgesprächen sollten alternative Kontrazeptionsmöglichkeiten erörtert werden, ebenso sollte auf die psychologische Problematik eine Differenzierung zwischen Fruchtbarkeit und Sexualität sowie auf die als normal anzusehende Trauerreaktion nach Sterilisation eingegangen werden.

Ergeben sich Hinweise auf eine instabile Partnerschaftssituation, so ist von einer Sterilisation unbedingt abzuraten. Zurückhaltung bei der Indikationsstellung ist darüber hinaus geboten im Wochenbett oder post interruptionem, hier sollte der Eingriff nach 2- bis 3monatiger Bedenkzeit im Intervall vorgenommen werden, sofern das Paar dann weiterhin von der definitiv abgeschlossenen Familienplanung überzeugt ist. Als äußerst bedenklich muß die Sterilisation im Zusammenhang mit einer Kaiserschnittentbindung angesehen werden, wenn der Patientin keine ausreichende Bedenkzeit zur Verfügung stand.

Fallbericht

Die dargestellten Aspekte spiegeln sich teilweise in einem Fallbericht wider, den ich exemplarisch und stellvertretend für die zahlreichen ähnlich oder auch anders gelagerten Problemkonstellationen sterilisierter Frauen mit Refertilisierungswunsch abschließend mitteilen möchte.

Frau S., jetzt 32 Jahre alt, habe vor der Geburt ihres 1. Kindes eine Muß-Ehe schließen müssen. In kurzer Folge seien 2 weitere Kinder gekommen, von Kontrazeption habe sie damals keinerlei Ahnung gehabt. 6 Monate nach dem 3. Kind habe sie sich scheiden lassen. Ihren jetzigen Mann habe sie erst nach der Geburt ihres gemeinsamen 2. Kindes, also ihres insgesamt 5. Kindes, geheiratet. Ihre Mutter habe schon entsetzt reagiert, als das 4. Kind unterwegs gewesen sei und sie als asozial bezeichnet. Nach der Geburt des 5. Kindes habe der Arzt die Sterilisation vorgeschlagen. Auch ihre Mutter habe sehr dafür plädiert und ihr zuliebe habe Frau S. dann in den Eingriff eingewilligt. Gefragt nach der Beratung durch den Arzt, gab Frau S. an, sie habe dies damals als ausreichend empfunden, nicht aber den Zeitpunkt, 2 Tage nach der Geburt. 14 Tage später habe sie bereits wieder so etwas wie einen Kinderwunsch verspürt.

Dieses fünftgeborene Kind ist behindert, was jedoch zum Zeitpunkt der Sterilisation nicht bekannt war. Anamnestisch bedeutsam ist darüber hinaus der Umstand, daß das 2. Kind aus 1. Ehe ihrem damaligen Mann zugesprochen wurde, der es zur Adoption freigab.

Nach der Sterilisation entwickelte Frau S. zunächst einen enormen Unternehmungsgeist, offenbar Aktivitäten zur Abwehr einer drohenden Depression, die sich dann aber doch einstellte. Frau S. habe dann mehrere Ärzte aufgesucht, um sich über die Möglichkeit der Refertilisierung zu erkundigen, ihr Antrag sei jedoch zunächst aufgrund der bereits vorhandenen 5 Kinder abgelehnt worden. Erst nach einem psychiatrischen Gutachten sei dann die Refertilisierung durchgeführt worden.

Entscheidend für den erneuten Kinderwunsch bei Frau S. scheint einerseits das Idealbild eines Wunschkindes zu sein, eines Kindes, das nicht einer Muß-Ehe entspringt, und andererseits der Wunsch nach einem gesunden Kind. Zudem fühlte sie sich von ihrer Mutter zu der Entscheidung gedrängt und empfand den Zeitpunkt unmittelbar nach der Geburt im nachhinein als fatal.

Dieses Beispiel verdeutlicht, daß individuelle lebensgeschichtliche Umstände, die uns im Rahmen der üblichen kurzen präoperativen Kontakte zwangsläufig verborgen bleiben müssen, eine schlechte Prognose für die psychische Verarbeitung einer Sterilisation mit sich bringen können, auch dann, wenn die vordergründigen Kriterien (Alter und Kinderzahl) erfüllt erscheinen. Den Sterilisationswunsch unserer

Patientin vor dem Hintergrund ihrer Biographie zu verstehen, mit ihr gemeinsam aufzuarbeiten und eine individuelle Entscheidungsbildung zu fördern, ich denke, das ist die Aufgabe des Arztes im Rahmen der präoperativen Beratung bei Sterilisationsbegehren.

Literatur

Dmoch W (1984) Wunschangst und Fruchtbarkeit – klinische Beobachtungen zur Psychodynamik anläßlich von Bitten um Refertilisierung. In: Jürgensen O, Richter D (Hrsg) Psychosomatische Probleme in der Gynäkologie und Geburtshilfe. Springer, Berlin Heidelberg New York, S 169–180

Grosspietzsch R, Grosspietzsch S (1980) Zur Problematik der Tubensterilisation bei jüngeren Frauen – Ergebnisse einer Befragung von Patientinnen mit Refertilisierungswunsch nach Tubensterilisation. Öff Gesundheitsw 42: 175–179

Kunz S, Bailer P, Frick V (1976) Die psychische Verarbeitung der Tubensterilisation als definitive Kontrazeptionsmethode. Geburtsh Frauenheilkd 36: 68–72

Murray J (1989) A review of women requesting reversal of tubal sterilization. Aust N Z J Obstet Gynaecol 20: 211–213

Neuhaus W (1991) Informationsblatt für Patientinnen mit Sterilisationswunsch. Köln

Neuhaus W, Kusche M, Wellmann-Barth M, Bolte A (1991) Indikation zur Sterilisation und Motiv zur Refertilisierung – eine praxisrelevante Studie. (Vortrag auf der 163. Tagung der Mittelrheinischen Gesellschaft für Geburtshilfe und Gynäkologie, 26.-28.04.91, Frankfurt am Main)

Petersen P (1970) Die freiwillige Sterilisation als Familienplanung. Fortsch Neurol Psychiatr 38: 33–51

Petersen P (1976) Chirurgische Kontrazeption der Frau und die seelischen Folgen. Sexualmedizin 6: 13 – 21, 100 – 110, 204 – 215, 295–331

Schwyhart WR, Kutner J (1973) A reanalysis of female reactions to contraceptive Sterilization. J Nerv Ment Dis 146: 354

Wellmann-Barth M (1989) Motivationsanalyse sterilisierter Frauen mit Refertilisierungswunsch. Med. Disseration, Univ. Köln

Wille R (1976) Katamnestische Untersuchungen an sterilisierten Frauen. MMW 118: 913

Wille R (1978) Nachuntersuchungen an sterilisierten Frauen, »Der Fall Dr. Dohrn«, 12 Jahre danach. Enke, Stuttgart

Winston RML (1977) Why 103 women asked for reversal of sterilization. Br Med J 2: 305–397

Der Frauenarzt als stützender Berater der Frau und eifersüchtig geduldeter Konkurrent des Ehemanns

(am Beispiel der Behandlung einer habituellen Abortneigung der Frau und »Couvade« des Mannes)

Michael Scheele

Wen muß ich in die Behandlung einbeziehen? Diese Frage taucht bei mir immer dann auf, wenn ich Frauen mit Schwangerschaftskomplikationen wie Hyperemesis odere vorzeitigen Wehen in unserer Klinik behandele. Unschwer ist dabei meine Sorge vor Überforderung herauszuhören. Wen soll ich denn noch alles berücksichtigen?, könnte die Frage auch heißen. So mag es vielen gehen, die sich bemühen, Frauen bei Schwangerschaftskomplikationen möglichst umfassend, im besten Sinne psychosomatisch zu behandeln. Mutter und Kind dabei gleichermaßen im Auge zu haben ist selbstverständlich. Der Vater aber bleibt im Hintergrund. Mancher muß massive Zeichen setzen, um auf sich aufmerksam zu machen. So bemerkte ein Mann, während seine Frau wegen hartnäckiger Hyperemesis stationär von uns behandelt wurde, er habe jüngst als S-Bahnfahrer ein Haltesignal überfahren, weil er so »fertig« sei. Die Schwestern der Station suchten infolgedessen nach anderen Fahrtrouten, um diese Linie zu meiden!

Selber krank zu werden ist eine andere Möglichkeit für den Vater, um Hilfe zu rufen. Als das Symptom »Couvade« ist dies in der Literatur beschrieben. Dabei handelt es sich um eine psychogene Reaktion des Mannes auf die Schwangerschaft oder die Entbindung der Frau, die sich in physischen Symptomen äußert. Die Inzidenz wird mit 20 – 26 % aller Schwangerschaften angegeben. Ein Fallbeispiel dazu schildere ich im folgenden, um deutlich zu machen, daß die Betreuung von Frauen mit Schwangerschaftskomplikationen eine familientherapeutische Aufgabe ist, die sich einer psychosomatisch orientierten Frauenärztin oder einem Frauenarzt stellt. Die Behandlung liegt schon mehrere Jahre zurück; damals konnte ich die familientherapeutische Dimension noch nicht so klar herausarbeiten, wie ich sie heute sehe. Trotzdem erscheint mir das Beispiel sehr geeignet.

Es geht um eine 34-jährige Frau, die zum 5. Mal schwanger ist, sie hat 3 Frühaborte und einen Spätabort hinter sich. In der jetzigen Schwangerschaft, die 18 Wochen alt ist, wurde bereits eine Immunisierungsbehandlung wegen HLA-Kompatibilität und eine Hormonbehandlung wegen Gelbkörperschwäche vorgenommen, also alles, was die moderne Medizin an körperlicher Behandlung bei Abortneigung zu bieten hat. Mir begegnet eine Frau mit eher männlichem Habitus, die in den Gesprächen häufig ein gequältes Lächeln zeigt und offensichtlich mühsam eine Fassade aufrechterhält, hinter die sie niemanden blicken lassen möchte. Während der gesamten Behandlung drückt sie Gefühle eher in Gedichten und Tagebüchern aus. Die hat sie mir für diesen Bericht zur Verfügung gestellt. »Nach außen hart wie Stein, innen sehr verletzlich«, so beschreibt sie sich selbst.

Der Mann erscheint unnahbar, ja abweisend und brummig. Er gibt kein Gefühl zu erkennen und erzählt fast nichts von sich selbst. Seine Frau vermittelt mir zunächst die wichtigsten Eindrücke über seine Gefühle. »Neun Monate sind ganz schön lang, und dem Papa ist immer angst und bang«, schreibt sie. Von Sorge und Gram bei ihm ist die Rede, die erst vergehen, wenn er das Kind auf dem Arm hat. Er erkrankt nun an einem Duodenalulkus, erfahre ich von ihr. Darauf angesprochen, spielt er das ganze herunter, sieht vor allem keinen Zusammenhang zwischen Problemen, die er mit der Schwangerschaft seiner Frau hat, und seiner Erkrankung. Entsprechend bleibt er für mich während der gesamten Behandlung kaum erreichbar. Ich habe das Gefühl, er gibt seine Frau bei mir ab, damit ich sie an seiner Stelle fürsorglich stütze.

Sie versteift sich trotzig darauf, es diesmal allen zu zeigen und mit Härte durchzuhalten. Eine Cerclage und eine Tokolyse mit Infusionen erträgt sie leidlich, weil sie die Freiheit hat, immer selbst über das Ausmaß der Bemühungen mitzuentscheiden. Das heißt, je nach Gefühl und Situation wird z.B. die Tokolyse unterbrochen oder anders dosiert, so daß Frau S. die Behandlung selbst mitgestalten kann. Ich brauche kaum darauf hinzuweisen, wie quälend im Gegensatz dazu eine Therapie nach sturem Schema mit Bettruhe und Infusionen über Wochen ist, wobei nicht einmal der selbständige Gang zur Toilette möglich ist.

Schnell entsteht eine Arzt-Patientin-Beziehung, in der sich Frau S. geborgen fühlt. Unterstützt durch eine haptonomische Behandlung entwickelt sie ein besseres Körpergefühl. Sie nimmt Kontakt mit ihrem Kind auf, was vorher völlig fehlte. Daran läßt sie auch ihren Mann teilhaben. Dieser wird eifersüchtig und drückt das auch deutlich aus. In ihrer Anwesenheit fragt er mich eines Tages, wie lange denn seine Frau noch in der Klinik bleiben müsse. Schließlich wisse er nicht, ob er das Alleinsein noch durchhalten könne. Eventuell müsse er sich sonst eine Freundin nehmen. Verständlich, daß Frau S. auch bei vermehrten Wehen besonders am Wochenende auf Urlaub zu Hause drängt. Davon rate ich ihr nie ab, zeitweise allerdings mit Herzklopfen. Und wenn es nun doch zu einer Fehlgeburt kommt? »Dann soll es so sein«, ist ihre Antwort, die ich gut akzeptieren kann.

Die Schwangerschaft endet mit der Geburt eines gesunden Mädchens, 3 Wochen vor dem errechneten Geburtstermin. Bis heute hält die Familie Kontakt zu mir. Rückschauend sind folgende Punkte in diesem Fallbeispiel wichtig. Beide Eltern fühlen sich in der Schwangerschaft alleingelassen, und zwar in mehrfacher Hinsicht:

1) Die Partner können sich gegenseitig nicht genügend unterstützen. Jeder fürchtet, mit seinem Problem den anderen zu überfordern, der ja schon genug mit sich selbst zu tun habe. Dabei nimmt *sie* eher einen männlichen Part ein. Sie versucht, mit aller Kraft durchzuhalten und sich darüber hinaus auch noch um ihn zu kümmern, seine Sorgen zu zerstreuen. Gefühle zuzulassen ist ihre Sache nicht. Davor hat sie besonders in der Schwangerschaft Angst. So schreibt sie: »Alles (die Schwangerschaft) ist ein einziger Schmerz. Nichts mehr läßt mich kalt. Meine seelische Schwäche öffnet Tür und Tor, da schützen mich auch keine Tränen vor.«

   Er nimmt am Schwangerschaftsleben seiner Frau deutlich Anteil, ja er übernimmt größtenteils Angst und Sorge um die Schwangerschaft und wird daraufhin krank. Ich habe den Eindruck, wenn er könnte, würde *er* die Schwangerschaft austragen. Entsprechend hat *sie* das Gefühl, vor allem für ihn das Kind zu bekommen.

   Bullinger (1983) hat auf den Neid hingewiesen, den Männer darauf empfinden, was Frauen im Unterschied zu ihnen von Natur aus können. Das männliche Überlegenheitsgefühl gegenüber Frauen gerät bei bewußt erlebter Schwangerschaft und Geburt ins Wanken. Der Auseinandersetzung mit den männlichen Gefühlen weicht der anteilnehmende Mann dadurch aus, daß er sich weitgehend mit dem Erleben der Frau identifiziert. Die Gefahr besteht darin, daß der Vater zum »Mappi«, einer Art männlicher Supermutter, wird und mit seiner Frau um die Mutterrolle konkurriert.

   Nach der Geburt tauscht unser Elternpaar die Rollen weitgehend. Jetzt kann er etwas für das Kind tun, was ihm in der Schwangerschaft verwehrt war, und er ist wieder gesund. Er nimmt Vaterschaftsurlaub und wechselt später in eine schlechtere Arbeitsstelle, um genügend Zeit für das Kind zu haben.

Ich stütze sie mit meiner Betreuung und übernehme die Fürsorge, die er nicht leisten kann. Er ist nicht imstande, der stützende Mann zu sein, der ihr Geborgenheit und Zuversicht vermittelt. Ihn begleite ich in seinem Rollenkonflikt direkt weniger, weil er sich entzieht und weil ich zu diesem Zeitpunkt noch nicht so klar die Problematik sehe. Indirekt ist er natürlich trotzdem immer anwesend, und er fühlt sich durch meine Fürsorge für sie entlastet. In späteren Gesprächen kann er besser ausdrücken, wie sehr er sich von dem Schwangerschaftsverlauf und der Behandlung ausgeschlossen gefühlt hat. »Jeden Abend nach der Arbeit ins Krankenhaus zu fahren, ist Streß. Dann kommt man meist ungelegen, und alles ist schon vorbei. Das ist mir sauer augestoßen« (er hatte ein Ulkus!).

2) Beide Partner fühlen sich auch verlassen von Eltern und Freunden. Die Frage: Klappt es denn nun endlich?, und das Gefühl, sich ständig rechtfertigen zu müssen, üben einen enormen Druck auf sie aus. Ja, es entwickelt sich geradezu ein Erfolgszwang.

3) Die Angst vor dem Mißerfolg wird oft durch die Frauenärztin oder den Frauenarzt übernommen. Sie verhindert einen sensiblen und offenen Umgang mit den Sorgen und Wünschen der betroffenen Paare, die sich dadurch auch vom Arzt alleingelassen fühlen. Der Dialog zwischen Arzt und Patient spielt sich nicht selten so ab, wie in unserem Fall. Frau S. wollte trotz aller Risiken in der Frühschwangerschaft Urlaub im Ausland machen. »Der Arzt war schockiert«, bemerkt sie, »und er könne nicht für die Schwangerschaft garantieren!« »Entweder sie hält bis zum Ende, oder ich verliere es«, hält sie ihm entgegen. »Ihr Risiko«, ist sein knapper Kommentar. Nachträglich sagt sie: »Abschalten und Lockerlassen war das einzig Richtige.«

Sie fühlt sich von ihrem Arzt nicht verstanden und wünscht sich in einer solchen Situation ein offeneres Gespräch. Das heißt für den Arzt, vor allem die Gründe für den starken Urlaubswunsch zu erkennen (Lockerlassen, Abschalten, Freimachen von Zwang). So verstanden ist der Wunsch von Frau S. für ihn akzeptabler, und er kann sie in ihrer Absicht unterstützen. Die Frau wird dabei mir ihren Problemen ernstgenommen und fühlt sich nicht mehr als ein Objekt für eine Behandlung, deren einziges Ziel es ist, ein gesundes Kind auf die Welt zu bringen. Besonders wichtig erscheint mir dies, weil gerade Frauen mit Abortneigung ohnehin narzißtische Kränkungen zu verarbeiten haben. Sie möglichst weitgehend an der Gestaltung der Behandlung zu beteiligen, auch wenn dies manchmal an die Grenzen des vermeintlich medizinisch Notwendigen stößt, hat sich aus meiner Sicht bewährt.

Als Konsequenz aus dem geschilderten Fallbeispiel möchte ich folgende Forderung formulieren: Die familientherapeutische Dimension sollte in der Betreuung von Frauen mit Schwangerschaftskomplikationen die notwendige Beachtung finden. Gerade vor diesem Hintergrund ist das Verhältnis von Nutzen und Akzeptanz einer Behandlungsmaßnahme in jedem einzelnen Fall kritisch zu überprüfen. So können wir eine individuell angepaßte Behandlung erreichen, die den größten Nutzen verspricht.

Literatur

Bullinger H (1983) Wenn Männer Väter werden. Schwangerschaft, Geburt und die Zeit danach im Erleben von Männern. Rowohlt TB, Reinbek

Bullinger H (1989) Schwangerschaft, Geburt und die Zeit danach im Erleben von Männern. In: Teichmann AT, Dmoch W, Stauber M (Hrsg) Psychosomatische Gynäkologie und Geburtshilfe 1988. Springer, Berlin Heidelberg New York Tokyo, S. 68–75

Hildenhaben S (1990) Neue Väterlichkeit: Ideologie und Lebensrealität. In: Dmoch W, Stauber M, Beck L (Hrsg) Psychosomatische Gynäkologie und Geburtshilfe 1989/1990. Springer, Berlin Heidelberg New York Tokyo, S 106–111

Ringler M (1985) Psychologie der Geburt im Krankenhaus. Beltz, Weinheim

Trethowan WH (1972) The couvade syndrome. In: Howells JG (ed) Modern perspectives in psychoobstetrics. Brunner & Mazel, New York, pp 68 ff.

Pelipathiesyndrom

Dietmar Richter

Einführung

Patientinnen mit Unterbauchschmerz gehören zu den wirklichen Problempatientinnen in der gynäkologischen Sprechstunde. Zum einen ist bereits die diagnostische Abgrenzung schwierig, zum anderen bleiben therapeutische Maßnahmen häufig unbefriedigend oder gar erfolglos. Dies liegt hauptsächlich daran, daß der psychosomatische Hintergrund dieser Erkrankung nur ungenügend bekannt ist. Der Umgang mit solchen Patientinnen wird vielfach von Gefühlen der Hilflosigkeit, der Frustration oder der Ärgerlichkeit bestimmt. Das erklärt die häufig zu beobachtende aktiv-operative Vorgehensweise von Gynäkologen, welche die Ursache der Unterbauchschmerzen gleichsam »an der Wurzel« packen soll. So kennzeichnen nach erfolglosen Spasmolytika-, Analgetika-, Antibiotika-, anästhesiologischen Behandlungen oder diversen physikalischen Maßnahmen nicht selten zahlreiche Operationen den Lebens- und Leidensweg dieser Patientinnen. Häufig läßt sich folgende Situation beobachten: Die Unterbauchschmerzpatientin wird in eine Klinik geschickt und dort laparoskopiert; nun gibt es zwei Möglichkeiten:
1) Es finden sich bei der Laparoskopie tatsächlich irgendwelche morphologischen Veränderungen, wie z.B. Verwachsungen, eine Endometriose oder eine Varikosis. Der behandelnde Arzt reagiert erleichtert, da er etwas gefunden hat. Wenn auch diese Befunde häufig nur diskret sind, so werden sie doch als Ursache für die Unterbauchschmerzen betrachtet, und dies wird der Patientin gegenüber auch geäußert, z. B. kann der behandelnde Arzt erklären, daß er Verwachsungen laparoskopisch beseitigt hat. Die Patientin reagiert ebenso erleichtert, glaubt sie doch, daß die Ursache ihrer Unterbauchschmerzen endlich gefunden worden ist.

In der Tat läßt sich häufig für einige Wochen Schmerzfreiheit beobachten. Danach kommen jedoch die Schmerzen in den allermeisten Fällen wieder. Die Patientin ist enttäuscht und wechselt daraufhin den Arzt. Daher wundert es nicht, daß gerade die chirurgischen Behandler vom Erfolg ihrer Maßnahmen überzeugt sind. Allerdings kommt die Patientin aus ganz anderen Gründen nicht mehr wieder. Wir wissen, daß es sich bei der kurzzeitigen Schmerzfreiheit um einen psychologisch verstehbaren »Übertragungseffekt« handelt.

Es kann aber auch sein, daß bei der Laparoskopie »gar nichts« gefunden wird und jetzt der Arzt nach der Operation der Patientin gegenüber erklärt, man habe nichts gefunden, ihre Schmerzen müßten psychisch bedingt sein. Die meisten Patientinnen reagieren auf eine solche Aussage enttäuscht und verärgert, fühlen sich nicht ernstgenommen und brechen auch hier häufig den Arztkontakt ab. Da sie überzeugt sind, etwas »Organisches« zu haben, suchen sie weitere Ärzte auf und finden mit großer Sicherheit irgendwann einen Kollegen, der sie doch operiert.

Um diesen Patientinnen wirklich helfen zu können, müssen wir also einen anderen Weg finden, der aus diesem Dilemma herausführt.

Bezeichnungsversuche

Mit Pelipathiesyndrom wurde bis in jüngste Zeit ein nur unscharf definiertes, schwer präzisierbares Krankheitsbild mit organisch nicht erklärbaren, meist chronischen Unterbauchschmerzen der Frau beschrieben. Die zahlreichen Bezeichnungen für dieses Krankheitsbild in der Literatur scheinen fast schon etwas von der Beschaffenheit dieser Erkrankung und der Besonderheit dieser Schmerzpatientinnen auszudrücken, nämlich etwas Diffuses, schwer Faßbares. Nach Artner (1982) soll es inzwischen 150 Synonyme für dieses Krankheitsbild geben, so z.B. Hysteralgie (Scanzoni 1870), Krankheit mit den 20 Namen (Naujoks 1920), Beckenneuralgie (Cotte 1931), Parametropathia spastica (Martius 1929), schwebende Pein (Sellheim 1929), »cervical syndrome« (Young 1938), Pelipathia vegetativa (Gauss 1949; Prill 1964), »pelvic congestion« (Taylor 1949), Pseudoadnexitis spastica (Armreich 1950), Pelvipathie (Artner 1963; Roemer 1969), »chronic pelvic pain« (Nijs 1969; Sinclair 1972), Chronische Schmerzzustände ohne deutlich organische Pathologie (Renear 1973), Unterleibsschmerzen ohne Organbefund (Molinski 1978), Pelipathiesyndrom (Richter 1979).

So zahlreich wie diese Bezeichnungen sind auch die pathogenetischen Theorien. Prill (1955) fand in 35 % der untersuchten Fälle von Pelipathiesyndrom eine schwere Neurose, wobei er allerdings einräumt, daß es selbst dem psychotherapeutisch geschulten Gynäkologen vielleicht nicht immer gelingt, tieferliegende psychische Störungen zu erkennen.

Von den Vertretern einer psychosomatischen Theorie sah Runge (1956) in diesem Krankheitsbild einen Widerstand gegen das Erotische, bedingt durch einen psychischen Infantilismus. Roemer (1969) vermutete eine Störung der zwischenmenschlichen Beziehung und Reifung. Von Schmid (1954) wurde eine besondere Angst vor Schwangerschaft und Empfängnis und von Anselmino (1951) eine Trieb- und Kontaktschwäche oder eine selbstgewählte oder erzwungene Unterdrückung von Sexualtrieb und Hingabebereitschaft angenommen. Duncan und Taylor (1952), die bei 36 Patientinnen die Psychogenie dieser Erkrankung gezielt untersuchten, fanden in fast allen Fällen eine unglückliche Jugend, eine »emotional immaturity« und in 94 % eine primäre oder sekundäre Frigidität. Duncan und Taylor beschreiben, daß dem Beginn der Erkrankung meist eine »stressfull life situation« vorausging, wie z.B. eine Geburt, eine Operation oder der Verlust von Angehörigen. Taylor (1951) sprach von einem »Versagen gegenüber den Anforderungen als Frau« und belegt diese Vermutung mit einer erhöhten Abortfrequenz und Sterilitätsrate seiner Patientinnen.

Diese nur kurz zitierten Ansichten und Theorien zum Pelipathiesyndrom konnten natürlich nicht befriedigen. Sie blieben in zu allgemeinen Aussagen stecken, v. a. ließ sich daraus für den gynäkologischen Alltag kein brauchbares Diagnostik- und Therapiekonzept entwickeln.

Einen Erkenntnisfortschritt stellten die Untersuchungen von Renear in den beginnenden 70er Jahren dar. Renear untersuchte über 1000 Unterbauchschmerzpatientinnen gründlich somatisch, einschließlich Laparoskopie. Zusätzlich wurden diese Patientinnen auch psychologischen Untersuchungen unterzogen. Renear kommt zu der Auffassung, daß die Pathogenese des Pelipathiesyndroms nicht einheitlicher, sondern gemischter Art ist. Beim Vorliegen starker psychologischer Einflüsse vermutet er eine von Fall zu Fall wechselnde zusätzliche Bedeutung pathophysiologischer, somatischer Faktoren. Er spricht bewußt von einem Pelipathiesyndrom und möchte 2 Formen unterschieden wissen:

1) die Beckenkongestion, charakterisiert durch pelvine Zirkulationsstörungen
2) die Parametropathie ohne Zervizitis, bei der v. a. die Druckempfindlichkeit der Parametrien im Vordergrund steht.

Allerdings räumt Renaer ein, daß beide Formen des Krankheitsbildes nicht immer deutlich voneinander zu unterscheiden sind.

Ende der 70er Jahre gelang es dann 3 Arbeitsgruppen, die Ätiologie dieses Krankheitsbildes weitgehend aufzuklären. Dazu gehörte die Arbeitsgruppe von Nijs, der die Arbeiten von Renaer mit diesem zusammen weiterführte. Nijs, ein psychosomatisch orientierter Psychiater, arbeitet in einer gynäkologischen Universitätsklinik. In Düsseldorf war es die Arbeitsgruppe von Molinski, der ebenfalls als in einer gynäkologisch geburtshilflichen Universitätsklinik tätiger Psychiater die Probleme dieses Krankheitsbildes erkannte. Und in Freiburg war es die Arbeitsgruppe um Richter und Strunk, die sich als psychoanalytisch ausgebildete Gynäkologen mit diesem Krankheitsbild beschäftigten.

Aufgrund der Arbeiten dieser Autoren konnten endlich therapeutische Ansätze gefunden werden, die immerhin für einen großen Teil dieser bis dahin kaum behandelbaren Patientinnen eine echte Hilfe bedeuteten.

Definition des Krankheitsbildes

Wir verwenden heute den Begriff »Pelipathiesyndrom«, weil diese Definition unserer Ansicht nach den verschiedenen Aspekten dieser Erkrankung am ehesten gerecht wird. Es handelt sich hierbei nämlich nicht um das Einzelsymptom Unterbauchschmerz, sondern um ein polysymptomatisches Krankheitsbild mit einer ganzen Reihe zusätzlicher psychosomatischer Symptome, wobei die Unterbauchschmerzen häufig das führende Leitsymptom sind, aber nicht sein müssen.

Begleitsymptomatik

Zusätzlich zu den Unterbauchschmerzen finden sich in abnehmender Häufigkeit: Sexualstörungen, Magenfunktionsstörungen, Kreislaufstörungen, Kopfschmerzen, Dysmenorrhö, chronischer Fluor, Miktionsstörungen, Obstipation, Oligomenorrhö und Symptome des prämenstruellen Syndroms.

Auch bei Renaer bilden die Patientinnen, die ein monosymptomatisches Krankheitsbild aufwiesen, die Minderheit.

Zum anderen erlaubt der Begriff des Pelipathiesyndroms, sofern erforderlich, auch eine weitere Unterteilung nach der Schmerzlokalisation oder nach mehr morphologischen Gesichtspunkten.

Diagnostik

Palpation

Der Frauenarzt kann beim Pelipathiesyndrom 3 unterschiedliche Palpationsbefunde erheben: Druckschmerzhaftigkeit von Organen im kleinen Becken *ohne* Vorhandensein einer eigentlichen Organpathologie. Schmerzhaft können sein: der Uterus, eine oder beide Adnexe, die Beckenwände, die Parametrien, die Sakrouterinligamente. Oder es findet sich ein »teigig gestauter« Tastbefund bei Vasokongestion im kleinen Becken. Schließlich kann die Palpation auch ganz unauffällig sein. Wenn wir also vom Pelipathiesyndrom sprechen, so meinen wir ein unter Umständen unterschiedliches Krankheitsbild mit unterschiedlichem Tastbefund, unterschiedlicher Begleitsymptomatik und unterschiedlichem Laparoskopiebefund.

Ausschluß anderweitiger organischer Schmerzursachen

Selbstverständlich nimmt die Diagnostik organischer Ursachen der Unterbauchschmerzen einen breiten Raum ein. Neben der Palpation, der eingehenden Sonographie steht dem Gynäkologen mit der Laparoskopie eine hervorragende diagnostische Möglichkeit zur Verfügung. So können durch die Laparoskopie ausgeschlossen werden: entzündliche Veränderungen oder Adhäsionen im kleinen Becken, eine Endometriose, eine Varikosis pelvina oder ein Allen-Masters-Syndrom. Allerdings kommen wir hier zu einer wichtigen Feststellung: Auch beim Vorhandensein eindeutiger pathologischer Organbefunde im kleinen Becken darf nicht ohne weiteres und automatisch gefolgert werden, daß damit die eigentliche und alleinige Ursache für die geklagten Beschwerden gefunden worden ist. Organische und psychosomatische Ursachen können nämlich gleichzeitig wirksam sein.

Als ein Beispiel hierfür sei angeführt, daß man nicht selten erstmals einen ausgedehnten Endometriosebefall im kleinen Becken findet, ohne daß die Patientin bis zu diesem Zeitpunkt über wesentliche Beschwerden geklagt hat.

Zur weiteren Abklärung gehört natürlich der Ausschluß extragenitaler organischer Schmerzursachen. So sollten orthopädisch bedingte Schmerzen, neurologisch oder urologisch bedingte Schmerzursachen sicher ausgeschlossen werden, ganz besonders aber natürlich gastrointestinale Störungen, wie die chronische Obstipation mit oder ohne Colon irritabile, die chronische Appendizitis, eine Divertikulose, ein Morbus Crohn oder eine Colitis ulcerosa, aber auch ein Sigmakarzinom.

Psychosomatische Definition des Pelipathiesyndroms

Aufgrund unserer Untersuchungen und Erfahrungen handelt es sich bei diesem Syndrom um eine neurotische Reaktion auf lebensgeschichtliche Zusammenhänge oder um den Ausdruck einer ungelösten, unbewußten Konfliktproblematik. Diese Konfliktbereiche können die Partnerbeziehung betreffen, oder wir finden die Schwierigkeit, sich in dem Spannungsfeld zwischen Überforderung auf der einen Seite und ungenügender Abgrenzungsmöglichkeit auf der anderen Seite zurechtzufinden, oder es geht im umfassenden Sinne um Nichtverarbeitung von Trennungs- oder Verlustsituationen. Stark vereinfacht gesagt handelt es sich beim Pelipathiesyndrom um einen dumpfen, unbewußten Protest einer tief enttäuschten, gekränkten Frau.

Psychologisch ausgedrückt liegt dem Pelipathiesyndrom eine verleugnete Depression zugrunde. Diese Frauen leiden an Unterbauchschmerzen, sie können depressive oder Minderwertigkeitsgefühle oder Versagensängste nicht zulassen; die Unterbauchschmerzen haben manchmal geradezu eine stabilisierende Funktion für ihre depressive Persönlichkeit.

Konfliktbereich I – Partnerbeziehung

Die betroffenen Frauen suchen überwiegend Liebe in Form von Geborgenheit und Wärme. Sie nehmen eigene erotisch-sexuelle Wünsche kaum wahr. Sie fühlen sich nicht selten vom Partner als Sexualobjekt »mißbraucht«, oder es kommt ihnen – in überwertiger Weise – darauf an, Mutter eines Kindes zu werden, um es in einer ursprünglichen und naturhaften Mütterlichkeit aufziehen zu können. Sie sind zwar Mütter, aber gewissermaßen ohne Mann. Es handelt sich fast nur um eine Zweierbeziehung zwischen Mutter und Kind. Der Mann spielt im wesentlichen die Rolle des Erzeugers und Ernährers. Das physiologische Verlangen nach genitaler Lust mag zwar in gewisser Weise wahrgenommen werden, die Sexualität bleibt aber unbewußt auf die Erzeugung menschlichen Lebens gerichtet oder wird lediglich als Erfüllung der Wünsche des Partners betrachtet. Dies erklärt, daß wir bei diesen Frauen dann, wenn die Schwangerschaft eingetreten ist, eine Abwehr sexueller Impulse finden mit Nachlassen der Libido. Sexualität ist nicht mehr nötig, da die Zeugung vollzogen ist. Der Partner fühlt sich mehr und mehr ausgesperrt aus der symbiotischen Beziehung, die sich zwischen Mutter und Kind entwickelt. Das Nachlassen des sexuellen Interesses hält auch über die Geburt hinaus an, wenn die gewünschte Kinderzahl erreicht ist. Nach Auftreten der ersten sexuellen Schwierigkeiten kommt es dann – nach einem gewissen zeitlichen Intervall – zum Beginn der Unterbauchschmerzen. Hierzu zwei Fallbeispiele:

Fall 1

26jährige Weinbäuerin, neben der Pelipathie bestehen Dispareunie, Anorgasmie, chronischer Fluor. Seit Beginn der Ehe kommt es nur dann zum Verkehr, wenn der Mann es wünscht. Er praktiziert den Coitus interruptus. Lustgefühle sexueller Art erlebt die Patientin kaum, andererseits kann sie ihrem Mann nicht sagen, daß sie Schmerzen beim Verkehr hat: »... ich sage ihm aber nicht, daß die Schmerzen so stark sind, weil ich dann Angst habe, er könnte sich ganz zurückziehen – wenn ich die Pille hätte, wäre es sicher anders, aber er (der Mann) meint, sie mache Krebs ...«

Sie fühlt sich als Frau im Stich gelassen. Sie ordnet sich den Vorstellungen des Mannes völlig unter, erlebt ihre sexuellen Wünsche nicht als gleichberechtigt. Aus Angst, den Mann zu verlieren, erträgt sie sogar die Schmerzen. Auf die Frage nach »dem Liebsten« antwortet sie: »... wenn mein Mann mit mir zufrieden ist ...«

Fall 2

23jährige Österreicherin, kam vor 5 Jahren mit ihren ältesten Bruder nach Südbaden. Sie fühlte sich – weit entfernt von den Eltern – von Anfang an einsam und verlassen. Sie schließt sich frühzeitig an einen Freund des Bruders an, der ihr Heimweh weitgehend auffangen kann. Nach 6wöchiger Bekanntschaft heiratet sie ihn – wie sie sagt – »aus Dankbarkeit«. »... ich dachte, wenn wir ein, zwei Jahre verheiratet sind, wird es schon so werden, wie es sein soll...«

Im sexuellen Bereich gab es anfangs überhaupt keine Probleme: »... ich hatte in der Zeit mehr Lust als mein Mann, bin regelmäßig zum Orgasmus gekommen ...« Nach eineinhalbjähriger Ehe wird ein Sohn geboren, dem sich die Patientin nun einzig und allein widmet. Sie gibt ihren Beruf auf, der ihr nie sonderlich Spaß gemacht hat. Kurz nach der Geburt beginnen die Sexualstörungen, zunächst Libidoverlust, später Dispareunie, schließlich treten immer häufiger und heftiger krampfartige Schmerzen im Unterleib auf: »... ich verstehe mich mit meinem Mann sehr gut, manchmal kann ich seine Nähe nicht ertragen, weiß nicht, warum das auf einmal so ist. Die Ärzte haben nie etwas bei mir gefunden ...«

Konfliktbereich II – Verlustsituationen

Aufgrund einer überwiegend depressiven Persönlichkeitsstruktur leben die betroffenen Frauen in einer ständigen, meist unbewußten Verlustangst. So können z.B. Trennung oder Scheidung von einem Partner oder der Verlust überwertig erlebter sozialer Bezüge, wie z.B. Aufgabe oder Kündigung des Arbeitsplatzes, zum Auftreten von Unterbauchschmerzen führen.

Fall 3

31jährige Patientin, wird mit heftigen Unterbauchschmerzen zunächst in die Chirurgische Klinik eingeliefert. Drei Wochen zuvor hatte sie auf Anraten ihres Rechtsanwalts die Scheidung eingereicht. Nach 7jähriger Ehe hatte sich der Ehemann von ihr getrennt, um sich einer 22jährigen Frau zuzuwenden. Sie wäscht weiterhin für ihn seine Wäsche, die er in regelmäßigen Abständen vorbeibringt.

Bis zur ersten Schwangerschaft war die Ehe ganz gut gegangen. Nach der Geburt des Kindes wurde die Beziehung zunehmend schlechter. Schon während der Schwangerschaft war es zu ersten gegenseitigen Kränkungen gekommen, als die Patientin sich den wenig rücksichtsvollen sexuellen Wünschen des Mannes zu entziehen versuchte. Der Ehemann fühlte sich mehr und mehr vernachlässigt, verbrachte seine Abende nur noch im Fußballverein, kam öfters betrunken nach Hause, verprügelte dann seine Frau und wurde sogar gegenüber dem Säugling handgreiflich.

Obwohl er die Patientin wegen dieser jüngeren Frau von einem Tag auf den anderen verließ, ohne sich um die materielle Versorgung seiner Familie zu kümmern, sagte die Frau: »... ich hänge noch an ihm, er ist mir nicht gleichgültig ...«

Ärgerreaktionen oder Gefühle des tiefen Gekränktseins wurden von ihr weder wahrgenommen noch geäußert. Sie läßt sich von ihrer Mutter finanziell unterstützen, nimmt sich erst nach längerer Zeit und auf ständiges Drängen ihrer Angehörigen einen Rechtsanwalt, um gerichtlich Unterhaltsforderungen gegenüber ihrem Mann durchzusetzen. Typisch für diese Patientin ist, daß sie die Ehe trotz der Brutalität und Lieblosigkeit des Mannes aufrechterhalten will, »nur damit sie nicht allein ist«.

Die Symptomatik tritt auf, als sie sich zu selbständigem Handeln entschließt, wobei sie das mehr auf Anraten des Anwalts als aus eigenem Antrieb tut. Die Auseinandersetzung und das Eintreten für eigene Bedürfnisse werden aus Trennungsangst vermieden.

Auch im nächsten Fall finden wir die Trennungsproblematik als symptomauslösende Konfliktsituation.

Fall 4

Eine 19jährige, mädchenhafte-zerbrechlich wirkende Oberprimanerin wird im Rollstuhl in die Ambulanz gefahren. Sie wirkt ängstlich, schüchtern, fad, flüstert mit versagender Stimme, dabei jedoch auch mehr oder weniger vorwurfsvoll. Sie leidet still vor sich hin, indem sie gekrümmt im Stuhl sitzt und sich den Bauch hält. Dabei schildert sie monoton und ohne spürbare emotionale Beteiligung ihre Situation. Die Unterbauchschmerzen traten auf, als ihr Freund für 1/4 Jahr in eine andere Stadt zu einem Lehrgang mußte. Sie fühlt sich verlassen, hat Angst vor dem Alleinsein. Drei Monate zuvor hatten sich ihre Eltern scheiden lassen und ihr aufgebürdet, den elterlichen Haushalt aufzulösen. Sie hatte allein und ohne Widerspruch ein ganzes Haus ausgeräumt und den Eltern die neuen Wohnungen eingerichtet. Danach wohnte sie zum ersten Mal allein in einem möblierten Zimmer. Auf dem Hintergrund der für sie nicht so rasch zu verarbeitenden Trennung der Eltern führt die an sich ja zeitlich begrenzte vorübergehende Trennung vom Freund zu tiefen, zuvor nicht erlebten Trennungsängsten, die sich in dem psychosomatischen Korrelat Pelipathie manifestierten.

Konfliktbereich III – Überforderung, ungenügende Abgrenzung

Die Pelipathiepatientin als überwiegend depressiv strukturierte Frau lebt ein echohaftes, nur zurückspiegelndes Leben. Sie hat nicht gelernt, ihr eigenes Ich dessen Wünschen und Bedürfnissen entsprechend zu entwickeln.

Sie bleibt daher abhängig von anderen Menschen. Die Bezugspersonen und die Umwelt werden nicht selten idealisiert, verharmlost, deren Schwächen entschuldigt, damit man sie unbeschadet »weiterlieben« kann. Um dieses Ziel zu erreichen, werden »altruistische Tugenden« entwickelt, wie Bescheidenheit, Verzichtbereitschaft, Aufopferung, Selbstlosigkeit, Friedfertigkeit. Bei noch weitergehenden jetzt deutlich neurotischen Tendenzen finden sich dann Eigenschaften, wie überwertige Bescheidenheit, Überanpassung, Unterordnung bis zur Gefügigkeit, bis zu masochistischen hörigen Haltungen.

So kommen diese Frauen leicht in die Gefahr, ausgenutzt zu werden – bis zur Grenze ihrer Anpassungsfähigkeit. Was darüber hinausgeht, führt zur Symptombildung, da sie sich nicht adäquat wehren können. Sie erleben ihre Umwelt stets fordernd und glauben, diese Forderungen erfüllen zu können.

Fall 5

Die 36jährige Metzgersfrau hat eine 7jährige Tochter und einen 4jährigen Sohn. Im Haus wohnen noch die sehr fordernden Schwiegereltern. Ihr Mann beschäftigt in der Metzgerei 12 Mitarbeiter, er betreibt zusätzlich eine kleine Fleisch- und Wurstwarenfabrik. Die Patientin ist um 6.00 Uhr morgens die erste in der Wurstküche, danach leitet sie das Metzgergeschäft, hastet in die Wohnung, um für die Familie zu kochen. Danach steht sie wieder im Geschäft bis zum Abend. Dann muß sie sich um die kranken Schwiegereltern kümmern. Sie erledigt die komplette Buchführung für Geschäft und Fabrik, sinkt um 23.00 Uhr todmüde ins Bett. Ihr Mann ist leidenschaftlicher Jäger und Fußballspieler in der Alte-Herren-Fußballmannschaft. An 4 Abenden ist er regelmäßig nicht zu Hause. Nach der Kündigung der besten Verkäuferin des Geschäfts vor 3 Jahren begannen die Unterbauchschmerzen.

Zwei unterschiedliche Patientinnentypen

In der gynäkologischen Sprechstunde lassen sich 2 Hauptgruppen von Patientinnen unterscheiden.

Die eine Gruppe ist charakterisiert durch eine versteckte Vorwurfshaltung, durch eine allgemein »ärgerliche« Befindlichkeit. Diese Patientinnen äußern ihre Unzufriedenheit über den schleppenden Fortgang der diagnostischen Maßnahmen, kritisieren ärztliche Mit- und Voruntersucher. Operationsfreudige Gynäkologen werden nicht selten zu chirurgischen Eingriffen verleitet.

Eine offene aggressive Auseinandersetzung oder eine kreative Neugestaltung bzw. Veränderung belastender Lebenssituationen ist diesen Patientinnen ohne psychotherapeutische Hilfe kaum möglich.

Bei der zweiten Gruppe handelt es sich (nach Molinski) um eine maskierte Depression. Diese Patientinnen zeigen die ganze Palette psychosomatischer Störungen, wie sie bei depressiven Zustandsbildern gefunden werden. Zu nennen sind: hypotone Kreislaufstörungen, Kopfschmerzen, Oligomenorrhö, Sexualstörungen. Die maskierte Depression ist gekennzeichnet durch im Vordergrund stehende körperliche Symptome. Die psychischen Symptome bleiben verdeckt, sind insbesondere hinter den Unterbauchschmerzen verborgen. Molinski hat für diese Patientinnengruppe den zutreffenderen Begriff *verleugnete Depression* eingeführt. Diese Unterbauchpatientinnen verleugnen nicht nur ihre Depression, sondern psychische Schwierigkeiten überhaupt.

Die Tatsache, daß Pelipathiepatientinnen nicht nur ihre Depression, sondern seelische Schwierigkeiten überhaupt verleugnen, erschwert einen therapeutischen Ansatz. Völlig verkehrt ist es, eine solche Patientin mit dem Hinweis, sie sei organisch gesund, einem »Psychofachmann« zu überweisen. Dieser wird, wenn die Patientin ihn überhaupt aufsucht, nur auf noch größere Abwehr treffen.

Unser gynäkologisch-psychosomatisches Therapiekonzept

1. Konsultation

Hierbei werden die wichtigsten Daten aus der allgemeinen und gynäkologischen Anamnese erhoben, insbesondere Zeitpunkt und Umstände des Auftretens der Schmerzen. Nach Exploration der körperlichen und seelischen Begleitsymptomatik wird eine sorgfältige somatische Untersuchung vorgenommen. Der Patientin wird erläutert, daß es eine große Zahl möglicher Schmerzursachen im Unterbauch gibt und daß man jetzt gemeinsam die Ursache dieser Schmerzen finden wolle. Dies werde aber unter Umständen einige Zeit in Anspruch nehmen und manche weitere Untersuchungsschritte erforderlich machen. Diese gründliche körperliche Untersuchung sowie die gemeinsame systematische Planung weiterer diagnostischer Untersuchungsschritte vertieft das Vertrauensverhältnis zwischen Patientin und Arzt, die Patientin fühlt sich ernst- und angenommen.

2., 3. und 4. Konsultation

Die Patientin wird nun in festen Zeitabschnitten einbestellt. Die Ergebnisse etwaiger konsiliarärztlicher Untersuchungen werden in laienverständlicher Weise mitgeteilt und erläutert. Die allgemeine Anamnese wird weitergeführt mit der ganz selbstverständlichen Besprechung der psychosozialen Situation der Patientin (Partner, Kinder, Beruf, Pläne usw.). Gleichzeitig wird auch das sich in der Übertragung konstellierende emotionale Geschehen beobachtet, evt. bereits aufgegriffen und angesprochen. Wichtig ist, daß die Behandlung ohne jede psychotherapeutische Etikettierung im Rahmen der üblichen gynäkologischen Sprechstunde durchgeführt wird. Ob, wann und wie Affekte angesprochen werden, hängt von der Erfahrung des Arztes, insbesondere aber von der Abwehrstruktur der Patientin ab. Sie allein bestimmt Zeitpunkt und Tempo des Übergangs von der organischen zur psychosomatischen Selbstauffassung der Schmerzursachen.

Entscheidende Konsultation – psychosomatische Umschaltung

Für diesen Übergang von der organischen zur psychosomatischen Selbstauffassung der Patientin hat sich die diagnostische Laparoskopie im Rahmen eines etwa 3tägigen stationären Aufenthalts als hilfreich herausgestellt. Sind extragenitale Schmerzursachen inzwischen ausgeschlossen, zentriert sich nämlich die endgültige Diagnoseerwartung der Patientin auf das »Hineinschauen in den Bauch«. Dem postoperativen Gespräch nach der Laparoskopie kommt allergrößte Bedeutung zu. Finden sich tatsächlich unauffällige Verhältnisse im Abdomen, wird der Patientin mitgeteilt, man wisse jetzt, daß keine ernsthafte organische Erkrankung im Bauch vorliegt. Ihre Schmerzen entstünden vielmehr durch Verkrampfungen und Stauungen im Beckenfüllgewebe, dort wo zahlreiche Blutgefäße und Nerven verlaufen. Diese Verkrampfungen und Spannungszustände könnten sehr schmerzhaft sein, akut auftreten oder dauerhaft anhalten (persistieren). Solche Verkrampfungen und Spannungszustände könnten durch Überanstrengung oder Streß jeglicher Art entstehen und unterhalten werden. Mit dieser Aussage wird die Vorstellung der Patientin von der Ursache ihrer Schmerzen auf eine andere Ebene, in eine mehr psychologische Dimension verschoben. Wir machen jetzt das Angebot, gemeinsam herauszufinden, ob Streß, übermäßige Belastungen, Sorgen und Probleme beim Zustandekommen dieser Schmerzen eine Rolle spielen könnten. Damit wird auch die Therapieerwartung der Patientin in eine psychosomatische Ebene gelenkt. Hat man im Verlaufe der bisherigen Behandlung schon gewisse Vorstellungen über einen möglichen psychodynamischen Fokus der Patientin entwickelt, können Versuchsinterpretationen aktueller Lebenssituationen von der Patientin, falls sie diese »nachempfinden« kann, augenblicklich zu einer erheblichen Motivationssteigerung hinsichtlich einer jetzt mehr psychosomatisch ausgerichteten Behandlung führen. Aber auch Patientinnen, bei denen zunächst lediglich ein intellektuelles Interesse erwacht ist, herauszufinden, was wirklich »mit ihnen los ist«, sind bereit, ab jetzt einen gemeinsamen psychosomatischen Behandlungsweg einzuschlagen, wenn sie im Verlaufe der bisherigen Behandlung eine Beziehung zum Arzt aufbauen konnten und sein Engagement, seine Verläßlichkeit erfahren haben.

Dieser Umgang mit der Patientin kommt also zunächst ihrer Vorstellung von einer somatischen Schmerzursache entgegen und stabilisiert die Arzt-Patientin-Beziehung. Parallel zur somatischen Diagnostik wird jedoch auf das eingegangen, was die Patientin mehr indirekt an Erwartungen, Wünschen und Ängsten in bezug auf die Art der einzuschlagenden Behandlung mitteilt.

Während Arzt und Patientin mittels einer scheinbar somatischen Nomenklatur miteinander umgehen, vollziehen sie die ersten Schritte von einer somatischen Auffassung der Krankheit zur psychologischen Sicht dieser Störung.

Die weiteren psychosomatischen Konsultationen

Bei der nun beginnenden Bearbeitung der Konfliktbereiche muß man schrittweise vorgehen. Während einer einzelnen Konsultation von nicht mehr als 15–20 Minuten, sollten immer nur einige Probleme angesprochen werden. Bei dieser Vorgehensweise kann die Patientin allmählich die eigenen Schwierigkeiten und Konflikte erkennen und sich ihnen stellen. Regelmäßig verabredete Sprechstundentermine geben der depressiven Patientin eine Art Zeitperspektive (Nijs 1983). Die Aussicht auf eine andere, bessere Zukunft aber ist unentbehrlich für eine Änderung. So gelingt es, die Patientin allmählich zu einem neuen Lebensstil zu führen. Es kann z.B. gemeinsam überlegt werden, wie eine Überbelastung abgebaut oder wie ihre Belastungen auf andere, bessere Weise ertragen werden können. Bei diesen zögernden Schritten, neue Lebensformen auszuprobieren, muß die Patientin geduldig unterstützt werden. So lernt sie allmählich, das Leben für sich selbst zu genießen und den eigenen Wünschen mehr Platz einzuräumen. Je mehr die Patientin es fertigbringt, ihr Leben neu zu gestalten, desto mehr lassen die Schmerzen nach, in manchen Fällen bis zur völligen Beschwerdefreiheit.

Literatur

Anselmino KJ (1951) Die neurovegetativ bedingten Störungen im kleinen Becken der Frau. Arch Gynäkol 180: 202

Artner J (1982) Funktionelle Unterleibsschmerzen der Frau. Med. Klinik 77: 683

Carol W, Müller LW (1964) Der akut entzündliche Adnexprozess, seine Differentialdiagnose und Therapie. Dtsch Gesundh Wes 19: 854

Condrau G (1969) Psychosomatik der Frauenheilkunde, 2. Aufl. Huber, Bern

Cotte G, Dechaume J (1931) Les plexalgies hypogastriques. Documents histopathologiques considérations pathogéniques. Presse méd 39:373

Cremerius J (1957) Freuds Konzept über die Entstehung psychogener Körpersymptome. Psyche 11: 125

Douglas CP (1972) Pelvic pain. Psychosomatic medicine in obstetrics and gynaecology, 3rd Int. Congr. London 1971. Karger, Basel, 457–459

Duncan C, Howard C, Taylor H C (1952) Psychosomatic study of pelvic congestion. Am J Obstet Gynaecol 64: 1

Fahrländer H (1973) Das Problem der Unterleibsschmerzen aus der Sicht der Gastroenterologen. Gynäkologe 6: 134–137

Gauss CJ (1949) Eine häufig vorkommende mehrfach beschriebene, meist verkannte und oft operativ umsonst angegangene Erkrankung: die Pelipathia vegetativa. Dtsch Med Wochenschr 74: 1288

Labhardt F (1973) Gynäkologische Schmerzzustände in psychosomatischer Sicht. Gynäkologe 6: 145–149

Molinski H (1971) Psychosomatische Symptome in der Gynäkologie und deren Pathogenese. Geburtsh Frauenheilkd 31: 9

MolinskiH (1982) Unterleibsschmerzen ohne Organbefund und eine Bemerkung zum pseudoinfektiösen Syndrom der Scheide. Gynäkologe 15: 207

Molinski H, Rechenberger J, Richter D (1979) Psychosomatik in der Sprechstunde des niedergelassenen Arztes – eine Utopie? Dtsch Ärztebl 76: 3307

Nijs P, Renaer M (1981) Psychological aspects of the pain experience. In: Ranaer M (ed) Chronic pelvic pain in women. Springer, Berlin Heidelberg New York

Nijs P. (1985) Unterleibsschmerzen ohne Organbefund sind Klagen/Anklagen bei psychosozialen, beruflichen, familiären oder sexuellen Schwierigkeiten. Gyne 6: 12

Prill HJ (1964) Therapie der Pelipathia vegetativa in ätiologisch-diagnostischer Sicht. Internist prax 4: 588–591

Prill HJ (1955) Organneurose und Konstitution bei chronisch-funktionellen Unterleibsbeschwerden der Frau. Psychother Med Psychol 5: 5
Prill HJ (1964) Psychosomatische Gynäkologie. Urban & Schwarzenberg, München.
Renaer M (1973) Gynäkologische Schmerzursachen. Gynäkologe 6: 94–118
Richter D (1979) Diagnostik und Psychodynamik beim Pelipathie-Syndrom. (Vortrag beim 1. Seminar der Univ.-Frauenklinik Düsseldorf über Psychosomatik in der Gynäkologie)
Richter D (1979) Psychoanalytic differential diagnosis of the different neurotic disturbances in patients with pelvic pain and adnexitis. In: Carenza L, Zichella L (eds) Emotion and reproduction. Academic Press, London
Richter D (1979) Psychosomatische Differentialdiagnose des Pelipathie-Syndroms und der Adnexitis. In: Oeter K, Wilken M (Hrsg) Frau und Medizin. Hippokrates, Stuttgart
Richter D (1986) Pelipathie-Syndrom In: Uexküll T von (Hrsg) Psychosomatische Medizin, Urban & Schwarzenberg, München, 52.1.6
Richter D (1991) Chronische Schmerzzustände im kleinen Becken der Frau – erkrankte Weiblichkeit? (Vortrag beim Seminar der Univ.-Frauenklinik Bern)
Schmid HH (1956) Vegetativ nervöse Störungen bei der Frau. Pelipathia vegetativa Z Geburtsh Gynäkol 238
Sinclair W (1972) Chronic pelvic pain in young women. Psychosomatic medicine in obstetrics and gynaecology, 3rd Int. Congr. London 1971. Karger, Basel pp 457–459
Strunk C (1978) Die Pelvipathie. Therapiewoche 28: 9538
Young J (1951) Die neurovegetativ bedingten Störungen im kleinen Becken der Frau. Arch Gynäkol 180: 197
Taylor HC (1951) Die neurovegetativ bedingten Störungen im kleinen Becken der Frau. Arch Gynäkol 180: 181

Gesellschaftlich-politische Gegenwartsaspekte

Ihr und wir – Trennung und Vereinigung

Paul R. Franke

Während ich hier spreche, fühle ich mich unsicher und nicht wohl in meiner Haut bei dem, was ich tue. Indem ich zu diesem Thema das Wort ergreife, stehe ich hier nur für mich selbst. Ich vertrete keine Gruppe, keine Partei, keine berufliche Gruppierung. Vermutlich ist das, was ich zu sagen habe, auch nicht einmal die Meinung einer Mehrheit. Ich bin ebenso unberufen, über gerade dieses Thema zu sprechen, wie die vielen anderen darüber redenden und vortragenden Unberufenen. Aber gibt es überhaupt Berufene? Oder ist nicht jeder berufen, allein durch das, was ihm widerfuhr, was er tat oder was er unterließ? Berufen, Zeugnis abzulegen über alles, was ihn betraf und vielleicht auch betroffen machte in den letzten 2–40 Jahren in Ost- und Westdeutschland.

Wohin ich auch schaue, erblicke ich ein Meer offener Fragen und allzu viele wohlfeile Antworten, die kritischen Nachfragen nicht standhalten. Mit vielen Bekannten und Fremden, Freunden und Feinden habe ich mich über die Ereignisse der letzten Jahre unterhalten und gestritten: Das Thema ist vielschichtig und vielfarbig, gegensätzlich und widerspruchsvoll. Vielleicht bin ich auch viel zu sehr verstrickt darin, um unbefangen Auskunft geben zu können. Was auch immer jemand sagt oder schreibt, fast immer ergibt sich für mich daraus eine Antithese und eine Gegenposition. So bleibt letztlich nichts anderes übrig, als von mir und meinen Gedanken in dieser Zeit zu sprechen und dabei zu wissen, wie subjektiv und angreifbar diese sind.

Wenn ich zu Beginn sagte, daß ich mich unsicher und nicht wohl in meiner Haut fühle – so beschreibe ich damit vielleicht nicht nur mein Gefühl hier und jetzt, sondern auch ein Gefühl, das in vielen von uns »Ossis« vorherrscht. »Ossi – Wessi«: 2 Stichwörter. Es gibt ja Politiker, die diese beiden Wörter am liebsten auf den Index setzen würden. Was für ein Unsinn! Wörter und Begriffe entstehen, weil Sachverhalte vorhanden sind, die sie beschreiben – mal feiner und mal gröber. Indem ich Worte vermeide, schaffe ich keine Tatsachen aus der Welt. Im Gegenteil, ich behindere ihre Aufarbeitung und eventuelle Veränderung. Und die Trennung der Deutschen in Ossis und Wessis beschreibt einen vorhandenen Sachverhalt: daß nämlich nicht – wie die Politiker sagen – am 3. Oktober 1990 die deutsche Einheit vollzogen wurde, sondern daß an diesem Tag der auch schmerzhafte Prozeß einer Vereinigung gerade erst begonnen hat.

Schmerzhaft deshalb, weil dieser Prozeß mit vielen Enttäuschungen einhergeht. Und mit dem Begriff Enttäuschung meine ich auch Ent-täuschung, nämlich das Ende von Täuschungen, auch Selbsttäuschungen. Solche Desillusionierungen sind wohl heilsam und nützlich, nichstdestoweniger schmerzen sie den Enttäuschten.

Um es an dieser Stelle deutlich zu sagen, damit ich nicht mißverstanden werde: Ich gehöre nicht zu denen, die wieder zu den alten Verhältnissen zurück wollen, und ich habe immer an die Einheit Deutschlands geglaubt und sie gewünscht, obwohl ich nicht damit gerechnet hatte, daß ich sie noch erleben würde. Ich denke, was mich skeptisch, traurig und wütend macht, ist nicht die Tatsache an sich, sondern die Art und Weise, wie sie ablief und noch abläuft. Dabei sind solche menschlichen Werte wie Würde, Anstand und Schamgefühl auf der Strecke geblieben. Das war keine Wiedervereinigung zweier getrennter Gleicher, das war die Einverleibung einer Konkursmasse mit Haut und Haaren. Es scheint aber, daß hier zu schnell und zu hastig geschlungen wurde. Die Bauchschmerzen sind beträchtlich und werden vermutlich noch stärker werden. Manch einem wird das übertrieben und ungerecht erscheinen. Deshalb will ich diese Behauptung durch ein Zitat und durch eine Szene belegen:

In dem Buch *Der Vertrag* schreibt Schäuble: »Hier findet nicht die Vereinigung zweier gleicher Staaten statt. Wir fangen nicht ganz von vorn bei gleichberechtigten Ausgangspositionen an.« Es ging für ihn letztlich von Anfang an um einen Beitritt nach den entsprechenden Artikeln des Grundgesetzes. Das ist ein bedeutsamer Unterschied zu einer Wiedervereinigung. Sein Verhandlungspartner Krause machte es Herrn Schäuble auch nicht schwer, diese Prämisse von Anfang an durchzusetzen. Und für Krause hat es sich ja auch gelohnt.

Als zweites sehe ich noch die Fernsehbilder aus dem Kaukasus vor mir: Gorbatschow im Pullover und Kohl in der Strickjacke familiär an einem kaukasischen Flüßchen spazieren gehend, begleitet von den Außenministern Genscher und Schewardnadse. Sie verhandeln und beschließen die Einheit Deutschlands. So weit, so gut. Aber halt, fehlt da nicht jemand? Die andere Seite Deutschlands ist überhaupt nicht dabei. Nicht einmal als Statisten wurden de Maizière und seine Minister hinzugebeten! Die große Kolonialmacht Sowjetunion gab ihre westlichste Kolonie nicht frei, sondern verkaufte sie an das Mutterland. Diese bewegenden Bilder aus dem Kaukasus waren für mein Empfinden als Bürger der neuen DDR auch gleichzeitig die würdelosesten. Ebenso würdelos und kleinlich wie das beschleunigte Vorgehen, um ja zu erreichen, daß der Vereinigungstag noch vor dem 7. Oktober lag, damit die DDR nicht noch einen Staatsfeiertag erleben durfte. Und übernommen in die Regierung wurden nicht die Köpfe und Wortführer der DDR-Revolution, sondern 3 Figuren, die mich jedenfalls nicht repräsentieren: ein Staatssekretär, der sich einen Ministerposten erhandelte, eine Ärztin, die vom Strom der Zeit aus unerklärlichen Gründen auf den Sessel der Volkskammerpräsidentin gespült wurde und nun als Staatssekretärin bereits Memoiren absondert, und jemand, dem seine Hintermänner angeblich den Decknamen »Czerny« gegeben haben sollten. Wahrlich, ein stolzer Beitrag!

Das hört sich bitter an – und so ist es auch gemeint. Kommen wir zu einem Punkt, der vermutlich etwas sehr Trennendes zwischen uns ist. Wir verstehen einander nicht richtig. Und wenn wir das verändern wollen – ich will es –, so müssen wir zuerst einmal akzeptieren, daß wir uns nicht a priori verstehen, nur weil wir die gleiche Sprache sprechen. 40 Jahre Geschichte stehen zwischen uns. Wir kommen aus zwei verschiedenen Welten und – um es noch schwieriger zu machen – aus zwei verschiedenen Positionen. Nämlich aus der des Überlegenen und der des Unterlegenen.

Es mag sein, daß politisch und wirtschaftlich die Einheit Deutschlands »an der Reihe« war, angeblich nur zu diesem Zeitpunkt machbar war. Es mag so sein, ich weiß es nicht. Historiker werden es einmal ergründen. Psychologisch aber kam die Einheit über uns. Und hier meine ich Ost- und Westdeutsche. Wir waren seelisch darauf nicht vorbereitet und haben die Geschehnisse noch lange nicht bewältigt.

Diese Vereinigung kommt mir vor wie bei einem Paar, das sich gerade begegnet ist und den gemeinsamen Trieben und Begierden folgend in das gemeinsame deutsche Bett fällt, um dann festzustellen, daß die Partner sich völlig fremd sind, sich nichts zu sagen haben und daß alles längst nicht so schön war, wie man es sich versprochen hatte. Im Gegenteil, die Braut ist zu schmuddelig und der Freier zu ungestüm und rücksichtslos. Das Mann-Frau-Gleichnis für die Vereinigung scheint zur Zeit in der Luft zu liegen. In dem gerade erschienenen Buch *Die Einheit beginnt zu zweit* der Psychotherapeuten Möller (West) und Maaz (Ost) werden die beiden vereinten deutschen Teile auch mit einer zerrütteten Partnerschaft verglichen. Die Ossis spielen dabei den traditionellen Part der Frau, sie gelten als depressiv, gehemmt, und lassen sich lieber versorgen. Der Wessi verkörpert das Männerbild: dynamisch, dominant und nicht frei von Großspurigkeit.

In der DDR schafften wir Psychotherapeuten uns eine relative Autonomie von der Staatsdoktrin und eine Hinwendung zur Tiefenpsychologie und auch zum analytischen Denken im großen Maßstab durch die Selbsterfahrungsgruppen, die nicht ohne Grund beargwöhnt wurden. Auch in der Gruppendynamik finde ich Analoga zu unserer deutsch deutschen Situation. Nach einer kurzen Anwärmphase befindet sich die Gruppe in der sogenannten Abhängigkeitsphase mit illusionären Erwartungen an die Therapeuten. In einer darauf folgenden kurzen, aber of heftigen Aktivierungs- oder Ablösungsphase werden die Therapeuten als die überhöhten Figuren überwunden. Die Gruppe gewinnt dabei ihre Struktur. Dann erst beginnt die eigentliche Arbeitsphase der Gruppe, wo sie Probleme echt bearbeiten kann. Vergleiche hinken. Aber die Phase der politischen Vereinigung erscheint mir wie die Abhängigkeitsphase. Illusionäre Erwartungen an die Einheit, die D-Mark, an Helmut Kohl, beherrschten das Denken. Jetzt beginnt die Desillusionierung und die Aktivierung. Danach erst kann es konstruktiv werden. Wir müssen uns auseinandersetzen, wenn wir uns zusammensetzen wollen. Eine wirkliche Vereinigung, die ich möchte, kann erst beginnen, wenn wir die Unterschiede akzeptieren, ohne sie zu werten. Doch soweit ist es noch nicht. Statt dessen müssen noch zu oft Klischees herhalten. Der Wessi sei arrogant, laut, rücksichtslos und rechthaberisch. Der Ossi sei faul, duckmäuserisch und zerfleische sich im Selbstmitleitd.

Ist der Ostdeutsche faul? Ich denke nicht. Wenn er nur Arbeit hätte, er wäre sehr froh darüber. Allerdings wurde er früher in einer trügerischen Sicherheit gewiegt. Er hat nie um Arbeit kämpfen müssen. In dieser Arbeitslosigkeit steckt ein sehr schweres Problem, das für einen DDR-Bürger früher unvorstellbar war. Das ist eine ganz schlimme, neue Erfahrung, besonders für die Frauen. Im Gegensatz zu Westdeutschland war es für DDR-Frauen selbstverständlich, berufstätig zu sein. Ich weiß, man kann auch dagegen manches einwenden. Es gab viele Scheinbeschäftigungen und damit eine verkappte Arbeitslosigkeit. Auch die Doppelbelastung der Frau durch Familie und Beruf war oft schwer. Aber die Arbeit gab auch Selbstbewußtsein und eine gewisse Autonomie in einer sonst rigiden patriarchalischen Gesellschaft. Es gibt keine Zweifel, der Westen war immer viel produktiver – aber deshalb waren und sind wir nicht fauler. Zum Teil macht mich diese fast übertriebene westliche Arbeitswut auch etwas mißtrauisch. Ich kenne Wissenschaftler, die fast jedes Jahr ein Buch schreiben. Doch wenn man es dann liest: soviel Neues steht eigentlich nicht darin. Es ist das gewendete und ergänzte Alte. Manchmal frage ich mich dann: Steckt hinter dieser ungeheuren äußerlichen Produktivität nicht auch eine verborgene große Angst? Nämlich die Angst, ganz schnell »weg vom Fenster« zu sein, wenn man nur einmal kurz nachläßt. Das Leben des Sisyphos. Ich wage an der Gesundheit solcher Produktivität zu zweifeln. Vielleicht gibt es auch so etwas wie einen Krebs der Produktion, auch der geistigen?

»Die Ostdeutschen sind duckmäuserisch.« Ich glaube, da ist etwas dran. Schon früher, vor vielen Jahren auf Reisen nach Budapest, Prag oder Bulgarien, fiel es mir auf: Saßen an einem Tisch deutsch sprechende Leute, die sich lauthals und ungeniert unterhielten, so waren es fast immer Westdeutsche. Ostdeutsche redeten leise miteinander, oft nicht ohne sich vergewissernd umzublicken, wer am Nachbartisch säße.

Das freie Wort, der aufrechte Gang will erst wieder gelernt werden. Aber kann ihn hier jeder? Wir haben seit 1933 unter einem totalitären Regime gelebt, sind darin aufgewachsen. Es hat uns geprägt. Das ist wahr. Aber daß sie es besser hatten, daran haben die Westdeutschen kein Verdienst. Sie haben Glück gehabt. Wäre hier die russische Besatzungszone gewesen, so wären Sie (die westlichen Teilnehmer dieses Kongresses) die Fähnchenschwenker bei Maidemonstrationen gewesen, säßen sie hier als die frisch gewendeten Genossen und unter Ihnen säßen ein halbes Dutzend ehemaliger heimlicher Stasispitzel! Es ist schon von erheblicher Bedeutung, an welchem Ort dieser Welt die eigene Mutter niedergekommen ist.

Das Schlimme derzeit ist, daß manche von denen, die 1989 begannen, mit ihrem kritischen Denken ernst zu machen und freies Denken und freie Worte in ihre kleine Arbeitswelt einbrachten und die Obrigkeit damals das Fürchten lehrten, daß manche von denen wieder verstummen. Aus Furcht um ihren Arbeitsplatz schweigen sie vor der neuen Obrigkeit, die z.T. westlich, z.T. noch die alte ist, die sogenannten neu-alten Seilschaften. Und in diesem Punkte hat so mancher der in den »neuen Bundesländern« arbeitenden Westdeutschen wenig Verständnis und Einfühlungsvermögen. Da ihr ganzes Denken an Effektivität und Erfolg orientiert und manchmal so ohne Scham ist, ist es ihnen egal, mit wem sie zusammen arbeiten. Hauptsache, der Mitarbeiter funktioniert in ihrem Interesse. Und wer funktioniert da wohl besser und widerspruchsloser als der ehemalige Funktionär der SED, der in besserer Funktion verbleiben will? Wie weit diese nur auf Nützlichkeit reduzierte Schamlosigkeit gehen kann, dafür steht als gesamtdeutsches Symbol der Name Schalk-Golodkowski. Aber auch im Alltäglichen findet man mit Erschrecken dafür Beispiele. So etwa der durch die Presse gegangene Fall eines Jugendlichen. Dieser, ein Pastorensohn, war während der Schulzeit nie in der FDJ und hatte dadurch mancherlei Schwierigkeiten. Nach der Vereinigung bewarb er sich bei einer Bank um eine Ausbildungsstelle. Alle Prüfungen absolvierte er vorzüglich. Er wurde aber nicht genommen. Auf die Frage nach den Gründen wurde ihm gesagt, daß er sich in der Vergangenheit als zu wenig anpassungsfähig erwiesen habe – und das sei ein Nachteil für seinen gewünschten Beruf. Vielleicht hat sich diese Geschichte in Wirklichkeit überhaupt nicht so abgespielt. Ich habe keinen Beweis dafür. Wenn wir aber die Wahrheit nicht wissen, so schrieb Plato, so müssen wir Geschichten erfinden, die der Wahrheit sehr nahekommen. Und glaubhaft ist diese Geschichte, denn sie entspricht dem Geist des Alltags.

Eine kurze Zeit nach unserer Revolution, die vielleicht gar keine war, glaubten wir, auch Politik könne etwas mit Anstand, mt Würde und mit Moral zu tun haben. Welch ein Irrtum. Weiß Gott, wir sind gründlich davon geheilt. Diese Illusion aufgeben zu müssen, das war für mich vielleicht die schmerzlichste Ent-täuschung.

Wie sieht es nun mit dem Selbstmitleid der Ostdeutschen aus? Ich weiß nicht, ob dieses Wort den Zustand wirklich trifft. Wenn man annimmt, daß im Mitleid auch eine verkappte Aggression steckt, dann kommen wir dem Gefühl vielleicht etwas näher. Es ist eher eine tiefe Verbitterung mit starker aggressiver Komponente. Es ist aber auch ein Stück Wahrhaftigkeit. Zur Erklärung muß ich jetzt auch ein Klischee bemühen. Fragt man einen Westdeutschen, wie es ihm gehe, so wird er antworten: »Toll, super, wunderbar, ich habe die Dinge voll im Griff.« Wie aus einem Lehrbuch für positives Denken wird man alles mögliche hören, nur nicht das, was ihn bekümmert, ihn fertigmacht, ihn kränkt. Dazu fällt mir immer die Hauptfigur aus dem »Tod eines Handlungsreisenden« ein. Ganz anders der Ostdeutsche. Erst einmal glaubt er wirklich, daß der Fragende es tatsächlich wissen will, wie es ihm gehe. Und dann berichtet er sehr schnell über das Beschwerliche, über seinen Ärger und seine Wut, über seine Enttäuschungen. Worauf der Westdeutsche dann entsetzt über soviel »Undankbarkeit« fragt: »Ja gibt es denn gar nichts Positives nach der Einheit, geht es euch denn nicht besser?« Natürlich gibt es das auch. Aber deshalb müssen wir uns doch kein neues Schwarzweißdenken zulegen, nach dem Motto: »Vor der Vereinigung alles schlecht, nach der Vereinigung alles super.« Diese Denkweise wollte man uns 40 Jahre lang eintrichtern – ohne nennenswerten Erfolg übrigens. Das Volk wurde nur geübt im Zwiedenken. Es hörte das eine und glaubte das andere, es redete hier dieses und dort jenes. Mimikry des Denkens, Überlebenstraining des Gehirns, Subversivität des gewöhnlichen Alltags. In der Nazizeit konnten das unsere Eltern auch recht gut.

Jetzt aber will der Ossi sagen, wie es ihm geht. Und das sieht eben nicht so rosig aus – da braucht es kein Selbstmitleid, um das zu sehen. Ich denke oft, daß der Westdeutsche sich mit positiven Floskeln viel mehr belügt. Auf meiner ersten Kongreßreise in den Westen nach der Wende sagte mir einmal jemand in einem Pausengespräch: »Wenn Sie hier so ehrlich sagen, was Sie denken, werden Sie es schwerhaben. Seien Sie vorsichtig, das wird nur ausgenutzt.«

Erinnern wir uns noch einmal an die Phasen in der Gruppentherapie. Nach der Anwärm- und Abhängigkeitsphase kommt die Aktivierungs- und Ablösungsphase, in der auch Abgrenzungen erfolgen. Offene und ehrliche, damit aber auch schmerzliche und vielleicht verletzende Worte werden in dieser Phase gebraucht, um eine arbeitsfähige Gruppenstruktur zu erreichen. Das will ich auch hier tun. Tatsächlich erlebte ich es ja auch im Verwandten- und Bekanntenkreis, daß viele Ost-West-Beziehungen vor der Wende scheinbar viel näher waren. Nach der Vereinigung rückten in vielen Fällen die Verwandten ein Stückchen voneinander ab. Illusionäre Sympathien hielten der Alltagsbegegnung oft nicht stand. Früher waren die seltenen Treffen Festtage und man nahm viel Rücksicht aufeinander.

Woher aber manchmal die Bitterkeit, die Enttäuschung, die manche als Selbstmitleid verkennen? Meiner Meinung nach hat das mehrere Gründe. Ein Grund ist, so glaube ich, das Erleben der Wende, der sog. Revolution und ihres Untergangs im Wahlkampf und Vereinigungstaumel. Wir haben ja den Westdeutschen eines tatsächlich voraus: Uns ist ein Umsturz aus eigener Kraft gelungen – eine Situation, wovon die alten 68er hier nur neidisch träumen konnten, die sie nie erlebt haben. Es war eine besondere Zeit, die Zeit zwischen dem September 1989 und dem 14.3.1990. Unvergleichlich und schwer für die nachvollziehbar, die sie nicht erlebt haben. Ein Hochgefühl erfaßte uns, ein nie gekanntes Selbstbewußtsein breitete sich aus. Die Funktionäre, die Stasi, die Bonzen, Direktoren und rote Professoren, Parteisekretäre wurden von Tag zu Tag kleiner und kleiner. Ihre Feigheit, ihre Angst und Armseligkeit wurden immer offenbarer; überall entstanden runde Tische und bildeten sich Bürgerkomittees, die die Staatsdiener kontrollierten, den Ablauf der Geschehnisse bestimmten und Zukunftsentwürfe zeichneten. Ich denke dabei nur einmal an unseren Verfassungsentwurf. Ich nenne dieses halbe Jahr »Die Freiheit des fallenden Blattes«. Losgerissen vom Stiel und noch nicht auf der Erde gelandet. Realisten werden sagen: Das ist eine illusionäre Betrachtungsweise, hierbei von Freiheit zu sprechen. Sicher haben sie recht – aber schön und einmalig war jene Zeit – und sehr emotional. Der Sturz auf die Erde, auf den Boden der Realität begann mit den Volkskammerwahlen am 14.3.1990. Das massive Eingreifen aller großen Westparteien, die sich schamlos mit jedem in das Lotterbett legten, der Wahlgewinne versprach. Keine Partei bewies hier Würde und Anstand. Die neuen Töne bei den Demonstrationen: »Deutschland einig Vaterland« und »Wir sind ein Volk« statt »Wir sind das Volk«. Die diese neuen Parolen skandierten, sind übrigens in vielen Fällen die gleichen Typen wie jene, die jetzt vor Asylantenheimen randalieren.

Und dann die neue Regierung! Eine Regierung, die sich nur noch als Konkursverwalter betrachtete. Die sich nicht einmal mehr einen Präsidenten wählte. Wie habe ich in diesen Tagen die Tschechen und Slowaken mit ihrem Václav Havel beneidet! Eine Regierung, die nichts eigenes mehr schuf – nur noch Anpassungsmaßnahmen für den Beitritt verfügte. An jeder Stelle der westdeutsche »Berater«, der in Wahrheit den Ton angab. Das war das klägliche Ende der »Revolution«. Ein Beitritt wurde vollzogen, aber eine Vereinigung wäre möglich gewesen. Sicher eine Vereinigung zwischen einem Größeren und einem Kleineren – aber zwischen zwei Freien. Doch es gab keinen historischen Kompromiß, sondern den Beitritt, der an Sieger und Verlierer erinnert.

Wir Ostdeutschen allein haben die schwere Leistung der Anpassung zu erbringen – das möchte ich hier ganz deutlich sagen. Und ich finde es nicht fair, daß der Schwächere mit der schwereren Vergangenheit nun auch die psychischen Anpassungs- und Copingprozesse zu leisten hat. Wir hatten keine Zeit, Eigenes zu entwickeln und uns selbst in unserem neuen Sein und in unserer neuen Freiheit zu erproben, sie zu gestalten. Das ist das Bittere. Und nicht Selbstmitleid klingt da an, sondern Trauer und Wut. Wut auf dieses selbstgefällige Überstülpen westdeutscher Formen und Strukturen über dieses neugeborene Kind der Freiheit.

Übrigens lief das in der Medizin ebenso. Gerade waren freie und demokratische Ärztebünde entstanden. Und sofort kamen Marburger Bund und Hartmann-Bund und höhlten sie aus, drängten sich dazwischen, beeinflußten die maßgeblichen Leute. Die Quittung für unsere Gutgläubigkeit, daß man es gut mit uns meine, haben wir angestellten Ärzte im BAT-Ost erhalten, der eine einzige Diskriminierung und eine psychologische Instinktlosigkeit sondergleichen ist. Unser östliches Land blutet aus. Junge Menschen verlassen es in Größenordnungen wie um die Wendezeit herum.

Aber auch manche traditionsreiche wissenschaftliche Gesellschaften ließen sich einfach aushöhlen. Vorstände verkauften ihre Gesellschaften um einen Vorstandsplatz in der Westgesellschaft. Es war und ist ein Trauerspiel, an dem nur wenige keinen Anteil haben.

Nun gibt es ja auch unter den Westdeutschen einige, die die deutsche Einheit bedauern. Wohlgemerkt – ich bedaure die deutsche Einheit nicht, wohl aber die Art und Weise ihres Vollzugs. Die einen sind recht heuchlerische Linke, die unter den Pinien von Rom oder in einer anderen schönen Gegend von der Schönheit des Sozialismus in der DDR träumten. Das kann man wohl nur, wenn man das nicht am eigenen Leib erleben mußte. Wir hatten es jedenfalls satt, für deren gesellschaftliche Entwürfe die Versuchskarnickel zu spielen. Sollen sie es doch selber machen.

Die anderen vertraten mehr aus moralischen Gesichtspunkten heraus die Teilung Deutschlands. Für sie war die Teilung Deutschlands die gerechte Sühne für die deutschen Verbrechen während der Nazizeit. Eine hübsche Theorie – die besonders bequem ist, weil der Ostteil der Deutschen allein die Rechnung dafür bezahlt, damit man sich im Westen gerecht bestraft vorkommen darf. »Auf eines fremden Mannes Arsch ist gut durchs Feuer reiten«, sagt die mittelalterliche Spruchweisheit treffend dazu. Außerdem hatte man ja noch den 17. Juni als Feiertag, und man konnte sich noch besser fühlen, wenn man zu Weihnachten den Ossis ein Paket schickte. Das konnte man dann auch noch von der Steuer absetzen. Diese freundlichen Menschen sind recht ähnlich jenen, die heute über die Kosten der deutschen Einheit stöhnen.

Meine Damen und Herren – öffnen Sie die Augen! Die westdeutsche Wirtschaft boomt wie schon lange nicht, unsere liegt am Boden. Um es deutlich zu sagen: Wir haben 40 Jahre die Kosten der deutschen Teilung getragen und müssen wohl nun auch die Kosten der Wiedervereinigung übernehmen. 7 % Solidaritätszuschlag zu den Steuern zahlen Sie bis Ende Juni 1992 wie wir auch. Wir bezahlen dazu aber außerdem noch mit gut 50 % unseres Einkommens.

Es mag sein, daß mancher das, was ich zu sagen hatte, für nicht richtig hält. Ich habe meine Sicht der Dinge dargelegt und die ist sicher subjektiv. Aber wir kommen nicht mit gegenseitigem Eiapopeia in das Gespräch, sondern durch offene Worte, mit denen wir deutlich zeigen, was wir denken und was wir fühlen und wer wir sind. Damit und nur damit beginnt der mühsame Prozeß der Vereinigung zwischen uns verschiedenen Deutschen. Diese Annäherung ist schmerzlich, weil wir uns zuerst einmal unserer wahren Distanz bewußt werden müssen.

Das kann man nicht den Politikern überlassen, dazu ist es zu ernst. Dann würde es nur zu einem Spielball der Macht um die Macht. Nein, dieser Prozeß der Vereinigung muß auf allen Ebenen stattfinden, wenn etwas Gutes und Vernünftiges dabei herauskommen soll. Die Deutschen haben eine schwere Aufgabe zu bewältigen, ähnlich groß der der Integration der Millionen Ostflüchtlinge in den Nachkriegsjahren. Ich wünsche mit, daß Spätere nicht über uns das Schillerwort gebrauchen müssen:

Es war eine große Zeit,
aber sie traf auf ein kleines Geschlecht.

Ihr und wir – Chancen und Probleme der Wiedervereinigung

Heribert Kentenich

Welche Chancen und Probleme es nach der Wiedervereinigung gibt und die Frage nach dem Verhältnis der Menschen zueinander – das läßt sich nicht objektiv darstellen. Zu viele subjektive Erfahrungen, die eigene Sozialisation und persönliche Wertvorstellungen prägen die Gedanken. Man kann im wesentlichen nur versuchen, die Gedanken zu ordnen und Gefühle wiederzugeben. Da wir die Fragen unter uns als psychosomatisch tätige Kolleginnen und Kollegen erörtern wollen, erlaube ich mir die Freiheit, über meine Gefühle zu dieser Problematik zu reden.

Gefühlsregungen

Unsicherheit

Wir bezeichnen uns als »Ossis« und »Wessis«. Dürfen wir dies? Ist dies nicht schon aus sich heraus eine Artikulierung der Kränkung? Kann man sich überhaupt so definieren? Will ich überhaupt ein »Wessi« sein? Diese Situation erzeugt bei mir Unsicherheit: Ich bin »Wessi«, will so nicht eingeordnet werden und habe doch die Erfahrungen und Gefühle des »Wessis« in mir.

Freude

Ich komme aus Berlin. Hier war die Freude wohl am intensivsten zu spüren: Die Mauer öffnet sich, die Menschen trafen sich nachts um 3.00 Uhr auf dem Ku'damm und feierten ein Volksfest. Schon in den nächsten Tagen strömten sie von Osten nach Westen und umgekehrt. Früher war dies immer eine Prozedur mit Beantragung von Visa etc. Wir haben nun das Umland kennengelernt. Und vor allem haben wir uns auch gegenseitig intensiver erlebt. Mit den Kolleginnen und Kollegen aus der Charité hatte ich mich meist im Ausland getroffen. Nun besuchten wir uns gegenseitig und hatten nur die 6 km Luftliniendistanz zu überwinden. Ich habe psychosomatisch denkende Kolleginnen und Kollegen neu kennengelernt, von denen ich bisher nur aus der Literatur wußte. Dies war eine mit Freude registrierte Erweiterung meines Horizontes.

Überraschung

Zwar wußten wir vorher, wie es in Ostberlin und der DDR aussieht und was die Menschen denken und tun. Überrascht stellten wir aber fest, daß unser Wissen oberflächlich war und daß vieles ganz anders war. Besonders überrascht waren wir davon, daß manches, was sich als »sozial« in der DDR darstellte (Kindergärten, Polikliniksystem) wie ein Kartenhaus in sich zusammenstürzte. Statt dessen entwickelte sich das Projektionsbild von der »guten BRD«. Alles was aus dem Westen kam, schien gut. Vieles schien erstrebenswert und sollte übernommen werden. Dies betraf Ökonomisches, aber auch Wertvorstellungen. Erstaunt stellte ich fest, daß viele meiner medizinischen Kollegen im Osten ein Bild des Menschen in ihrem Kopf trugen, was keineswegs als sozial oder »psychosomatisch orientiert« zu bezeichnen war. Die Sprache dieser Kollegen war noch biologistisch-reduktionistischer und frauenfeindlicher, als ich dies vom Westen kannte.

Scham

Ich schäme mich für meine »Wessis«. Der Westen überrollt den Osten. Die Ökonomie des Westens zerschlägt die (zweifellos marode) Ökonomie des Ostens. Mein »Ost-Kollege« erhält nur 2/3 des Gehalts, das ich bekomme. Die »Wessis« sprechen und entscheiden bei allen Personalentscheidungen mit. Hautnah erfahre ich, wie die Kollegen der Charité um ihre Arbeitsplätze kämpfen und wie die Beamten des (West)berliner Senats über deren Schicksal entscheiden. Jeder maßt sich an, ein Urteil zu fällen über Ärztekollegen, von denen man vermutet, daß sie eine SED- oder Stasi-Vergangenheit haben. Oft haben die »Wessis« nur »etwas gehört«. Ihr Urteil ist aber rasch gefällt. Man kann dies als die »Würdelosigkeit des Westens« zusammenfassen. Dies beschämt mich als »Wessi«.

Trauer

Warum leistet ihr »Ossis« keinen Widerstand? Warum gehen nur wenige (wie die Werftarbeiter) auf die Straße? Warum laßt ihr die Ökonomisierung der Medizin und die Abschaffung der Polikliniken so über euch ergehen? Wäre dies nicht eine Chance für eine neu bestimmte (mehr psychosomatisch orientierte) Medizin gewesen? All diese Chancen werden vertan. Darüber bin ich traurig.

Überheblichkeit

Bringe ich mit diesen anklagenden Fragen aber nicht zugleich zum Ausdruck, daß ich mir das gemeinsame Problem aus der Distanz ansehe? Ich ertappe mich oft dabei, wenn wir uns in überheblichem Ton unterhalten: »Sind die ›Ossis‹ nicht zu blöde, wenn sie nichts anderes zu tun haben, als sich jeden westlichen ›Schrott‹ andrehen zu lassen? Muß es denn immer direkt ein ›Sportflitzer‹ sein, von dem man sich eine Erweiterung des persönlichen Glücks erhofft?« Zornig und lächelnd betrachten wir die Progrome von Hoyerswerda und meinen: »Seht Ihr, das gibt es nur im Osten!«

So lügen wir uns selbst in die Tasche, denn die Etablierung neuer Vorurteile und Feindbilder entlastet – man braucht bei sich selbst nicht so genau hinzuschauen. Dieses Gefühl der Überheblichkeit macht sich aber auch im medizinischen Denken breit. Tun wir nicht so, als ob wir jetzt dem »Entwicklungsland Ex-DDR« einmal Medizin beibringen müßten? Und ich glaube, daß auch in unseren Köpfen enthalten ist, wir müßten sie die »richtige Psychosomatik« lehren. Diese Überheblichkeit ist gefährlich.

Schuld

Was tue ich eigentlich dagegen? Warum grenze ich mich nicht stärker davon ab, »Besser-Wessi« zu sein? Warum bin ich nicht auf die Straße gegangen, als die Arbeitsplätze in den Polikliniken in Ostberlin gefährdet waren? Die Beobachtung aus der Distanz täuscht einem vor, man hätte mit all dem nichts zu tun. Wir sind aber *ein* Volk und insofern müssen die Probleme »drüben« auch meine Probleme sein.

Genugtuung und Zufriedenheit

Ich will nicht verhehlen, daß ich die »Gnade der westlichen Geburt« hatte. Uns im Westen ist vieles einfacher gefallen. Uns ist die Demokratie von den Amerikanern gelehrt worden, und diese Demokratie hat vieles ermöglicht. Sie hat auch ermöglicht, daß die Studentenrevolte zum Ende der 60er Jahre unsere Köpfe durcheinanderwirbeln konnte, daß wir heiß diskutiert haben, daß wir die Vorstellung von einer anderen Gesellschaft entwickeln konnten und auch die Ideen einer anderen Medizin aufgreifen konnten. Wir Wessis – nur zufällig westlich der Demarkationslinie geboren – haben andere Startbedingungen gehabt. Dieser Zufall bedeutete für das psychosomatische Denken, daß es sich freier entwickeln konnte. Natürlich gab und gibt es auch bei uns viel Widerstand gegen die Psychosomatik in der Medizin. Rein organzentriertes Denken vernebelt auch bei uns die Köpfe der Mediziner. Aber die demokratischen Bedingungen ermöglich(t)en einen offeneren Schlagabtausch. Die psychosomatisch tätigen Frauenärzte haben nicht den gleichen politischen Druck von oben gehabt wie die im Osten. Dies ist nichts weiter als ein glücklicher Umstand, für den wir nichts getan haben. Er wurde uns geschenkt.

Angst und Zweifel

Zur Zeit werden die Schlagzeilen durch die »Stasi-Debatte« beherrscht. Wir »Wessis« warten schon auf die nächste Enthüllungsgeschichte. Und jeder von uns wird sich auch die Frage gestellt haben: Wer von den psychosomatisch tätigen Ostkollegen war in der SED oder bei der Stasi? Solche Fragen haben etwas Denunziatorisches an sich. Sie verstellen den Blick: denn was hätte ich getan und wie hätte ich mich verhalten, wenn ich Arzt in der DDR gewesen wäre? Hätte ich mich kompromittiert? Wäre ich in die SED eingetreten, weil dies der Karriere behilflicher gewesen wäre? Karriere und Beruf sind zur Befriedigung des eigenen Narzißmus etwas Wesentliches. Wo hätte ich Widerstand entgegengesetzt und wann hätte ich nein gesagt? Diese Fragen machen Angst, denn sie betreffen die eigene Person und man kann nicht sicher sein, ob man Täter oder Opfer gewesen wäre. Oder vielleicht beides. Die kritisch denkenden Mediziner des Westens haben es einfacher gehabt. Hier gab es zwar auch in den 70er Jahren die Ära der Berufsverbote, diese stellten aber nie eine solch existentielle Bedrohung dar wie im System des Ostens, welches die berufliche *und* persönliche Existenz des Arztes zerstören konnte. Ich weiß nicht, wie ich reagiert hätte, wenn ich meinen medizinischen Beruf im Osten ausgeübt hätte. Zweifelnd frage ich mich, welche Schuld ich auf mich genommen hätte.

Ich weiß aber auch nicht, welches der bisher beschriebenen Gefühle in meinem Kopf dominiert. Alle beschriebenen Regungen sind vorhanden, und je nach Situation dominiert mal die eine, mal die andere.

Lösungen?

Wenn am Ende Lösungen stehen müssen, so liegt darin etwas Gutes und etwas Schlechtes. Schlecht ist, wenn man den Eindruck erwecken wollte, als ob diese Probleme schnell lösbar wären. Gegen schnelle Lösungen sprechen rationale und emotionale Widerstände. Ich trete ein für eine offene Diskussion. Diese Diskussion muß so geführt werden, daß es keine Blockbildungen gibt und ich mich nicht weiter nur als »Wessi« definieren kann.

Ich will mich aber auch nicht in die Schar derjenigen einreihen, die nur den Zustand bedauern und in Gefühlsmitleid mit den »Ossis« verfallen. Daß wir alle »böse Wessis« sind und ein schlechtes Gewissen haben sollen, lehne ich ab. Ich will mich nicht dafür entschuldigen, »Wessi« zu sein. Nur weil die »Ossis« von den »Wessis« überrollt werden, ergibt es noch lange keinen Sinn, sich unkritisch auf die Seite der »Ossis« zu stellen. Ich möchte eine offene und harte Diskussion. Diese Diskussion muß aber das Element der Behutsamkeit enthalten, weil es nicht um das Begleichen von persönlichen Rechnungen geht.

Meiner Ansicht nach haben wir alle hier das gleiche Problem: Wir wollen eine andere Sichtweise der Medizin und wollen eine Abkehr von der biologistisch-reduktionistischen Sicht, aber diesbezüglich bläst uns allen gemeinsam der Wind hart ins Gesicht, und manchmal habe ich den Eindruck, daß im medizinischen Fach der Sieger nach der Wende nicht die psychosomatische Denkweise ist, sondern eher die rein ökonomische Sicht. Schon aus diesem Grund muß unsere offene Diskussion eine *gemeinsame* Diskussion sein. Vielleicht hilft uns ein Wort Wolf Biermanns weiter: »Nur wer sich ändert, bleibt sich treu.«

Rückblick auf den Kongreß

Bericht über die Arbeitsgruppe Eurythmie/ Heileurythmie

Marlene Purucker-Häußler

Die Gruppe war mit 15 Teilnehmern – den Raumverhältnissen entsprechend – gut besucht. Praktizierende Ärztinnen und Ärzte aus West- und Ostdeutschland hatten sich angemeldet. Eine fragend offene, auch kritisch hinterfragende Arbeitsatmosphäre prägte das gemeinsame Tun, da für fast alle die Eurythmie etwas vollkommen Neues darstellte.

Ich verzichtete vorerst auf eine inhaltlich beschreibende Erklärung über die Eurythmie und ging statt dessen gleich in den Erfahrungsbereich des Erlebens über. – Eine erste grundlegende Erfahrung war die, daß die Eurythmie nicht am Boden liegend oder sitzend stattfindet, wie bei anderen Bewegungstherapien, sondern, daß wir von unserer Aufrichtekraft den Bewegungsansatz nehmen.

– Die Eurythmie ist als Kunstform auch eine Raumbewegungskunst, d. h. der Mensch oder auch Menschengruppen bewegen sich im Raum nach bestimmten choreographischen Formen, die Gesetze von Sprache und Musik durch die Bewegung des ganzen Menschen sichtbar machend. –

So begannen wir unsere Arbeit gemeinsam im Kreis. Wir versuchten zu Beginn unseren »Leib als Instrument der Seele« (R. Steiner) in seiner Begrenzung und Erlebnisfähigkeit im euklidischen, dreidimensionalen Raum »zu stimmen«. D. h. die Aufrichte zwischen unten und oben, das Rechts und Links, das Vorne und Hinten in seinen verschiedenen Qualitäten zu erfahren und so allmählich zur eigenen Mitte zu finden. Erweitern wir diese Erfahrung auf den Raum und laufen z. B. eine Gerade nach vorn und den gleichen Weg rückwärts zurück, ebenso rechts und links, vorne und hinten oder einen Kreis, kommen wir in einen weiteren Erfahrungsbereich, verschiedene Qualitäten, Schwierigkeitsgrade usw. werden deutlich. Es wird ahnbar, daß hier ein kreativ schöpferischer Freiheitsraum geschaffen wird, der den alltäglichen, zweckgebundenen Bewegungen fremd ist.

Der folgende Schritt gilt dem Erfahren des Rhythmischen. An mannigfaltigen Beispielen läßt sich ablesen und verdeutlichen, wie das Rhythmische zur Erhaltung des Lebendigen notwendig ist. Man denke z. B. an die rhythmischen Wechsel in der natur, aber auch im Menschen: Systole – Diastole im Herz, die Peristaltik des Darms, aber auch Einatmen – Ausatmen, Schlafen und Wachen, Freud und Leid, um nur einige zu nennen. Das Wesen des Rhythmischen zeigt sich in seinem Wechsel von Polaritäten und deren sinnvoller Verbindung. Die eurythmische Übung »ballen und lösen« gibt uns urbildlich ein Übfeld für dieses rhythmische Gestalten. Wir erlernen den geführten Wechsel von Zusammenziehen und Ausstrahlen erst mit den Händen, dann mit den Armen und schließlich mit dem ganzen Körper. Vertiefend nahmen wir eine Raumform – die Spirale – hinzu. Das frontale Laufen von Spiralformen über rechts und über links und einer gemeinsamen großen, schaffte nicht nur Freude in der Bewegung, sondern auch Erkenntnisse. Es wurde deutlich, daß Jeder viel *Willens*kraft aufbringen muß, um in den Prozeß des Herein- und auch wieder Herausführens zu kommen. Begleitend hörten wir dazu Gedichtbeispiele von Goethe und Rilke, die diesen Prozeß des »Eintauchens und wieder Austauchens« der Seele in den Leib widerspiegeln.

Den Morgenvortrag von Gunther Hildebrandt aufgreifend, versuchten wir in der Nachmittagsstunde denkerisch einzudringen in das Prinzip der »Dreigliederung des Menschen«, wie sie von Rudolf Steiner als Voraussetzung für die Eurythmie gegeben ist. Der Mensch offenbart sich physisch sichtbar dreigliedrig in seinem Haupt, dem Zentrum vorwiegend des Nerven-Sinnes-Systems, in seiner Brust, dem rhythmischen System und in seinen Stoffwechsel-Gliedmaßen-System. Der Kopf hat Bezug zum Denken und somit zum Geistigen in der Welt. Das rhythmische System, in dem ja auch unser Herz zentriert ist, weist uns auf das Fühlen und damit in den Bereich unserer Seele. Im Gliedmaßen-Stoffwechsel-System sind wir am leiblichsten und erleben unseren sonst unbewußten Willen im Tätigwerden. So zeigt sich der Mensch als Dreiheit von Leib, Seele und Geist oder auch seelisch gesprochen: denkend, fühlend und wollend.

In der Eurythmie sind bestimmte Bewegungs- und Empfindungsgesten den Vokalen und Konsonanten entsprechend ihrem Erlebnis- und Strukturgehalt zugeordnet. Im Unten/Oben, der sich streckenden Aufrichte, kommen wir zum I und haben den Kopf frei zum Denken. Stellen wir dann die Füßte rechts/links in ein A, erleben wir durch die Beine eine Kraft, die uns mit der Erde in unserem Willen verbindet. Und umgreifen wir schließlich unsere Herzmitte mit einer runden Kreisgebärde, entbinden und umgrenzen wir unser Fühlen im O. Der ganze Mensch denkend, fühlend und wollend steht so gestaltet für einen Moment vor uns : I A O. Weiterführend lernten wir Formelemente kennen, die ganz aus der geraden, geometrischen Raumform entwickelt sind, z.B. das Pentagramm oder der Fünfstern. Im Gegensatz zu den runden Formen, der Spirale, teilt sich hier ein klares, ordnendes Prinzip mit. Die ruhig geführte Gerade läßt den Bezug zum *denkenden* Menschen aufleuchten. Die Stimmung im Raum bei der gemeinsamen Arbeit war eine völlig andere, als bei den Willensformen am Morgen. Als Drittes erübten wir einen Reigentanz von »heiteren Achten«. Die ganz in sich harmonisch geschlossene Form einer Lemniskate leitete uns hier und machte das Element des *Fühlens* erlebbar. So hatten wir uns am ersten Tag in der eurythmischen Ersterfahrung dreigliedrig betätigt: denkend, fühlend und wollend. Der Gedanke der Dreigliederung konnte zur Erfahrung werden.

Der zweite Tag sollte uns in unserer eurythmischen Arbeit schon tiefer ins Therapeutische führen. Das Urbild des Rhythmischen in seine Extreme und damit Einseitigkeiten geführt, weist ins Pathologische. Hier liegen Krankheitsursachen sowohl leiblich als auch seelisch. Wir griffen die Übung vom ersten Tag »ballen und lösen« wieder auf und führten sie jetzt in ihre Extreme: zentripetale, zentrifugale Kräfte, einstrahlend – auswölbend, gestaltend – auflösend, verdichtend – verfließend, warm und kalt, dunkel und hell usw. Am Beispiel des Pflanzenwachstums veranschaulichten wir uns, wie einerseits die Kräfte der Erde (zentrifugal) und andererseits die Sonnenkräfte (zentripetal) ihre Wirksamkeit am Zustandekommen jeder Pflanze haben. Kann es beim Menschen anders sein? Was aber sind diese polaren Kräfte, wie wirken sie und wie leben sie in uns?

Da der Eurythmie die Bewegungsgesetze von Sprache und Musik zugrunde liegen (s. Literatur), machten wir einen ersten Versuch, ins sprachliche Erleben zu kommen. Einer intensiven Beobachtung zeigen sich die Gesetze unserer Sprache – Vokale und Konsonanten – als deutliche Polarität. Drückt der Vokal mehr den Seelenzustand des eigenen Erlebens aus, man denke an die Interjektionen, so zeigt sich im Konsonanten vorwiegend ein Beschreiben der Außenwelt. Schauen wir auf die Formensprache, so finden wir bei den Vokalen geometrische Formen (I = Gerade, A = Winkel usw.), bei den Konsonanten hauptsächlich runde Formen.

Bezogen auf unsere erübte Kräftepolarität konnten wir das Strukturierende der einstrahlenden Kräfte im Vokal, das Rundende der auswölbenden Kräfte im Konsonanten wiederfinden. Untersucht man das Konsonantische weiter, so zeigt sich, daß auch eine Beziehung zu den Elementen besteht. So lernten wir beispielsweise im B das Feste kennen, im L das Fließende und Formende des Wassers, im R das Bewegte der Luft und im S die Wärme.

Aus den am Vormittag eurythmisch erübten Kräftepolaritäten versuchten wir am Nachmittag nun den denkerischen Schritt zu vollziehen zur »Viergliederung der antroposophischen Menschenkunde«. Das griechische Elementenkreuz von Erde, Wasser, Luft und Feuer weitergeführt in seine Wirksamkeit im Menschen gibt uns einen Schlüssel. Wir tragen die vier Elemente auch in unserer Leiblichkeit: das Feste, das Flüssige, die Luft (Atem) und die Wärme, die alles durchdringt. Erde und Wasser mehr der Stofflichkeit und der Schwere verwandt, vorwiegend in unserem unteren Menschen tätig, Luft und Wärme (Seele und Geist) mehr dem oberen Menschen angehörend. In der anthroposophischen Terminologie sprechen wir von dem Ich (Geist, Wärme), der Seele, Astralleib (Luft, Atem), den Lebens- oder Bildekräften – dem Ätherleib (Wasser) und dem physischen Leib (Festes). Beim gesunden Menschen wirken die vier Wesensglieder, wie sie genannt werden, sehr differenziert in Harmonie zusammen. Bei einer Erkrankung müssen wir uns die Frage stellen: Wo ist das Kräfteverhältnis gestört? Das gilt nicht nur im Allgemeinen, sondern für jedes Organ differenziert.

Damit haben wir den Schritt in die Heileurythmie gemacht. Für die Therapie mit der Heileurythmie ist es von entscheidender Bedeutung, sich über die Wirkungsweise der Wesensglieder beim Patienten und deren pathologischen Entgleisung ein Bild zu machen. Dominieren z.B. die einstrahlenden Kräfte (Ich und Seele), so kann eine zu starke Tendenz zum Abbau, zur Verhärtung auftreten. Wenn hingegen die auswölbenden, plastizierenden Kräfte (Lebensleib und physischer Leib) zu stark sich geltend machen, haben wir zuviel Vitalkräfte, zuviel Aufbau, Erweichung und Auflösung der Organe kann die Folge sein. Das gilt es als Prinzip, im Einzelnen aber sehr differenziert anzuschauen.

Die Heileurythmie ist eine Metamorphose der Kunsteurythmie. In ihr werden die Bewegungsgesetze der Sprache oder Musik modifiziert entsprechend dem erkrankten Organ. Die Lautgeste wird gezielt und wiederholentlich eingesetzt – wie ein Medikament. Die Wiederholung des Lautes bewirkt eine therapeutische Verdichtung. So wirkt die Lautgeste oder Tonfolge gesundend bis in den erkrankten physischen Organismus. – Der Patient hat die Möglichkeit, an seiner Gesundung aktiv mitzuwirken. Er ist als ganzer Mensch eurythmisch beteiligt: geistig, seelisch, leiblich.

Im Weiterverfolgen unserer eurythmischen Erfahrungen versuchten wir am Beispiel der Krebserkrankung die Heileurythmie anzuwenden. Von Rudolf Steiner wurde hierfür die Lautreihe OEMLIBD angegeben. Im Laufe von 70 Jahren Erfahrungen mit dieser Übung konnten gute Erfolge erzielt werden. Es ist nicht möglich, in der Kürze der Ausführung auf diese wichtige Therapieseite hinreichend einzugehen. Dazu bedarf es einer gesonderten Ausarbeitung. Es sei nur darauf hingewiesen, wie hier u. a. der Aspekt der Dreigliederung aufleuchtet: OE – der obere Mensch, gestaltend, ML – die Mitte, belebend, atmend, regulierend, BD – das Feste, der untere Mensch erwärmend, plastizierend, das I (Ich) durchdringt alles. – Diese Angaben werden erst im Erüben zur Erfahrung. – Selbstverständlich wird bei jeder Art von Krebsprozeß und bei jedem Patienten individuell die Therapie mit diesen Lauten (oder gegebenenfalls auch anderen) unterschiedlich eingesetzt.

Die Teilnehmer der Gruppe konnten versuchen, sich in die Welt der Heileurythmie und ihrer therapeutischen Wirksamkeit anfänglich einzuleben. Aus der Gruppe kamen dann auch sehr gute, ernste Fragen, z.B. nach dem gestörten Kräfteverhältnis bei der Krebserkrankung. Aus unseren Erfahrungen versuchten wir, eine Antwort zu formulieren.

Diese Arbeitsgruppe war ein Versuch, sich dem umfassenden Thema der Eurythmie und Heileurythmie zu nähern und einen ersten Verständniseinblick zu bekommen. Es war der Versuch über die Bewegungswelt des Willens Erfahrungen zu machen und sich dadurch denkend und erlebend in die Gesetzmäßigkeiten der Eurythmie/Heileurythmie und der Anthroposophischen Menschenkunde einzuleben.

J.W. v. Goethe

»Im Atemholen sind zweierlei Gnaden:
Die Luft einziehen, sich ihrer entladen;
Jenes bedrängt, dieses erfrischt;
So wunderbar ist das Leben gemischt.
Du danke Gott, wenn er dich preßt,
Und dank ihm, wenn er dich wieder entläßt.«

R. Maria Rilke

»Ich lebe mein Leben in wachsenden Ringen,
Die sich über die Dinge zieh'n,
Ich werde den letzten vielleicht nicht vollbringen,
Aber versuchen will ich ihn.
Ich kreise um Gott, um den uralten Turm,
Und ich kreise jahrtausendelang;
Und ich weiß noch nicht,
Bin ich ein Falke, ein Sturm
oder ein großer Gesang.«

aus: »Das Stundenbuch«

Literatur

Holtzapfel W (1984) Arzt und Heileurythmie, 2. Aufl. Verlag am Goetheaneum, Dornach/Schweiz
Kirchner-Bockholt M (1981) Grundelemente der Heileurythmie, 3. Aufl. Verlag am Goetheaneum, Dornach/Schweiz
Pals Lvd Bäschlin A (1991) Ton-Heileurythmie. Verlag am Goetheaneum, Dornach/Schweiz
Siegloch M (1991) Eurythmie – eine Einführung. Freies Geistesleben, Stuttgart
Steiner R (1968) Eurythmie als sichtbare Sprache. 3. Aufl. Rudolf Steiner Verlag, Dornach/Schweiz (GA 279)
Steiner R (1975) Eurythmie als sichtbarer Gesang, 3. Aufl. Rudolf Steiner Verlag, Dornach/Schweiz (GA 278)
Steiner R (1980) Eurythmie – die Offenbarung der sprechenden Seele, 2. Aufl. Rudolf Steiner Verlag, Dornach/Schweiz (GA 277)
Steiner R (1981) Heileurythmie, 4. Aufl. Rudolf Steiner Verlag, Dornach/Schweiz (GA 315)
Steiner R (1987) Theosophie, 31. Aufl. Rudolf Steiner Verlag, Dornach/Schweiz (GA 9)
Sutter-Sütterlin S (1991) Bibliografie zur Veröffentlichung der Heileurythmie 1920 – 1989. Verlag am Goetheaneum, Dornach/Schweiz
Tautz C, Specht M-J, Rehm C (1986) Heileurythmie und Medizin. Urachhaus, Stuttgart
Treichler M, Goyert A, Ollilainen P (1989) Der krebskranke Mensch. Freies Geistesleben, Stuttgart